Tg 20/17

T

THÉORIE

DE

L'EXTÉRIEUR

DU

CHEVAL.

DE L'IMPRIMERIE DE Mme. HUZARD
(née Vallat la Chapelle).

THÉORIE

DE

L'EXTÉRIEUR DU CHEVAL,

PRÉCÉDÉE

D'un abrégé des os qui forment le squelette, et d'une nomenclature des principaux organes qui exécutent les fonctions essentielles à la vie,

A L'USAGE DES OFFICIERS DE CAVALERIE ET DES AMATEURS DE CHEVAUX;

Par C.-J. PAGNIER,

Chevalier de l'Ordre royal de la Légion-d'Honneur, Vétérinaire de la Compagnie des Gardes-du-Corps de Monsieur.

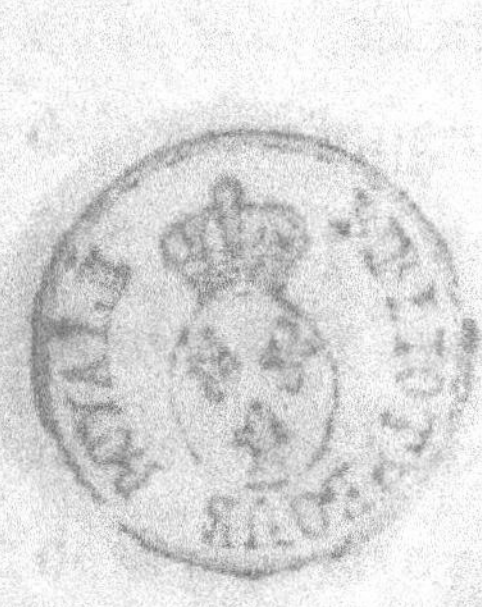
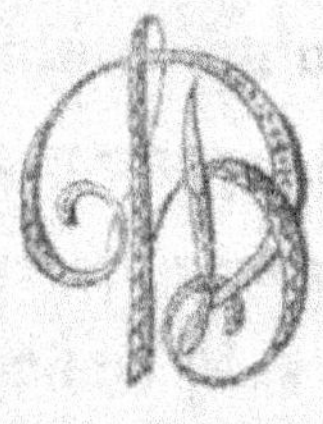

A PARIS,

Chez Madame HUZARD, imprimeur-libraire, rue de l'Éperon, n°. 7;
Et chez l'Auteur, rue de Bourgogne, n°. 9.

————

1821.

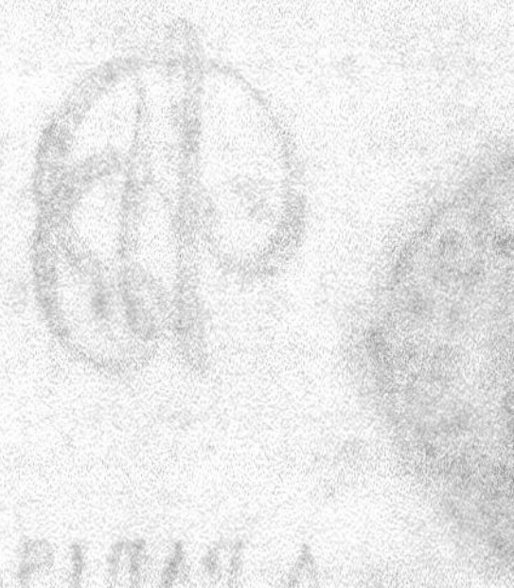

PRÉFACE.

Cet ouvrage, rédigé d'abord pour servir
à l'intelligence du *Cours d'Extérieur du
Cheval*, que suivent MM. les Gardes-du-
Corps de Monsieur, est en grande partie
composé des notes que nous avions prises
pendant que nous suivions les Cours de nos
professeurs à l'École vétérinaire d'Alfort :
nous y avons ajouté ce qu'une expérience,
déjà assez longue, et une pratique assez étendue, ont pu nous apprendre. Ce qui sera
trouvé bon appartient plus à nos célèbres
maîtres qu'à nous ; et c'est avec le sentiment
de la plus vive reconnaissance que nous cite-
rons les savans *Chabert*, *Flandrin*, *Gilbert*,
MM. *Girard* et *Godine*. *Bourgelat* nous a
aussi servi de guide en maintes occasions :

nous avons extrait des paragraphes entiers de son ouvrage, dans l'intime persuasion que nous n'aurions pu rendre avec autant de clarté ce que nous lui avons emprunté, et que notre travail ne pourrait en être que plus intéressant.

Nous avons jugé utile de faire suivre notre Description très-abrégée des os, d'une Nomenclature des principaux organes qui exécutent les fonctions essentielles à la vie, afin qu'une infinité d'officiers de cavalerie, très-instruits sous tant d'autres rapports, connaissent au moins l'ensemble de la composition du précieux animal qui partage leurs travaux, et qu'ils ne soient plus exposés à confondre la poitrine avec l'abdomen, les artères avec les veines, etc. ; car n'entend-on pas tous les jours dire d'un cheval qui a une toux habituelle, qu'*il a un mauvais estomac* ? Il en est qui croient que les alimens passent par la trachée, que l'urine se sécrète dans la vessie ; bien peu savent quel est le but de la respiration, etc. ; et sous un autre point de vue cette connaissance devient encore nécessaire, parce que les officiers étant souvent appelés pour être présens à une ouverture, vérifier un procès-verbal, un rapport, ils doivent au moins être à même d'apprécier ce qui leur est présenté.

Notre intention était que l'hygiène suivît, dans le même volume, le *Traité de l'Extérieur*; mais celui-ci ayant déjà plus d'étendue que nous ne voulions d'abord lui en donner, sans cependant savoir ce que nous pourrions en retrancher, nous avons pensé que cette science si importante et si compliquée ne pouvait, en quelques pages, être traitée avec tout le soin et la clarté que nous désirons y apporter : c'est pourquoi nous en ferons la matière d'un second volume, auquel nous ajouterons quelques considérations sur les races, l'élève des chevaux, et sur la garantie.

On nous reprochera sûrement, dans celui-ci, beaucoup de répétitions, de phrases mal construites ; mais nous sommes loin de nous flatter de posséder le style académique ; et quand il s'agit de décrire, nous pensons que la condition première est de se bien faire comprendre, la rhétorique vient après si elle peut : heureux qui peut en embellir ses ouvrages ! Quant à nous, notre seul but a été d'être utile ; notre récompense la plus douce serait la conviction d'y être parvenu.

THÉORIE

DE

L'EXTÉRIEUR DU CHEVAL,

PRÉCÉDÉE

D'UN ABRÉGÉ DES OS,

QUI FORMENT LE SQUELETTE,

ET

D'UNE NOMENCLATURE

DES PRINCIPAUX ORGANES QUI EXÉCUTENT LES FONCTIONS ESSENTIELLES A LA VIE.

PREMIÈRE PARTIE.

GÉNÉRALITÉS.

LE cheval, cet utile compagnon des travaux et des plaisirs de l'homme, comme le dit *Buffon*, sa plus belle conquête; cet animal si fougueux, si fier et en même temps si docile, qui renonce entièrement à lui-même pour n'être en quelque sorte que l'instrument passif de la volonté de son maître; qui joint à l'élégance des formes la force, la légèreté, la souplesse et l'agilité; qui mérite et tient incontestablement le premier rang parmi les animaux domestiques ; ce précieux animal, dont la domesticité remonte aux temps les plus reculés, a dû aussi depuis long-temps être l'objet de nos soins particuliers et de notre sollicitude. *Homère* dit que de son temps il y avait en Grèce des haras où l'on élevait quantité de chevaux ; que des écuyers s'occupaient à les dresser, à les rendre dociles, et propres à la guerre. *Xénophon*, ce grand capitaine, dans son *Traité de la cavalerie*, en parlant de l'équitation, relève les erreurs d'autres auteurs, qu'il dit avoir écrit bien avant lui.

Il est hors de doute qu'en même temps que le cheval a été soumis à l'empire de l'homme, on s'est bientôt occupé de sa connaissance plus intime, de sa belle ou défectueuse conformation, des moyens de parer aux maladies et aux accidens qui lui surviennent, des soins hygiéniques qui l'entretiennent en santé et le conservent, enfin de la manière d'en obtenir, selon ses qualités et ses formes, le service le plus avantageux.

Cette partie de la science vétérinaire, qui traite de la connaissance complète du cheval, tant interne qu'externe, du traitement de ses maladies, des opérations, et généralement de tout ce qui se rapporte à lui, se nomme *hippiatrique*.

Le but que nous nous proposons ici est de faire connaître cette branche de l'hippiatrique, que l'on a nommée *extérieur*, ou connaissance de la conformation et du mécanisme de toutes les parties externes du cheval ; connaissance que devraient posséder tous ceux qui s'occupent ou se servent de ce précieux animal, mais indispensable aux officiers de cavalerie sur-tout, qui, pouvant être appelés à faire des remontes, ou en acheter pour leur propre compte, doivent être parfaitement au fait de ce cours, afin de se bien diriger dans leur choix, et de se mettre à l'abri des ruses des marchands, des maquignons, et même de presque tous ceux qui ont des chevaux à vendre.

Mais, pour procéder méthodiquement à la connaissance de l'extérieur, nous croyons utile de donner un aperçu succinct des organes qui servent de base à l'édifice, qui déterminent sa principale conformation ; des os enfin , dont l'assemblage régulier forme le squelette. Nous ferons connaître aussi ce qu'on entend par cartilage, ligament, muscle , tendon , aponévrose , etc.

DES OS.

Les os sont les corps les plus durs qui entrent dans la composition de la machine animale; ils en constituent la charpente.

Les os sont composés de deux substances principales : l'une, intérieure, formée d'une infinité de petits filamens osseux qui s'entrecroisent en différens sens; cette substance, plus molle, se rencontre en plus grande quantité à l'extrémité des os longs : on la nomme *spongieuse* ou *cellulaire*.

La substance extérieure, plus dure, plus lisse,

formée de diverses couches superposées, a été nommée substance *compacte*; cette substance est beaucoup plus épaisse au milieu des os longs, que vers leur extrémité.

Les os sont revêtus intimement d'une membrane forte, fibreuse, blanchâtre, très-dense, nommée *périoste*.

Une autre membrane de même nature, mais plus fine, tapisse l'intérieur des os et les cellules de la substance spongieuse; on la nomme *médullaire*, ou *périoste interne*.

Dans l'intérieur des os est une substance blanche, onctueuse, sécrétée par la membrane médullaire, nommée *moelle*; la moelle du cheval a peu de consistance, et ressemble à l'huile épaisse.

La surface extérieure des os présente des aspérités, des éminences, où s'attachent les muscles qui les font mouvoir.

On nomme *apophyse* une éminence plus ou moins considérable, qui se rencontre sur certaines parties des os et qui leur est continue.

On entend par *épiphyse* une éminence osseuse qui est accolée à l'os, mais qui en est séparée par un cartilage intermédiaire. Dans les très-jeunes sujets, les extrémités articulaires des os longs sont presque toutes épiphyses; dans l'âge plus avancé, la couche cartilagineuse s'ossifie, et l'épiphyse fait partie constituante de l'os, de telle sorte que dans les adultes on n'en rencontre presque plus.

N'ayant pas dessein de donner un traité complet de la squélétologie, nous passerons sous silence la description des tubérosités, des crétes, des em-

preintes musculaires, des scissures, des échancrures, etc.

Les jointures des os se nomment *articulations*;
c'est par elles qu'ils forment les contiguités qui
constituent le squelette.

Il est principalement trois espèces d'articulations :

L'articulation mobile, ou la *diarthrose*.

La seconde est fixe et ne permet aucun mouvement; on l'appelle *synarthrose*.

L'articulation mixte, ou *amphiarthrose*, n'a qu'un
mouvement très-borné; des incrustations cartilagineuses revêtent les surfaces articulaires de chacun
des os qui la forment.

L'articulation mobile se divise en celles, par
genou, par *charnière*, par *pivot*, et l'articulation
planiforme.

Articulation par genou s'entend d'une tête reçue
dans une cavité plus ou moins profonde, et qui
exécute en tous sens des mouvemens de flexion,
de rotation, d'extension, et peut être portée en
dedans et en dehors : exemple, la tête du fémur
dans la cavité cotyloïde des os coxaux; la tête de
l'humérus dans la cavité glénoïde du scapulum.

On appelle articulation par charnière, lorsque
les abouts articulaires présentent des cavités et des
éminences qui reçoivent et sont réciproquement
reçues. Dans celle-ci, les mouvemens s'exécutent
en sens opposés et sont bornés à l'extension et à
la flexion : exemple, l'articulation du cubitus avec
l'humérus; l'extrémité inférieure du tibia avec l'astragale, et la plupart des articulations des mem-

bres. On en excepte cependant celle du fémur avec la partie supérieure du tibia, et celle de la mâchoire inférieure avec le temporal, qui exécutent des mouvemens latéraux ; on nomme celle-ci *charnière imparfaite*.

Articulation par pivot, est une éminence arrondie, prolongée, reçue dans une cavité, et qui exécute des mouvemens de rotation : telle est l'apophyse odontoïde de la seconde vertèbre cervicale, qui tourne dans la cavité de la première.

On entend par articulation planiforme, ou par coulisses, deux surfaces planes, qui glissent l'une sur l'autre, comme les apophyses articulaires des vertèbres entre elles.

Dans l'articulation immobile, on distingue la *suture*, la *gomphose* et la *juxta-position*.

Dans la suture, chacun des os présente à ses bords articulaires de petites dentelures, qui s'engrènent réciproquement les unes dans les autres ; une grande partie des os de la tête sont disposés ainsi.

La gomphose se dit d'un os enchâssé dans une cavité profonde : telles sont les dents enchâssées dans les cavités alvéolaires.

Juxta-position s'entend des os accolés l'un contre l'autre sans intermédiaire.

On entend par *symphyse* le point de réunion d'un os qui, dans le jeune sujet, était d'abord divisé en deux ou plusieurs parties, mais qui laisse apercevoir par une ligne plus ou moins prononcée le point de leur intersection : exemple, la symphyse du menton, celle du pubis.

Les extrémités articulaires des os mobiles présentent des éminences, des cavités, des surfaces planes. Toutes sont pourvues d'une couche cartilagineuse lisse et polie, qui en facilite le glissement.

Les articulations mobiles sont toutes lubrifiées par une humeur albumineuse, nommée *synovie*. Son usage est d'empêcher le contact et le frottement immédiat des abouts articulaires les uns sur les autres. Dans les plaies et articulations, si la synovie s'épanche, le mal est toujours grave, peut produire l'ankylose ou soudure des os, et quelquefois même entraîner la perte du sujet.

Les abouts articulaires des os sont maintenus et fortement fixés ensemble par des ligamens blanchâtres, fibreux, souples, d'une substance compacte et très-serrée. Ils forment des bandes plus ou moins larges, qui s'implantent aux parties latérales des articulations, et affectent, en se portant d'un os à l'autre, diverses directions.

Une autre espèce de ligament plus mince ceint les articulations dans tout leur pourtour; on les nomme *capsules articulaires*: l'articulation scapulo-humérale et quelques autres ne sont pourvues que de ce genre de ligament. La tête du fémur est assujettie dans la cavité cotyloïde par un ligament rond, court, très-épais et très-fort. Les côtes sont fixées dans les cavités que leur présentent les vertèbres, par de pareils ligamens, mais moins volumineux : on les nomme *inter-articulaires*.

Le ligament cervical, dont l'usage est de contribuer puissamment à soutenir la tête, est le plus

étendu de tous. Cet organe, d'une texture particulière, très-fort, très-épais, très-élastique, forme
une espèce de corde, qui s'attache et s'implante
fortement aux aspérités qui sont en arrière de l'apophyse de la nuque, passe sur la première vertèbre cervicale sans y adhérer, mais adhère à l'apophyse épineuse de la seconde, descend ensuite
jusqu'à l'apophyse épineuse de la troisième ou quatrième vertèbre dorsale, forme la base du bord supérieure de l'encolure; dans ce trajet, laisse un intervalle, rempli par une expansion membraniforme
qui émane de lui, s'insère aux apophyses épineuses
des 3°. 4°. 5°. 6°. et 7°. vertèbres cervicales, et des
premières dorsales, constitue une forte cloison médiane, laquelle sépare en deux la masse des muscles apposés sur les faces latérales du cou. Le ligament cervical se continue ensuite en arrière, diminue de volume, toujours en adhérant intimement
aux tubérosités qui terminent le sommet des apophyses épineuses des vertèbres dorsales, lombaires et du sacrum, et finit par se confondre avec
la substance fibro-cartilagineuse qui revêt l'extrémité des dernières.

On nomme *cartilage* une substance solide,
ferme, souple, élastique, blanchâtre, moins dure
que les os. Les uns revêtent les extrémités articulaires des os, d'autres y adhèrent par un de leurs
points et forment des prolongemens; quelques-
uns forment la base de certaines parties, comme
ceux des oreilles, la cloison médiane des cavités
nasales, ceux des ailes des narines, le corps clignotant, etc.

Les *muscles* (ou vulgairement la chair) sont formés de l'assemblage de fibres rouges, molles, en plus ou moins grande quantité selon leur volume, presque tous plus épais dans leur milieu qu'à leurs extrémités, prenant ordinairement leur insertion par un tendon ou une lame aponévrotique, et se terminant de même. Tous les muscles sont contractiles, c'est-à-dire qu'ils ont la propriété de se raccourcir, et d'attirer à eux la partie qu'ils doivent mouvoir. Ce sont les principaux organes du mouvement. Les muscles, situés sur la surface externe du corps, concourent en grande partie à déterminer sa forme.

Les *tendons* sont des corps qui résultent du resserrement des fibres musculaires ; ils émanent ordinairement des muscles, et forment en général leurs attaches et leurs terminaisons, et figurent des espèces de cordons cylindriques ou aplatis, blancs, compactes, composés de fibres étroitement serrés ; les tendons sont peu élastiques, extrêmement forts, et difficiles à rompre : le vulgaire les confond avec les nerfs, ils en diffèrent essentiellement.

Les *aponévroses* sont des parties de même nature que les tendons, mais qui, au lieu d'être rassemblés en cylindre, forment une expansion membraniforme plus ou moins étendue. Ils servent aussi d'attache ou d'insertion aux muscles ; d'autres fois les enveloppent ou leur fournissent des gaînes.

SQUÉLÉTOLOGIE.

Nous avons dit que le squelette était l'assemblage régulier de tous les os d'un même animal; on en reconnaît de deux sortes : le squelette naturel, ou celui dont les os conservent leur position, et sont maintenus par leurs ligamens articulaires desséchés; le squelette artificiel, dans lequel les os sont attachés par des fils de laiton ou autres liens artificiels. On le divise en tronc et en membres. Le tronc se subdivise en partie centrale, ou le corps, et deux extrémités: l'une, antérieure ou céphalique, qui est la tête; l'autre, postérieure ou pelvienne, comprend le bassin.

La *tête* comprend le crâne, la face et les mâchoires. Elle est formée de la réunion d'une quantité d'os presque tous plats, aisés à séparer dans le très-jeune sujet, mais dont les sutures se soudent bientôt, et finissent par s'effacer entièrement dans l'âge avancé. Elle est unie à l'extrémité de la colonne vertébrale d'une manière très-mobile.

La tête contient le cerveau et ses annexes, et les principaux organes des sens.

Os du crâne.

Lés os qui concourent à former le crâne, ou cette cavité ovalaire qui contient le cerveau et ses dépendances, sont : l'*occipital*, le *pariétal*, les *temporaux*, le *frontal*, le *sphénoïde* et l'*ethmoïde*.

1°. L'*occipital*, composé de quatre pièces dans le jeune sujet, présente l'apophyse de la nuque placée transversalement, et formant une crête sur le sommet de la tête; les deux apophyses condyloïdes, éminences ovoïdes qui s'articulent avec la première vertèbre cervicale, laissant entre elles un grand trou arrondi, par où la moelle épinière ou prolongement rachidien sort du crâne; les apophyses styloïdes, éminences prolongées horizontalement et en arrière, placées aux côtés externes des condyloïdes; enfin l'apophyse cunéiforme, située au-dessous de ces condyles, et se prolongeant pour s'unir au sphénoïde.

2°. Le *pariétal*, convexe en dehors et concave en dedans, formé de trois pièces, dont deux présentent une espèce de coupole, d'où résultent les parois antérieures du crâne, et une plus petite, placée supérieurement, forme une saillie ou prolongement transversal à la face interne du crâne : on l'a nommé *apophyse falciforme*.

Cet os porte sur le milieu de sa face externe une crête longitudinale, qui se bifurque inférieurement. Chaque bifurcation forme un contour qui va se confondre sur l'arcade orbitaire.

3°. Le *temporal* est situé à la face latérale de la tête, au-dessous de l'occipital, au côté externe du pariétal et du frontal, au-dessus du zygomatique. On y reconnaît deux parties, l'une écailleuse, et l'autre tubéreuse.

La *portion écailleuse*, ainsi nommée parce que ses bords sont minces et taillés en écailles, est aplatie supérieurement à sa réunion avec le pariétal; de sa face externe s'élève un prolongement recourbé, dit apophyse zygomatique, qui vient se joindre avec une semblable éminence du zygoma, et forment ensemble une arcade, nommée aussi *zygomatique*, au-dessus de laquelle est une cavité articulaire, qui reçoit le condyle de l'os maxillaire. Plus haut, est placée une éminence, nommée *apophyse mastoïde*, dont l'usage est d'empêcher le trop grand écartement de la mâchoire. Le côté interne de l'apophyse zygomatique concourt à la formation de la fosse temporale, base de la salière.

La *partie tubéreuse*, nommée aussi *os pierreux* ou *pétreux*, contient essentiellement les organes de l'audition. Cet os, placé dans une ouverture irrégulière, que laissent entre eux l'occipital et le temporal, correspond par sa face interne à la cavité du crâne; à sa partie externe est un conduit osseux, circulaire, très-court, où se trouve placée la conque cartilagineuse, base de l'oreille externe: au dedans de ce conduit est attachée la membrane du tympan. A la face postérieure de l'os, est un prolongement, sur lequel s'articule l'os hyoïde; au-dessous et un peu en dehors, se trouve un prolongement long, très-grêle, terminé en pointe, nommé *apophyse styloïde* du temporal; au côté interne de cette apophyse se trouve un trou, auquel aboutit le conduit guttural, canal membraneux, qui établit la communication de l'arrière-bouche avec le tympan.

L'intérieur de l'os pétreux est très-compliqué; il présente diverses cavités : on y reconnaît principalement le limaçon, le labyrinthe, le vestibule. Dans ce même intérieur, sont quatre très-petis osselets : 1°. le *marteau*, dont le manche est fixé sur le milieu de la face interne de la membrane du tympan; 2°. l'*enclume*; 3°. le *lenticulaire*; 4°. l'é-trier.

4°. Le *frontal*, de deux pièces dans le jeune âge, constitue essentiellement le front. Sa face antérieure est aplatie, son côté externe et supérieur offre un prolongement, dit *apophyse orbitaire*, à la base de laquelle est le trou sourcilier; cette apophyse va rejoindre un pareil prolongement du temporal, et forme l'arcade orbitaire; le frontal se replie ensuite circulairement à angle aigu, présente une lame osseuse, concave, de laquelle résulte une grande partie de la cavité orbitaire.

Le frontal s'articule supérieurement avec le pariétal, latéralement avec le temporal, inférieurement avec les os du nez et le lacrymal, et par sa face interne avec le sphénoïde.

Les lames osseuses, ou la substance compacte qui forme les surfaces externes et internes de cet os, se séparent selon leur épaisseur, et laissent entre elles des écartemens, ou cavités irrégulières, nommés *sinus*; la lame interne des sinus est beaucoup plus mince; on y remarque des ouvertures qui communiquent avec les cavités nasales. L'usage des sinus est d'augmenter la capacité de ces dernières cavités

5°. Le *sphénoïde*, de deux pièces dans le très-jeune poulain, est situé à la face postérieure et inférieure du crâne; sa configuration est assez compliquée, sa face externe présente dans son milieu une éminence longitudinale un peu arrondie, qui fait continuité avec l'apophyse cunéiforme de l'occipital, de laquelle naissent deux prolongemens étendus, recourbés, nommés les *ailes* du sphénoïde. Cet os concourt à former une partie du fond de la cavité orbitaire; le sphénoïde présente aussi des sinus sphénoïdaux.

6°. L'*ethmoïde*, intermédiaire entre le frontal et le sphénoïde, composé d'une infinité de lames extrêmement minces, roulées, les unes en manière de cornets, les autres formant des cellules, communiquant toutes les unes dans les autres. Ces cellules sont séparées par une lame médiane, dont la partie supérieure, répondant au crâne, porte une espèce de crête à base large, percée d'une quantité de petits trous : l'extrémité inférieure de cette lame répond au vomer. L'ethmoïde est aussi nommé *os cribleux*.

Os de la face et de la mâchoire supérieure.

Les os du nez, ou les nasaux, sont lisses, minces, aplatis, pyramiformes, de deux pièces dans le jeune sujet; ils sont accolés l'un contre l'autre par juxta-position; leurs pointes sont quelquefois écartées, et dans beaucoup d'individus ne se soudent jamais. Leur face externe est convexe, et correspond au chanfrein : ils forment la voûte antérieure des cavités nasales. Leur face interne est concave, et porte au point milieu de leur réunion une gouttière longitudinale, qui reçoit la cloison cartilagineuse des nasaux, ou cloison médiane du nez. Aux pointes des os du nez et de chaque côté, sont deux cartilages semi-lunaires, dont l'usage est de maintenir l'ouverture des nasaux.

Il sont unis supérieurement avec le frontal et le lacrymal, latéralement avec les grands sus-maxillaires, et par leur face interne et supérieure avec le cornet sous-ethmoïdal.

Le *lacrymal* ou *angulaire*, un de chaque côté, petit os plat à-peu-près carré, enclavé entre le frontal, les os du nez, le maxillaire et le zygomatique, concourt à la formation de la cavité orbitaire, et répond au grand angle de l'œil ; sa surface orbitaire porte un trou évasé, qui est l'orifice supérieur du canal lacrymal. On y remarque aussi des sinus.

Le *zygomatique*, os pair, irrégulier, à-peu-près triangulaire, situé à la partie latérale externe de l'orbite, à la formation de laquelle il concourt. Sa face externe porte une crête raboteuse, nommée *crête zygomatique*, et borne la joue. Cette crête ou apophyse temporale remonte, et se joint au temporal ; le bord inférieur s'articule avec le grand sus-maxillaire, et le bord interne avec le lacrymal. Cet os porte aussi des sinus.

On nomme *orbite* cette cavité circulaire, profonde, qui renferme l'œil, à la formation de laquelle concourent le temporal, le frontal, le lacrymal, le zygomatique, le grand sus-maxillaire, le sphénoïde et l'os palatin.

Le *grand sus-maxillaire*, os pair, volumineux, forme les parois supérieures de la bouche et la base de la mâchoire supérieure. Il s'étend depuis le fond de l'orbite jusqu'au crochet. On y remarque trois faces : une, externe, qui répond au chanfrein ; une, interne, qui forme une partie des parois des cavités nasales ; et l'autre, inférieure, qui forme la voûte palatine. On y considère aussi trois bords, un nasal, un alvéolaire, et un palatin.

La *face externe*, ou *chanfrine*, offre vers son milieu un trou, nommé *trou maxillaire* ; en arrière, au-dessus du bord alvéolaire, sont des saillies, produites par les alvéoles, d'autant plus remarquables que le sujet est moins avancé en âge.

La *face interne*, irrégulièrement concave, loge à sa partie supérieure les cornets du nez.

La *face inférieure* ou *palatine*, est légèrement concave. Le long du bord alvéolaire, est une gouttière, nommée *gouttière palatine*. L'extrémité inférieure de la voûte palatine est divisée par deux fentes incisives, au milieu desquelles est une lame osseuse assez mince.

Le *bord alvéolaire* porte les alvéoles des molaires et des crochets : on nomme ainsi ces cavités profondes, qui servent à loger la partie enchâssée des dents ; ils sont en même nombre que celles-ci, et offrent chacun autant de séparations intérieures ou cellules, que les dents ont de divisions à leur racine. Celle qui reçoit le crochet est simple, et contournée de bas en haut.

Dans les premiers mois du fœtus, les alvéoles du grand sus-maxillaire, ainsi que ceux des molaires de l'os maxillaire, ne présentent qu'un sillon continu, dans lequel se développent peu-à-peu des cloisons, qui ne formeront qu'une cavité particulière à chaque dent. Les alvéoles dans lesquels seront logées les dents les plus voisines du fond de la bouche, ne sont pas encore apparens à l'é-

poque de la naissance, et les douze premières molaires sorties occupent toute l'étendue du bord
alvéolaire des deux mâchoires ; ce n'est que long-
temps après qu'ils se creusent dans ces os, lesquels
s'allongent en proportion du volume des trois
dents que chaque côté des deux mâchoires doit
encore loger.

Entre la première molaire et le crochet, le bord
alvéolaire est tranchant, on l'a nommé *espace inter-dentaire.*

L'écartement des lames du grand sus-maxillaire
forme les sinus les plus étendus des os de la tête.

Le *bord palatin* s'articule avec celui du côté opposé. Le bord nasal se prolonge vers l'orbite.

Le *petit sus-maxillaire,* os pair, termine l'extrémité inférieure de la voûte palatine et de la tête.
Son bord supérieur est étroit, arrondi ; le bord inférieur est tranchant ; son principe, mince et étroit,
s'accole à l'extrémité inférieure du grand sus-maxillaire ; sa partie inférieure, demi-ronde, sert de base
à la lèvre supérieure, et porte les alvéoles simples
qui logent les racines des dents incisives. A la
symphyse de cet os, au-dessus du bord alvéolaire,
est un trou, nommé *incisif,* qui pénètre obliquement de bas en haut jusqu'au travers la voûte du
palais.

Le *palatin,* os pair, situé à la partie supérieure
de la voûte du palais, la terminant par son bord
courbé en demi-cercle, et concourant par sa face
interne à la formation de la cavité nasale. Cet os
s'articule avec le sphénoïde, et, par un prolongement, forme une partie du fond de la cavité orbi-

taire ; il porte aussi du côté du palais un petit prolongement allongé, nommé *apophyse palatine* ou *ptérygoïde* : le palatin est pourvu de petits sinus.

Le *vomer*, os unique, allongé, très-mince, situé au milieu et à la face postérieure de la cavité nasale, s'articulant par son extrémité supérieure avec le sphénoïde et les palatins : cet os forme dans la cavité nasale une gouttière assez profonde, qui reçoit le bord postérieur de la lame cartilagineuse, ou cloison, qui sépare dans son milieu la cavité nasale.

Les *cornets*, au nombre de deux de chaque côté des cavités nasales, divisés, par rapport à leur situation, en cornet ethmoïdal et en cornet maxillaire, situés l'un sur l'autre à la face interne des os du nez, du zygomatique, et au-dessus du bord alvéolaire interne du grand sus-maxillaire, communiquent avec leurs sinus. Ces os, très-minces, très-poreux, sont roulés d'un tour et demi sur eux-mêmes, en manière de cornets, et s'étendent, le supérieur, de l'ethmoïde à l'extrémité inférieure des cavités nasales ; l'inférieur, qui est le plus petit, de la face interne et supérieure du grand sus-maxillaire, et se termine de même que l'autre.

L'usage des sinus de la tête et des cornets est d'augmenter la capacité des cavités nasales, sans que le volume de la tête en soit plus considérable, et de donner bien plus d'étendue à la membrane muqueuse, dite aussi pituitaire, qui les tapisse.

Dans la morve, on trouve ordinairement les sinus remplis de matière purulente.

L'*hyoïde*. On a donné le nom d'os hyoïde à un

assemblage de pièces osseuses mobiles, composé de cinq parties bien distinctes; on les divise en corps et en branches: la disposition du corps est oblique de bas en haut; il a la forme d'une fourche, dont la convexité est tournée en avant; on y distingue deux prolongemens en croissant, désignés sous le nom de *cornes*, qui embrassent et soutiennent le larynx, ou orifice de ce conduit aérien cartilagineux, nommé *trachée-artère*; au milieu du bord convexe de ce croissant, est une appendice osseuse, qui s'implante dans l'épaisseur de la base de la langue.

Des bords supérieurs des cornes, à l'endroit où elles se contournent, s'élèvent deux petits os cylindroïdes, d'un pouce environ de longueur: on les nomme les petites branches de l'hyoïde, ou *petits cératoïdes*.

Les *grandes branches*, ou *grands cératoïdes*, sont longs, plats, plus larges à leur extrémité supérieure, qui s'articule en formant un angle sur le prolongement osseux de la portion pierreuse du temporal; l'extrémité inférieure, beaucoup plus étroite, s'articule sur les petites branches, avec lesquelles elle forme un angle aigu.

La *mâchoire inférieure*, ou l'*os maxillaire*, os impair, en forme de V, présente deux branches aplaties, placées de champ, réunies à leur extrémité inférieure; cet os est de deux pièces dans le très-jeune sujet: elles contractent bientôt par leur base une adhérence intime; il reste cependant une légère trace de leur jonction, qu'on nomme symphyse du menton.

Les *branches* de la mâchoire inférieure vont en s'élargissant de leur base à leur extrémité supérieure, et s'écartent l'une de l'autre de la même manière. Cet écartement est nommé *espace inter-maxillaire*.

Chacune de ces branches présente aussi deux bords, l'un antérieur porte les alvéoles, se contourne un peu au-dessus, et se termine par deux éminences : l'une plus grosse, convexe, placée transversalement, portant une surface articulaire, forme le *condyle* de la mâchoire, qui s'articule dans la cavité glénoïde du temporal; l'autre, en arrière de celle-ci, se prolonge au-dessus : on l'a nommée *apophyse coronoïde*. La partie moyenne de ce bord antérieur au-dessous des alvéoles molaires est tranchante, en s'arrondissant du côté de la face externe jusque près du crochet, et forme la barre.

Le bord postérieur est arrondi. On remarque à sa partie supérieure jusqu'au-delà de son contour, une tubérosité allongée, épaisse, raboteuse, dite *tubérosité du maxillaire*; elle constitue la base de la ganache.

L'*os maxillaire* porte sur son bord antérieur six alvéoles, dans lesquels sont enchâssées les racines des dents incisives; sa partie postérieure est arrondie, et répond au menton : on remarque qu'elle est plus aplatie dans les vieux chevaux.

La mâchoire inférieure est seule douée de mouvement.

De la Colonne vertébrale, ou le Rachis.

La *colonne vertébrale* résulte de l'assemblage d'une continuité d'os ayant à-peu-près les mêmes caractères : elle s'étend depuis la nuque jusqu'aux premiers os coccygieus ; sert d'atttache à la tête, de base au cou ; forme la partie supérieure du corps, et le point d'appui de tous les os qui entrent dans la composition de celui-ci, en exceptant néanmoins le sternum.

Le *rachis*, considéré dans son ensemble, présente plusieurs régions : celle de l'encolure comprend les sept vertèbres cervicales, celles du dos, les dix-huit vertèbres dorsales, celles des lombes, les six vertèbres lombaires, et le sacrum, composé de cinq pièces, qui se soudent quelque temps après la naissance. Les premiers coccygiens ont aussi quelques-uns des caractères des vertèbres.

La direction de la colonne vertébrale est la même que celle de la partie supérieure de l'animal qui est le sujet de notre examen ; c'est-à-dire que les vertèbres cervicales sont dirigées obliquement, à partir de la première dorsale à la nuque, de bas en haut, en faisant un léger contour, dont la concavité est supérieure. Les vertèbres dorsales forment par leur extrémité inférieure un arc léger, plus prononcé antérieurement et dont la concavité est en-dessous.

Toutes les vertèbres, excepté la première, et même la seconde, ont de commun entre elles, 1°. un corps à la partie inférieure, qui en est la base ; 2°. un grand trou, qui les traverse dans la direction de la colonne, lequel, en s'abouchant avec la vertèbre suivante, et successivement, forme le canal rachidien, dans lequel est logé un prolongement médullaire, qui émane du cerveau, nommé improprement moelle allongée ou prolongement rachidien; 3°. une tête ou éminence antérieurement; 4°. une cavité postérieurement, dans laquelle est reçue, articulée et se meut la tête de la vertèbre qui la suit: ces têtes et ces cavités diminuent de volume et de profondeur en se portant postérieurement; 5°. plusieurs apophyses, une épineuse placée en dessus, deux transverses aux parties latérales, et quatre obliques ou articulaires, situées deux en arrière aux extrémités latérales de chaque vertèbre: ces apophyses se chevauchent d'une vertèbre à celle qui suit, et glissent ainsi les unes sur les autres par leurs surfaces articulaires; celles antérieures les ont en dessus, et celles postérieures en dessous; 6°. en avant et en arrière de chaque vertèbre, de chaque côté et sur les bords du grand trou, sont des échancrures, dont la jonction avec la vertèbre suivante forme des trous latéraux, qui pénètrent dans le canal rachidien, lesquels donnent passage à des nerfs et à des vaisseaux.

Les vertèbres du cou ont plus de mouvement que celles dorsales; celles-ci que les lombaires, dont le jeu est très-borné, et qui s'ankylosent souvent dans l'âge avancé, généralement les dernières par leurs apophyses transverses. Le sacrum est à-peu-près fixe.

Dans les *vertèbres cervicales*, la base est beaucoup plus volumineuse que dans toutes les autres, elles sont aussi plus longues. La première , dite *atloïde*, n'a pas les mêmes caractères : on y remarque, au lieu d'une tête antérieurement, deux cavités arrondies, situées aux parties latérales du trou vertébral, lesquelles reçoivent les condyles de l'occipital. Postérieurement, elle présente une surface articulaire, plane, et une autre concave dans l'intérieur du canal ; ses apophyses transverses sont minces, arrondies, et raboteuses à leur bord, leur face supérieure est convexe ; elles ont la même étendue que le corps de la vertèbre ; elles sont percées chacune de trois trous, dont le supérieur pénètre dans le canal vertébral ; on les nomme aussi *les ailes de l'atloïde*. Cette vertèbre n'a point d'apophyse épineuse.

La seconde, ou l'*axoïde*, est plus longue ; elle porte à sa partie antérieure une éminence articulaire, demi-ronde en dessous, arrondie à son extrémité, dite *apophyse odontoïde*, laquelle pénètre et s'articule dans la cavité du canal vertébral de l'atloïde : cette articulation, outre les autres mouvemens, exécute particulièrement ceux de rotation de la tête.

L'apophyse épineuse de l'axoïde est élevée, épaisse, raboteuse, élargie par une division postérieurement, et comprend toute la longueur de la vertèbre ; ses apophyses obliques se prolongent seulement en arrière.

Les quatre vertèbres suivantes ont à-peu-près la même configuration ; elles diminuent de volume en se portant en arrière, n'ont point d'apophyses épineuses saillantes : une tubérosité prolongée en tient lieu. Leurs apophyses transverses portent des trous à leur base, sont dirigées suivant l'axe de la vertèbre, et se terminent en avant et en arrière par des prolongemens arrondis. Les apophyses obliques ou articulaires sont prolongées; leurs facettes articulaires sont larges, planes, lisses, et recouvertes d'un encroûtement cartilagineux. Cependant la sixième diffère un peu par son apophyse transverse, qui porte trois prolongemens.

La septième vertèbre cervicale est plus courte, son apophyse épineuse est prolongée, et se termine en pointe; ses apophyses taansverses n'ont point de trous; la partie postérieure du corps présente deux petites concavités, qui en se joignant avec de pareilles, qui sont en avant de la première vertèbre dorsale, forment les cavités qui reçoivent la tête de la première côte de chaque côté. Cette vertèbre a été aussi nommée *proéminente*, en raison du prolongement de son apophyse épineuse.

Les *vertèbres dorsales*, au nombre de dix-huit, forment les parois supérieures de la cavité thoracique; elles ont la base peu volumineuse, et se distinguent particulièrement par leurs apophyses épineuses, qui sont très-prolongées, dirigées obliquement de devant en arrière jusque vers le milieu du dos, et droites aux dernières; ces apohyses se terminent par une tubérosité; elles augmentent de longueur, de la première à la quatrième ou cinquième, diminuent ensuite jusque vers la quatorzième : les autres conservent la même longueur.

Les *apophyses obliques* ou *articulaires des vertèbres dorsales* sont petites, et ne sont pour ainsi dire que des facettes, qui se joignent les unes aux autres. Les apophyses transverses sont épaisses, courtes, tubéreuses, et portent en dessous des facettes, qui reçoivent la tubérosité de la côte.

Chacune de ces vertèbres, excepté la dernière, présente aux parties latérales de son corps quatre demi-facettes concaves, qui, se rencontrant avec celles de la vertèbre suivante, forment une cavité, dans laquelle est reçue la tête de la côte.

La dernière, ou dix-huitième, ne porte que deux de ces facettes antérieurement.

Les *vertèbres lombaires*, au nombre de six, ressemblent par leur corps et leurs apophyses épineuses à celles dorsales; elles n'ont pas de facettes; leurs apophyses transverses sont prolongées horizontalement, larges, minces: celles de la dernière vertèbre sont plus épaisses. On remarque à leur partie postérieure deux larges facettes, pour son articulation avec le sacrum.

Le *sacrum*, de cinq pièces dans le poulain, qui sont comme autant de vertèbres, se soude bientôt par son corps et ses apophyses transverses, pour ne plus former qu'un seul os triangulaire, percé dans sa longueur d'un trou qui fait la continuité du canal vertébral; sa face supérieure est garnie de cinq apohyses épineuses, à la base desquelles sont des trous: à la surface supérieure et antérieure, ce qu'on pourrait nommer ses *ailes*, sont deux facettes larges, encroûtées, de substance cartilagineuse, qui indiquent le point de réunion du sacrum avec le coxal.

Aux parties antérieures, sur les bords de ces

aîles, sont deux surfaces articulaires, qui se joignent aux apophyses transverses de la dernière vertèbre lombaire.

Son extrémité postérieure, plus étroite, s'unit au premier os du coccyx. Sa face inférieure est percée de chaque côté du corps de cinq trous, qui pénètrent dans le canal vertébral.

Le *coccyx*, ou les os de la queue, au nombre de seize à dix-huit, sont à-peu-près semblables à de petites vertèbres : le premier s'articule avec le sacrum, et porte un trou, qui correspond au canal; ce trou, dans le second, n'est pas fermé en dessus, ce n'est qu'une profonde échancrure, qui termine le canal rachidien ; les os de la queue vont ensuite en décroissant jusqu'au dernier.

Le *sternum*. Allongé, spongieux, de six à sept pièces dans le jeune sujet, placé obliquement de haut en bas; cet os forme la paroi inférieure de la poitrine. On y reconnaît trois faces, deux latérales, et une supérieure, aplatie, qui répond à l'intérieur de la cavité thoracique; ses faces latérales portent de chaque côté huit facettes articulaires, qui reçoivent les cartilages des côtes, dites *sternales* ; la dernière de ces facettes reçoit deux cartilages. Son bord inférieur est tranchant, cartilagineux : de ses deux extrémités, celle antérieure est un peu recourbée, porte un cartilage tranchant, qui répond au milieu du poitrail, et forme ce que l'on appelle la *pointe du sternum* ; l'extrémité postérieure répond au ventre, et se termine par un cartilage large, arrondi, nommé *cartilage xiphoïde*, mais mieux *cartilage palmi-forme*.

Les Côtes.

Les côtes sont des os longs, plus ou moins arqués, étroits à leur extrémité supérieure, plus aplatis inférieurement, au nombre de dix-huit de chaque côté, formant les parois latérales, ou la cage osseuse de la cavité thoracique.

La courbure des côtes est beaucoup plus sensible à leur extrémité supérieure, excepté la première, qui est droite; la seconde est légèrement arquée, la troisième un peu plus, et successivement des autres, de manière que la poitrine a beaucoup moins de capacité à sa partie antérieure que postérieurement.

L'extrémité supérieure ou vertébrale de chacune des côtes présente une éminence arrondie, qui est la tête de la côte, laquelle s'articule dans la cavité formée par la rencontre des demi-facettes concaves, qui sont au corps des vertèbres dorsales; cette tête est séparée par une échancrure, qui donne attache à un ligament. Au-dessous et en dehors de la tête, est une tubérosité, portant une facette articulaire, qui répond à celle que nous avons dit exister au-dessous des apophyses transverses des vertèbres dorsales.

Les côtes se terminent par un cartilage, qui est large et court dans la première, plus long dans la seconde, et augmente de longueur jusqu'à la dernière.

Les neuf premières côtes de chaque côté sont dites *sternales*, ou *vraies côtes*; les neuf dernières sont nommées *asternales*, ou *fausses côtes*.

L'extrémité inférieure des côtes sternales s'articule par leur cartilage, qui est obliquement recourbé de dehors en dedans, sur les facettes qui sont aux faces latérales du sternum. Celle des côtes asternales se termine de même par un cartilage long, arrondi, pointu, naissant de la côte par un angle plus aigu dans les dernières, et dirigé obliquement de derrière en avant, et de haut en bas.

Les cartilages des côtes asternales, placés les uns au-dessous des autres, adhèrent fortement entre eux. Celui de la dixième côte se trouve accolé au-dessous de celui de la neuvième, sa pointe arrivant près du sternum, et ainsi des autres, en observant que la pointe du cartilage qui suit est toujours plus en arrière.

Le bord postérieur des côtes porte à sa face interne une scissure dans toute sa longueur, dans laquelle rampent des vaisseaux.

La direction des côtes est oblique de devant en arrière; la première est perpendiculaire, son bord antérieur est légèrement arqué.

Du Coxal.

Les os du bassin, ou le coxal, situé horizontalement à la partie postérieure du tronc, sert de base à l'arrière-main; il est composé dans le poulain de trois os pairs, lesquels contractent ensuite une adhérence intime, de telle sorte, que le coxal n'est réellement plus qu'un seul os très-étendu. Dans le jeune sujet, les pièces dont il est formé ont reçu le nom d'*ilium*, d'*ischium* et de *pubis*. Dans l'adulte, elles constituent trois régions : celle *iliale*, celle *ischiale*, et celle *pubienne*.

L'*ilium*, plat à sa partie antérieure, concave sur sa face externe, présente trois angles : l'un, supérieur ou interne, un peu relevé, forme avec celui du côté opposé la pointe de la croupe ; l'autre, externe, un peu prolongé par son bord, qui est plus épais, raboteux, et porte à chacune de ses extrémités une tubérosité, constitue la base de la hanche. Cet os se rétrécit ensuite en une espèce de cou, et se prolonge postérieurement jusqu'à une grande cavité profonde, nommée *cavité cotyloïde*, dans laquelle est reçue la tête du fémur : les trois os, qui entrent dans la composition du coxal, concourent à la formation de cette cavité.

Le bord supérieur de la cavité cotyloïde est plus saillant que le reste de son étendue ; elle est enduite d'une couche cartilagineuse, plus épaisse à sa circonférence que dans son fond, où se trouve un renfoncement raboteux, qui donne implantation au ligament coxo-fémoral. La concavité de la face externe de l'ilium se nomme *fosse iliale* ; la face interne est convexe : on remarque au-dessous de l'angle supérieur une surface articulaire, qui reçoit les ailes du sacrum.

Le bord antérieur est dit *bord lombaire*, le bord interne, *bord ischiatique*, et l'externe bord, *iliaque*.

L'*ischium*, situé en arrière, présente deux faces et trois bords ; la face externe est légèrement convexe ; la face interne est concave, et constitue la partie postérieure de la cavité du bassin.

Le bord externe est arrondi vers la cavité cotyloïde, et se termine en arrière par une éminence raboteuse, nommée *tubérosité de l'ischium* : elle répond à la pointe de la fesse.

Le bord postérieur est raboteux, épais, forme la crête ischiale ; le bord interne est accolé à celui du côté opposé.

Le *pubis*, irrégulièrement triangulaire, porte sur sa face externe un trou ovalaire, nommé *trou sous-pubien*; son bord antérieur est dit *bord abdominal* : on y remarque une scissure. Le bord interne adhère, au moyen d'un cartilage intermédiaire, à celui du côté opposé; cette réunion constitue la symphyse du pubis : cette symphyse est toujours ossifiée dans les mâles. On a remarqué qu'elle restait plus long-temp séparée dans les jumens, et qu'elle ne s'ossifiait que tard dans celles qui ont porté, principalement quand elles ont été saillies jeunes, et qu'elles ont eu plusieurs poulains.

De l'Extrémité antérieure.

Le *scapulum*, os plat, triangulaire, allongé, placé sur la face latérale de la poitrine, dirigé obliquement de derrière en avant, forme la base de l'épaule.

Un cartilage de même épaisseur que l'extrémité supérieure du scapulum, règne tout le long de cette extrémité; ce cartilage, assez étendu, devient plus mince, et finit par être tranchant à sa terminaison, qui est un peu recourbée en dedans.

Le scapulum présente deux faces; l'externe est inégalement séparée, suivant sa longueur, par une crête élevée, longue, nommée *acromion*. Vers le milieu de cette crête est une tubérosité qu'on aperçoit quelquefois à l'extérieur. L'acromion sépare la face externe du scapulum en deux fosses inégales : celle antérieure, plus petite, est dite *antépineuse*, ou mieux *sus-acromienne*; celle postérieure est dite *post-épineuse* ou *sous-acromienne*.

La face postérieure du scapulum est légèrement concave, et se nomme *face sous-scapulaire*.

La partie inférieure de cet os est arrondie, forme une espèce de cou, s'élargit ensuite, et se termine par une cavité large, peu profonde, dite *cavité glénoïde* du scapulum; en avant de cette cavité, est une éminence raboteuse, nommée *apophyse coracoïde*.

L'*humérus*, second rayon de cette extrémité, situé contre le thorax, au-dessous du scapulum, et dirigé obliquement de devant en arrière, forme la base du bras : os long, gros, cylindroïde, comme tordu; on doit y considérer, comme à tous les os longs, une partie moyenne, ou le corps et deux extrémités, une supérieure, et l'autre inférieure.

Le corps, étroit dans le milieu, porte sur sa face latérale externe une éminence prolongée, contournée en arrière : de cette disposition, résulte une gouttière, dans laquelle est logé un des muscles fléchisseurs du cubitus; à la face interne est une petite tubérosité.

L'extrémité supérieure, très-volumineuse, porte une tête large, arrondie, peu saillante, qui est reçue dans la cavité glénoïde du scapulum; cette articulation, très-mobile, est dite par genou. En avant de la tête de l'humérus, sont trois éminences assez considérables, séparées par des sinuosités, dans lesquelles glisse un gros tendon d'un fléchisseur du cubitus.

L'extrémité inférieure se termine par deux éminences articulaires arrondies, oblongues, séparées par une sinuosité superficielle, laquelle est partagée dans le milieu par une légère exubérance. Au-dessus et en arrière de ces éminences, est une cavité profonde, prolongée, qui reçoit le bec de l'olécrâne : cette extrémité inférieure s'articule par charnière avec le cubitus.

Le *Cubitus*, base de l'avant-bras, est le premier des rayons de l'extrémité antérieure, qui se détache du thorax ; sa situation est à-peu-près perpendiculaire, cependant un peu concave à sa face postérieure ; le corps de cet os est long, un peu aplati, et raboteux en arrière : il est convexe, rond et uni antérieurement. Son extrémité supérieure, élargie, porte une surface articulaire peu profonde, divisée en deux par une éminence.

En arrière de cette extrémité supérieure, est une apophyse, mince et étroite à son principe, se prolongeant inférieurement, accolée au cubitus, et faisant corps avec lui ; laquelle augmente de volume en remontant vers l'extrémité supérieure, dépasse de beaucoup cette extrémité, et se termine par une tubérosité, qui est la base du coude : cette partie de l'avant-bras est épiphyse dans le poulain ; on la nomme *apophyse olécrâne*.

Au niveau de l'extrémité articulaire du cubitus, l'olécrâne présente antérieurement une concavité articulaire assez étendue, qui glisse dans la fosse oblongue, qui est en arrière de l'humérus : cette concavité est terminée par un bec, qui en borne les mouvemens. L'extrémité inférieure du cubitus, élargie latéralement, un peu arrondie, porte sur ses côtés deux tubérosités : l'externe offre une petite coulisse ; sa partie antérieure est partagée par de légères tubérosités, entre lesquelles sont trois sinuosités, qui donnent passage à des tendons des muscles extenseurs du pied. On remarque à sa partie postérieure une cavité, qui, lorsque le genou est fortement fléchi, reçoit l'extrémité postérieure du second os carpien : sa surface articulaire, lisse, un peu convexe, se joint avec la première rangée des os carpiens.

Les os *carpiens* forment la base du genou ; ils sont au nombre de sept, en deux rangées, l'une au-dessus de l'autre, trois à la première, trois à la seconde, et un hors de rang (1). Cependant on rencontre quelquefois en arrière de la rangée inférieure un ou deux petits osselets, nommés *pisiformes*. Ces os sont courts, épais ; chacun a une forme qui lui est particulière ; ils portent des facettes articulaires en dessus, en dessous, et sur leurs faces latérales. On les distingue par leur nom numérique, en commençant par celui du côté ex-

---

(1) *Lafosse* donne à chacun de ces os un nom particulier : le premier est l'*irrégulier*; le second, le *triangulaire*; le troisième, le *semi-lunaire*. Le premier de la seconde rangée est le *petit cunéiforme*; le second, le *trapézoïde*; le troisième, le *grand cunéiforme*; celui qui est hors de rang est dit *os crochu*.

3

terne à la rangée supérieure: le premier est le plus petit, il est irrégulièrement arrondi; le second a un peu plus de volume, le troisième est le plus grand. En arrière du premier, et tout-à-fait hors du rang, est le quatrième, aplati de devant en arrière, raboteux à sa face externe, contourné en dedans. De cette disposition, résulte une arcade, par où passent les gros tendons des muscles fléchisseurs du pied: cet os est nommé *sus-carpien* ou *os crochu*.

Les trois autres forment la rangée inférieure. Le premier est le plus petit, le second est le plus gros, et le troisième, qui est interne, a une moyenne grosseur.

Les carpiens s'articulent entre eux, et sont maintenus en place par de forts ligamens; la rangée supérieure est unie avec le cubitus, et la rangée inférieure avec les métacarpiens.

Les *mécatarpiens*, ou *l'os du canon et ses deux péronés*, présentent un os principal, long, uni, et arrondi pardevant, aplati et rugueux à sa face postérieure; le canon porte à son extrémité supérieure une surface articulaire, plane, sur laquelle est articulée la dernière rangée des carpiens; son extrémité inférieure est arrondie de devant en arrière, et séparée dans le milieu par une éminence, de même arrondie, qui suit son contour. Aux parties latérales de la face postérieure du canon, depuis son extrémité articulaire supérieure, jusque vers ses deux tiers inférieurs, sont accolés deux os longs, styloïdes, dits *petits métacarpiens*, ou *péronés du canon*: ils portent supérieurement une facette articulaire, qui complète la surface de l'articulation métacarpienne. Ces os, plus considérables à leur partie supérieure, vont en diminuant jusqu'à leur terminaison, où se trouve une petite tubérosité arrondie, nommée *le bouton du péroné*. Dans quelques chevaux, ce bouton quitte le canon, fait une saillie apercevable au travers de la peau; les gens peu connaisseurs le prennent alors pour un suros.

Le *premier phalangien*, ou *l'os du paturon*, incliné obliquement de derrière en avant, est le plus long des trois phalangiens; on distingue à sa surface articulaire supérieure trois enfoncemens, qui reçoivent les éminences de l'extrémité inférieure du canon.

L'extrémité inférieure, plus rétrécie, se termine par une surface articulaire arrondie, séparée par une légère fossette.

Les *sésamoïdes* sont deux petits os irréguliement arrondis en dehors, portant chacun une facette articulaire en dedans, situés l'un à côté de l'autre, à la partie postérieure de l'articulation du canon avec le paturon : ils répondent à la face postérieure du boulet.

Le *second phalangien*, ou *l'os de la couronne*, est court, dirigé obliquement, suivant la ligne du paturon; son extrémité articulaire supérieure est concave, partagée en deux petites fossettes : l'extrémité inférieure se termine par deux éminences arrondies en forme de condyles, séparées par une fossette. Cet os s'articule supérieurement avec le paturon, et inférieurement avec l'os du pied.

Le *dernier phalangien*, *l'os du pied*, ou encore *l'os du sabot*, a une substance moins compacte

3*

plus spongieuse que les autres os, qui composent l'extrémité; sa surface est très-poreuse; il représente le sabot, et lui donne principalement sa configuration. On y distingue trois faces, une supérieure, une antérieure, et une inférieure : la face supérieure est articulaire, et présente une cavité, qui reçoit l'os de la couronne, laquelle est bornée en avant par une éminence en forme de bec; la face antérieure est arrondie d'un côté à l'autre; ses parties latérales sont prolongées en arrière, et portent en dessus de chaque côté un cartilage étendu, mince à son bord, qui est un peu recourbé en dedans, lequel règne sur toute la face latérale de la couronne : ce cartilage s'ossifie dans quelques vieux chevaux.

La face inférieure, légèrement concave, répond à la sole; son bord est tranchant dans tout son contour; en arrière, l'os du pied présente une grande échancrure semi-lunaire.

Le *petit sésamoïde*, l'os *naviculaire*, ou *articulaire*, petit os allongé, fixé transversalement en arrière de l'articulation de la couronne avec le pied, a quelque ressemblance avec une navette de tisserand; il est plus épais dans son milieu qu'à ses extrémités, qui sont un peu contournées, porte à sa face interne et au milieu une facette articulaire pour sa jonction, qui est plus intime avec l'os de la couronne qu'avec celui du pied.

Toutes les articulations de l'extrémité antérieure ont lieu par charnière, à l'exception de celle scapulo-humérale, qui est par genou.

De l'Extrémité postérieure.

Le *fémur*, os long, le plus volumineux du squelette, dirigé obliquement de derrière en avant, forme la base de la cuisse, qui, dans presque tous les quadrupèdes, paraît faire continuité avec le corps, principalement par sa face externe.

La partie moyenne de cet os est cylindroïde : son extrémité supérieure, un peu triangulaire, porte à sa face interne un prolongement arrondi, qui fait avec l'axe du fémur un angle obtus; ce prolongement se nomme le *col du fémur*, et se termine par une grosse tubérosité sphéroïde, appelée la *tête du fémur*, laquelle est reçue dans la cavité cotyloïde des os coxaux, et forme une articulation par genou : cette tête porte dans le milieu une échancrure étendue, qui donne attache au fort ligament rond, qui naît de pareille échancrure, qui est au fond de la cavité cotyloïde; cette articulation est en outre affermie par un ligament capsulaire, qui vient de tout le pourtour de la cavité, et s'insere autour du col et de la tête du fémur. De cette extrémité supérieure et à la face externe, s'élève une crête raboteuse, nommée le *grand trochanter*; cette apophyse est séparée du col du fémur par une surface un peu enfoncée et inégale au-dessous du col; un peu en arrière est une tubérosité raboteuse, peu élevée, dite *petit trochanter*. A la face latérale externe, et sous le grand *trochanter*, on distingue une crête contournée un peu en avant : on la nomme *crête sous-trochantérienne*.

L'extrémité inférieure du fémur, très-épaisse,

est terminée par trois grosses éminences, dont l'une, antérieure, revêtue d'un cartilage articulaire, reçoit la rotule; les deux autres sont arrondies, séparées par une échancrure et un sillon assez profond : on nomme ces éminences *les condyles du fémur.*

La *rotule* est la base du grasset, os court, épais, irrégulièrement arrondi, situé en avant et sur l'articulation du fémur avec le tibia, maintenu par de très-forts ligamens; imparfaitement convexe à sa face externe, qui est raboteuse; sa face interne, incrustée dans toute son étendue d'un cartilage articulaire, porte des facettes qui correspondent à celles du fémur. Cet os, essentiellement destiné aux mouvemens de la jambe, paraît aussi devoir empêcher sa trop grande extension.

Le *tibia*, base de la jambe, os long, situé obliquement de devant en arrière, au-dessous du fémur, présente trois faces à sa partie supérieure, qui est la plus grosse; sa surface articulaire forme une espèce de tête aplatie. On y remarque deux facettes, qui reçoivent les deux condyles du fémur; au milieu est une éminence, qui se loge dans l'échancrure qui sépare les condyles de ce dernier os. A la partie latérale externe est une facette articulaire, sur laquelle est accolée la tête d'un petit os long, styloïde, se terminant insensiblement en pointe le long du tibia, jusque vers le milieu de son corps, sans y adhérer, nommé le *péroné du tibia.*

L'extrémité inférieure du tibia, moins grosse, présente à ses faces latérales une éminence de chaque côté, dont l'interne est plus volumineuse, dites les *condyles du tibia*; l'extrémité articulaire porte deux enfoncemens semi-lunaires, profonds, dirigés obliquement, séparés par une éminence, et s'articulent par charnière parfaite avec la poulie du principal os du jarret, ou *l'astragale*.

Les *tarsiens*, ou les os du jarret, sont au nombre de six (1). On distingue à la première rangée : 1°. *l'astragale*, gros, épais, dont la partie supérieure ressemble parfaitement à une poulie, et s'articule avec le tibia; ses faces latérales et inférieures portent des facettes articulaires, qui s'unissent avec le second, le troisième et le cinquième; 2°. le *calca-néum* est le plus volumineux de cette série d'os; sa partie articulaire, ou le corps, est la moins considérable. Au-dessus et en arrière, sur le côté externe, remonte un peu obliquement un prolongement, terminé par une tubérosité, qui constitue la pointe du jarret : la face interne du corps est concave, et porte des facettes, qui répondent à celles de l'astragale. Deux autres tarsiens aplatis, situés l'un sur l'autre au-dessous de l'astragale, sont le troisième et le quatrième; le cinquième, plus gros, occupe la partie latérale externe; il est aussi épais que les deux os plats pris ensemble, et correspond plus particulièrement à la tête du péroné du canon; le sixième est le plus petit : il est situé à la partie postérieure et interne de l'articulation.

____

(1) *Lafosse* les nomme ainsi : 1°. l'os du jarret proprement dit, *le calcanéum*; 2°. l'os de la poulie, *l'astragale*; 3°. le grand scaphoïde, 4°. le petit scaphoïde, *les deux os plats*; 5°. l'os difforme, *l'externe*; 6° l'entr'osseux, *l'interne*.

Les os du jarret sont maintenus ensemble par de très-forts ligamens, qui leur permettent entre eux peu de mouvemens. Ceux de flexion s'exécutent en avant sur le tibia ; ceux d'extension ont lieu en sens inverse sur la même articulation. On a remarqué cependant que, malgré le peu de jeu apparent de cet os relativement aux grands et très-forts mouvemens que le jarret exécute, toutes les fois qu'ils n'ont pas conservé leur intégrité, ce qui est très-commun, les mouvemens des jarrets sont raides, douloureux ; ce qui influe beaucoup sur les allures, nuit au bon service et cause bientôt la ruine des extrémités.

NOMENCLATURE

DES PRINCIPAUX ORGANES QUI EXÉCUTENT LES FONCTIONS ESSENTIELLES A LA VIE.

Ces organes sont contenus dans trois grandes cavités dites *splanchniques*, le crâne, le thorax ou la cavité de la poitrine , et l'abdomen ou le bas-ventre.

Dans le *crâne* est contenue la masse cérébrale, centre commun de la vie , auquel aboutissent toutes les sensations, composée du cerveau , du cervelet et du prolongement rachidien ou moelle allongée, qui se continue par le canal vertébral jusqu'à l'extrémité des dernières vertèbres : tous les nerfs prennent leur origine de ces trois parties.

Le cerveau présente deux hémisphères ovalaires, adossés l'un contre l'autre, nommés *lobes*, de consistance très-molle, composé de deux substances : l'une, extérieure, grisâtre, ayant peu de sensibilité, dite *substance corticale* ou *cendrée*; l'autre, intérieure, plus blanche, nommée *substance médullaire* ; dans l'intérieur de chacun des lobes du cerveau est une cavité allongée, appelée le *grand ventricule*.

Le cervelet, plus petit, de même nature que le cerveau, est situé au-dessus.

En arrière du cerveau, dans un enfoncement que présente la face interne du sphénoïde, est un corps glanduleux, grisâtre, nommé *glande pinéale*.

La moelle épinière naît par quatre pédoncules du cerveau et du cervelet, se réunit et sort du crâne par le grand trou de l'occipital, d'où elle se continue sous le nom de *moelle allongée* ou prolongement rachidien ; elle est plus molle que le cerveau et presque entièrement composée de substance médullaire.

Trois membranes enveloppent la masse encéphalique ou cérébrale, s'insinuent même dans sa substance : on les nomme la *dure-mère*, *la pie-mère* et l'*arachnoïde*.

Ces membranes fournissent aussi l'enveloppe de la moelle allongée : on remarque qu'elle n'a point d'adhérence avec aucune partie du canal ver-

tébral et qu'elle a moins de volume que la capacité du canal.

Les *nerfs* sont des cordons blanchâtres, cylindriques, mous, ayant peu de volume, qui naissent de
l'organe encéphalique et de sa continuation, formant ensuite une multitude de branches de rameaux et de filamens, qui se subdivisent à l'infini, et dont toutes les parties sensibles du corps
sont abondamment pourvues.

Aucune sensation ne peut être perçue par le
cerveau, s'il n'existe pas de nerf entre lui et la partie du corps qui reçoit l'action d'un agent extérieur. Si le nerf principal qui se distribue à une
partie est coupé ou lié, elle perd la faculté de
sentir et de se mouvoir.

La tête contient aussi les organes des sens :
l'ouie, la vue, l'odorat, le goût. Le toucher se perçoit par toutes les parties du corps ; mais les lèvres en sont l'organe le plus ordinaire.

La *bouche*, dont nous donnerons une description plus étendue dans le *traité de l'extérieur*, s'é-
tend des lèvres à une cloison membraneuse, charnue, mobile, dite *le voile du palais*, qui dans les
chevaux est très-étendue, et plu ssolidement fixée
que dans beaucoup d'autres animaux, fait fonction de soupape, et empêche les alimens qui
l'ont franchie de redescendre dans la bouche.

Au dessus du voile du palais est *l'arrière-bouche*
ou cette cavité qui communique avec l'orifice
supérieur des cavités nasales, et dans laquelle se
trouvent les orifices des conduits gutturaux, qui
établissent la communication de l'arrière-bouche

avec l'oreille interne , le pharynx ou orifice supérieur du canal alimentaire , et le larynx, partie
supérieure de la trachée.

Des Glandes salivaires.

Elles sont au nombre de trois de chaque côté :
1°. la parotide, 2°. la maxillaire, 3°. la sous-linguale.

La *parotide*, située à la base de l'oreille , au-dessous de la peau, entre la tubérosité de la mâchoire
et l'encolure, est un corps glanduleux, long,
aplati, rosâtre, formé de petits lobules agglomérés
ensemble par un tissu cellulaire assez abondant ;
de chacun de ces lobules sort un petit canal qui
se réunit avec ceux qui l'avoisinent ; ceux-ci se
réunissent encore pour n'en plus former qu'un
seul, long, qui part du bord antérieur de la glande,
passe à la face interne et inférieure de la mâchoire ,
se recourbe de dedans en dehors à l'endroit du
bord antérieur de la partie charnue de la joue ,
se porte obliquement en bas, et perce la joue pour
pénétrer dans la bouche vers la deuxième ou troisième dent molaire.

La *maxillaire*, de même nature , moins grosse ,
située sous la parotide , entre les branches de la
mâchoire , a son principe près de l'atloïde , passe
sur le larynx , et se termine à la base de la langue ;
son canal sort du bord supérieur de la glande, se
dirige en bas sous la langue , et va s'ouvrir dans la
bouche en avant du frein de la langue par un prolongement libre et flottant sous cette dernière ; le
vulgaire nomme ce prolongement *barbe* ou *bar-
billon*.

La *sous-linguale* est sous la langue, et verse la salive par de petits canaux formant une rangée de petits mamelons sur les côtés de la base de la langue.

Ces trois glandes sécrètent la salive.

Des Organes de la digestion.

Le *pharynx*, entrée du canal alimentaire, situé au-dessus de l'orifice du canal aérien, est la partie supérieure du conduit œsophagien, plus évasé et plus épais que ce canal. Le pharynx est susceptible de dilatation et de resserrement, au moyen de plusieurs muscles qui lui sont propres ; les parois internes sont les mêmes qu'à l'œsophage.

L'*œsophage*, conduit composé de deux membranes, qui se continue du pharynx le long du cou, entre le corps des vertèbres cervicales et la trachée-artère, pénètre dans la poitrine, s'éloigne un peu des vertèbres dorsales, passe entre les lames du médiastin, traverse le diaphragme pour s'insérer à l'estomac.

La *membrane interne* de l'œsophage est une continuité de celle qui tapisse le pharynx ; elle est blanche, d'un tissu assez fort, point contractile, unie d'une manière très-lâche à la membrane externe, ce qui permet un mouvement assez étendu des deux membranes l'une sur l'autre ; elle présente des rides longitudinales, et sécrète un mucus assez abondant qui la lubrifie.

La *membrane externe* est charnue, très-épaisse, formée de deux couches dont les fibres sont, les unes longitudinales, les autres spiroïdes : ce canal est susceptible de se dilater considérablement pour le passage du bol alimentaire, et de se resserrer en le poussant en arrière jusqu'à l'estomac.

La *tunique* ou *membrane charnue* de l'œsophage devient plus épaisse et plus ferme à sa partie postérieure.

Après avoir traversé le diaphragme, ce canal décrit une courbe et s'insère obliquement dans la petite courbure de l'estomac.

La courbure de cette portion stomacale de de l'œsophage, son épaisseur, l'espèce de rayonnement des fibres de sa membrane charnue, qui s'étendent sur l'estomac, les rides de la membrane interne qui, à son insertion, sont plus nombreuses et très-serrées, son insertion entre les membranes qui composent l'estomac, sont les principales causes qui empêchent l'animal de vomir. Cette disposition est particulière aux monodactyles.

L'abdomen ou le bas-ventre, troisième cavité splanchnique, la plus grande, de forme ovoïde, circonscrite par le diaphragme, les vertèbres lombaires, le bassin, les côtes, le cartilage xiphoïde, et les muscles qui forment les parois inférieures et latérales, de la cavité abdominale.

L'abdomen contient les organes de la digestion, les viscères qui sécrètent l'urine et lui servent de réservoir, et une grande partie des organes génitaux.

Cette cavité est tapissée intérieurement par le péritoine, membrane séreuse, perspirable, très-étendue, formant un sac clos qui renferme tous les viscères abdominaux, se prolonge et s'étend sur ces viscères, s'unit à eux et prend différens noms , suivant ses usages et les parties qu'il forme ou concourt à maintenir.

L'*estomac*, principal organe de la digestion , est situé dans l'abdomen , en arrière du diaphragme, entre le foi , la rate , le pancréas et l'intestin.

Sa texture est musculo-membraneuse. Ce viscère, cave, destiné à recevoir les alimens, présente deux faces légèrement convexes, deux bords ou courbures : celle supérieure est concave , porte l'orifice œsophagien et l'orifice pylorique ou principe de l'intestin , on la nomme *petite courbure* ; celle inférieure est convexe , a bien plus d'étendue , et détermine la circonférence inférieure de l'estomac , depuis l'insertion de l'œsophage jusqu'au pylore : on l'appelle la grande courbure.

Les extrémités de l'estomac forment deux sacs , dont l'un est dit *sac gauche*, et l'autre *sac droit*.

Ainsi que nous l'avons dit , l'orifice œsophagien est tellement resserré, que les alimens, une fois introduits dans l'estomac, ne peuvent plus remonter par ce canal ; l'orifice pylorique, entouré d'un bourrelet charnu, présente au contraire une ouverture étroite, mais constamment ouverte.

L'estomac est composé de trois membranes superposées : l'une, extérieure , lisse , qui est une production du péritoine ; une autre, mitoyenne , charnue , est une continuité de la membrane charnue de l'œsophage, formant la portion solide de l'estomac , composée de fibres musculeuses blanches, affectant différens sens : c'est cette membrane charnue qui opère les mouvemens de l'organe. La troisième est une membrane muqueuse

qui fait continuité avec celle interne de l'œsophage : elle forme par sa face interne l'intérieur
du viscère.

La face interne de l'estomac présente deux parties bien distinctes : l'une, rouge, mamelonnée,
est dite *le velouté de l'estomac* ; l'autre, blanche,
semblable à la membrane interne de l'œsophage.

L'intérieur de ce viscère est enduit par une humeur muqueuse, qui le garantit de l'irritation que
produirait le contact immédiat des alimens ; une
autre liqueur plus limpide, nommée *suc gastrique*,
y est versée assez abondamment, pénètre les alimens, et par son action dissolvante opère certains changemens dans leur principe et les dispose
pour la digestion.

Ces deux humeurs sont sécrétées par la membrane muqueuse de l'estomac, et par de petites
glandes interposées entre ses membranes.

Les alimens soumis à l'action de l'estomac, imprégnés des sucs gastriques et d'autres, dont nous
parlerons, forment une pâte ou bouillie alimentaire, qui prend alors le nom de *chyme*.

L'*intestin* ou *les intestins*, long canal composé
de membranes de même structure que celles de
de l'estomac, faisant des contours multipliés, appelés *circonvolutions*, ayant son origine au pylore
de l'estomac, et sa terminaison à l'anus.

Le canal intestinal est partagé en deux portions : la première, dont le calibre est plus petit,
est l'intestin grêle ; l'autre, plus grosse, plus irrégulière, est appelée le gros intestin.

L'*intestin grêle*, plus long que le gros, est divisé en duodénum, jéjunum et iléon ; le gros intestin se divise en cœcum, colon et rectum.

Ce canal est, dans quelques-unes de ses parties, plus ou moins fixé ; dans d'autres il est flottant et ne conserve pas de position constante.

Il tient à une large et grande production de péritoine appelée *mésentère*, formée de deux lames. Cette membrane séreuse, très-compliquée, est très-étendue dans la majeure partie de sa composition ; elle renferme dans l'entre-deux de ses membranes des vaisseaux sanguins et des nerfs qui vont à l'intestin, beaucoup de vaisseaux lymphatiques, une grande quantité de ganglions, et les premiers vaisseaux du chyle, nommés *vaisseaux chylifères*.

Le *duodénum* naît de l'estomac, se porte à droite et se recourbe ensuite ; après un court trajet, change de nom pour prendre celui de jéjunum. Cette portion de l'intestin grêle est fixe, son mésentère est court.

Le *jéjunum* est long, flottant, forme plusieurs circonvolutions ; sa situation n'est pas fixe.

L'*iléon* est très-long, plus étroit, a les parois plus épaisses que les deux autres ; ses circonvolutions sont nombreuses, il est flottant, se termine à la base du premier gros intestin, y pénètre obliquement en se prolongeant un peu dans son intérieur. La membrane interne de cette portion intérieure se resserre par des plis longitudinaux, qui ferment l'intestin et empêchent les matières de rétrograder.

Le *cœcum*, premier gros intestin, espèce de

poche dont les orifices sont l'une à côté de l'autre, prend son origine par une base assez large au-dessous du rein droit, s'étend inférieurement entre la première et la seconde circonvolution du colon, devient plus large, présente des bosselures nommées valvules conniventes, et se termine sur les parois inférieures de l'abdomen par un cul-de-sac en pointe mousse, à quelque distance du cartilage xiphoïde.

La portion du mésentère qui est adhérente à la base du cœcum est très-courte, la maintient d'une manière fixe: sa pointe est libre, le mésentère ne se prolongeant point jusqu'à elle.

Le *colon*, portion la plus étendue et la plus volumineuse du gros intestin, commence à la base du cœcum à côté de l'insertion de l'intestin grêle, se porte directement en avant jusque près du diaphragme, se recourbe et revient à gauche jusque dans le bassin, se contourne de nouveau, diminue de volume, et revient encore vers le diaphragme, augmente beaucoup de diamètre, se recourbe de nouveau, se porte à gauche jusqu'au rein gauche, retourne en diminuant insensible-ment son calibre jusque derrière l'estomac, passe ensuite en dessous de ces circonvolutions, tou-jours en diminuant de volume, et est alors plus flottant, se confond avec les intestins grêles, et va se terminer au rectum.

Cet intestin porte aussi, dans presque toute son étendue, des bosselures, ou valvules conniventes. Elles sont plus rapprochées, plus sphéroïdes à

4

quelques pieds de sa terminaison jusqu'au rectum : ce sont elles qui moulent les crottins.

Le *rectum*, logé dans le bassin, depuis le dessous du sacrum jusqu'à l'anus, est la continuation de la partie postérieure du colon ; son trajet est court et en ligne directe. Il contient le résidu des matières qui ont servi à la digestion, et par sa contraction, aidée des mouvemens des muscles de l'abdomen et d'autres parties, rejette au dehors ces excrémens.

Le *foie*, viscère glanduleux, très-volumineux, situé dans l'abdomen, en arrière et suivant la direction du diaphragme, adossé à cette cloison, en avant de l'estomac et de la partie antérieure de la masse intestinale, d'un rouge brun, assez consistant, et dont la fonction est de sécréter la bile.

Ce viscère, qui a une surface très-étendue, se prolonge jusqu'au rein droit ; on y reconnaît deux faces, lisses, recouvertes d'une membrane mince, assez forte, qui lui est fournie par le péritoine. La face antérieure est convexe, celle postérieure est concave, et présente supérieurement une échancrure profonde nommée *porte du foie*, par laquelle passent les vaisseaux qui pénètrent dans sa substance.

Le foie, très-épais dans son centre, est mince dans la plus grande partie de ses bords ; celui supérieur est échancré à gauche pour le passage de l'œsophage, et à droite par une scissure profonde, dans laquelle passe la veine-cave postérieure, qui à ce passage reçoit des rameaux veineux qui sortent de la substance du foie.

On remarque au bord inférieur des découpures profondes, qui séparent le foie en autant de lobes, mais principalement en deux, dont l'un est le lobe droit, et l'autre le gauche, qui s'étend plus en avant. Le lobe droit est divisé en cinq ou six lobules.

Les *monodactyles* n'ont point de vésicule du fiel : les nombreux canaux bilifères qui absorbent et charrient la bile séparée du sang par le foie, se réunissent successivement pour former le canal hépatique, un peu moins gros que le doigt, qui sort par la porte du foie, et après un court trajet se porte à l'intestin duodénum, qu'il perce à quelque distance du pylore. Cette ouverture est fermée par une valvule et un petit bourrelet circulaire, lesquels empêchent la bile de rétrograder et les autres matières d'y pénétrer.

Plusieurs ligamens fournis par le péritoine fixent le foie d'une manière plus ou moins libre au diaphragme : un autre, nommé *ligament falciforme*, est principalement produit par l'oblitération d'une veine qui dans le jeune sujet fait partie du cordon ombilical : il commence par une pointe à l'ombilic, se porte le long des parois inférieures de l'abdomen jusqu'au diaphragme, où il devient plus large, y adhère, et se termine à la partie moyenne du foie.

La *veine-porte*, ordre de vaisseaux veineux, produit des nombreux rameaux qui émanent de l'estomac, de l'intestin, de la rate et du pancréas, se réunissent pour former un gros tronc, placé obliquement de gauche à droite au-dessous du corps des vertèbres lombaires, passe au travers du pancréas, et s'insinue par plusieurs branches, qui se subdivisent ensuite à l'infini dans la substance du foie, dans l'échancrure droite de son bord supérieur, dit porte du foie.

Le sang qui a circulé dans le foie, après avoir fourni la bile, est repris par d'autres vaisseaux veineux qui le versent dans la veine-cave ; ce sang très-abondant, beaucoup plus noir, qui a déjà circulé, n'est cependant pas propre à la nutrition des parties, n'ayant pas encore passé dans le cœur, et par conséquent dans les poumons.

Le *pancréas*, viscère de la nature des glandes salivaires, formé de grains glanduleux, jaunâtre, situé transversalement derrière le fond de l'estomac, en avant des reins, allongé et aplati, destiné à la sécrétion d'un fluide séreux, diaphane, très-analogue à la salive, nommé *suc pancréatique*.

Le pancréas est percé d'une ouverture ronde, appelée *l'anneau du pancréas*, par laquelle passe le tronc de la veine-porte.

De chacun de ces grains glanduleux, qui se divisent en très-petits, sort un petit canal, qui, en se réunissant successivement avec d'autres, se rend dans le canal commun, lequel se porte au duodénum près le canal hépatique ; quelquefois, il perce ce dernier à quelque distance de son insertion.

La *rate*, corps oblong, aplati, plus large à son origine qu'à son extrémité, dont les bords sont amincis, de couleur rouge violet, d'un tissu essentiellement vasculaire, prend attache par sa base sous le rein gauche, y est fixée par une production du péritoine, se prolonge et s'applique par son bord antérieur sur la grande courbure de l'estomac : cette dernière partie est flottante, le ligament qui la retient étant extrêmement lâche.

Les fonctions de la rate ne sont pas encore connues ; on croit avec quelque raison, qu'elle est annexe du foie, d'autres veulent établir plus de rapport avec l'estomac.

L'*épiploon*, prolongement membraneux du péritoine, assez étendu, de deux lames fines, entre lesquelles rampent beaucoup de vaisseaux blancs, souvent chargés de graisse, prend son origine derrière le sac gauche de l'estomac, s'attache au foie, à la rate et au colon, est ensuite flottant dans toute son étendue, recouvre une grande partie de l'estomac, et se termine entre les circonvolutions intestinales. Son usage paraît être de servir de soutien aux vaisseaux sanguins et lymphatiques, qui établissent une communication vasculaire entre l'estomac, l'intestin, le foie et la rate.

LA DIGESTION.

Fonction particulière aux animaux, par laquelle les substances alimentaires introduites dans l'appareil digestif y subissent des élaborations propres à la conservation de l'individu.

On pourrait la rapporter à deux actions principales, satisfaire l'appétit, qui consiste en la faim et la soif, et digérer.

Pour satisfaire ce besoin de la faim, le cheval ramasse les alimens solides avec les lèvres, les coupe avec les dents incisives, les porte par divers mouvemens de la langue en haut de la bouche sous les dents molaires, où ils sont broyés, réduits en parcelles par l'action des mâchoires, dont le mouvement fait affluer dans la bouche une grande quantité de salive, qui ramollit les alimens, les pénètre, les rend propres à subir l'action de l'estomac. On exprime ces deux premiers phénomènes, le premier par *préhension* des alimens ou *manducation*, le second, par *mastication*.

Les alimens suffisamment mâchés et imprégnés par la salive, sont ramassés par la langue et les joues en une pelote ovaire, dite *bol alimentaire* : ensuite les mâchoires se rapprochent ; la langue portée contre le palais pousse par sa base la pelote alimentaire dans l'arrière-bouche, d'où elle pénètre par le pharynx dans l'œsophage, dont la membrane charnue entre en action pour la pousser dans l'estomac : cette fonction se nomme *déglutition*.

L'aliment parvenu à l'estomac est encore homogène, et n'a éprouvé d'autre changement que sa division par le mécanisme des mâchoires, son ramollissement, et son imprégnation de la salive, et des sucs muqueux de l'arrière-bouche et de l'œsophage.

Les alimens en pénétrant dans l'estomac, le distendent, se placent d'abord dans le sac gauche, par couches et suivant l'ordre de leur déglutition, suivent le contour de la grande courbure, remontent à droite jusqu'à l'orifice pylorique, d'où ils s'introduisent dans l'intestin.

Pendant leur séjour dans l'estomac, les alimens, d'une part, par leur action et leur poids ; de l'autre, par la propriété particulière à ce sac, donnent lieu à une grande excitation, d'où résulte un afflux considérable de suc gastrique, qui pénètre cette masse alimentaire, d'abord par sa circonférence, la transforme ensuite en une espèce de bouillie aigre, que nous avons déjà dit se nommer chyme. Cette chymification a lieu plus particulièrement dans le sac droit.

Le chyme, en sortant de l'estomac, éprouve une nouvelle élaboration dans l'intestin duodénum, qui se distend pour l'y laisser accumuler ; il y est imprégné des sucs muqueux de l'intestin, du suc pancréatique et de la bile, qui y coulent en grande abondance et le rendent plus liquide : c'est alors que commence insensiblement cette grande absorption de la matière vraiment alimentaire nommée *chyle*.

La matière chymeuse continue son trajet dans l'étendue de l'intestin grêle, qu'elle paraît parcourir assez promptement, par l'action péristaltique ou mouvement ondulatoire continuel de l'intestin ; la progression est aussi favorisée par l'état flottant de cet intestin, et par les mouvemens qu'il reçoit des parties voisines, sur-tout des puissances de la respiration.

Le chyme passe ensuite dans le cœcum, où il chemine plus lentement et devient plus consistant ; de là il est repris par le colon, en parcourt toutes les circonvolutions, augmente de consistance à mesure qu'il se porte vers l'extrémité de cet intestin, est bien plus desséché quand il est parvenu à sa portion flottante, où il se moule en crottin pour être transmis au rectum ou réceptacle des excrémens, lesquels, après s'y être accumulés en plus ou moins grande quantité, sont expulsés au dehors.

La substance chymeuse subit quatre élaborations pendant son trajet dans le canal intestinal, et change aussi d'odeur et de couleur : dans l'intestin grêle, sortant de l'estomac, elle est blanchâtre, elle a une odeur aigre très-prononcée ; dans cet intestin, après avoir été pénétrée de sucs biliaires et pancréatiques, elle est très-amère et devient verdâtre ; dans le cœcum et la première étendue du colon, cette couleur verte est moins prononcée et tire beaucoup sur le jaune, l'odeur commence à devenir fétide ; enfin, dans la partie postérieure du colon, le jaune est très-foncé, quelquefois brunâtre : cette substance, dont presque toute la partie nutritive a été extraite, devient excrément et est entièrement fétide.

Cependant la nature et la diversité des alimens influent beaucoup sur la couleur de la substance chymeuse et des excrémens, nous avons entendu ici les chevaux nourris au sec, de foin, paille et avoine. Quand les chevaux sont nourris au vert, la matière chymeuse et les excrémens conservent, à quelques variations près, la couleur de l'aliment.

Ceux qui sont privés de foin rendent leurs excrémens plus desséchés, la couleur en est d'un jaune plus pâle.

On entend par *chylification* cet acte important

de la digestion, par lequel la masse chymeuse est dépouillée principalement dans l'intestin grêle de cette substance qui est la seule nutritive, nommée le *chyle*.

Le chyle est un fluide léger, blanc, susceptible de coagulation comme le lait, séparé de la matière chymeuse en grande partie dans l'intestin grêle, s'élevant sous forme de vapeur très-abondante et pompé par les bouches absorbantes des vaisseaux chylifères qui s'ouvrent dans l'intestin, porté ensuite par le grand nombre de ces vaisseaux, dont on aperçoit le trajet au travers le tissu transparent du mésentère, lesquels se réunissent et se rendent tous par cinq à six branches dans une espèce de poche lymphatique, nommée *réservoir sous-lombaire*, qui se continue par un vaisseau à parois minces, un peu moins gros que le petit doigt, appelé *canal thoracique*. Ce canal, le plus gros des vaisseaux lymphatiques, se porte en avant, pénètre dans la poitrine par l'ouverture du diaphragme, qui donne passage à l'aorte, chemine le long du corps des vertèbres lombaires, se courbe en bas à-peu-près vers la base du cœur, se porte à gauche, et parvenu à la première côte gauche, il s'insère et pénètre dans la veine-cave antérieure ou dans le tronc d'une des veines axillaires, pour y verser le chyle et aussi la lymphe qui lui a été transmise par cet ordre de vaisseaux. Ces liqueurs se mêlent au sang, qui bientôt va entrer dans le cœur, et finissent par faire partie de sa composition.

Des Organes urinaires.

Les *reins*, organes de consistance ferme, qui séparent l'urine, situés dans l'abdomen, un de chaque côté et au-dessous du corps des vertèbres lombaires, le droit plus en avant que le gauche, allongés, un peu convexes sur leurs faces, le bord externe et les extrémités arrondis, le bord interne présentant une échancrure profonde. Cette échancrure donne passage : à l'artère rénale, qui naît de l'aorte postérieure, se porte latéralement, et pénètre dans le rein par plusieurs rameaux ; à la veine du même nom, et à un long canal membraneux nommé l'*uretère*.

Chaque rein est composé de deux substances, l'une extérieure, rougeâtre ; l'autre interne, blanchâtre. Dans l'intérieur du rein, mais plus près de l'échancrure, se trouve une cavité oblongue, tapissée par une membrane par laquelle l'urine est exsudée dans la cavité que l'on nomme *bassinet du rein*.

Les *uretères*, un pour chaque rein, canaux blancs, membraneux, cylindroïdes, commencent dans le bassinet par un évasement en entonnoir, se portent en arrière au-dessus du sacrum, en se dirigeant un peu en dedans jusqu'à la vessie, qu'ils pénètrent dans son fond et à sa partie supérieure, et s'insèrent obliquement entre ses membranes pour s'ouvrir près de son col. Leur usage est de charrier l'urine des reins dans la vessie.

La *vessie*, poche ovalaire musculo-membraneuse, située dans le fond du bassin au-dessous du rectum, servant de réservoir à l'urine.

On distingue à la vessie un fond arrondi, qui est sa partie antérieure, une partie moyenne, ou toute la circonférence de son milieu, et une extrémité postérieure rétrécie, qui en forme le col, lequel se termine par un canal plus ou moins long, suivant le sexe, nommé le canal de l'*urèthre*.

La vessie, dans son état de vacuité, n'a guère que 5 à 6 pouces de longueur ; mais elle est susceptible de dilatation et d'acquérir une très-grande capacité, en raison du séjour trop prolongé de l'urine qui y est continuellement versée.

Le *canal de l'urèthre* dans la jument est très-court ; il s'ouvre à la partie inférieure du vagin, à trois ou quatre travers de doigt de son origine, tandis que dans le cheval il se porte en arrière, se contourne sur le pubis, et accompagne le pénis à sa partie postérieure jusqu'au gland, qu'il traverse pour s'y terminer par le bulbe de l'urèthre.

Des Organes sexuels.

Du mâle.

Les *testicules*, au nombre de deux, situés ordinairement hors de l'abdomen, à l'extrémité postérieure du ventre, corps ovoïdes, formés par les replis et l'entrelacement à l'infini des vaisseaux qui s'y portent, dont l'usage est de séparer du sang artériel le sperme ou la liqueur destinée à féconder dans la femelle le germe d'un nouvel individu.

La substance de chaque testicule est recouverte

par trois membranes qui lui sont propres. La première, dite *aponévrotique*, est une expansion d'un muscle dont nous parlerons bientôt; la seconde, nommée *tunique vaginale* ou *péritonéale*, est une production du péritoine, qui accompagne le testicule, lorsqu'à une certaine époque de la jeunesse (un an ou dix-huit mois), il sort de l'abdomen; la troisième, dont l'adhérence au testicule est plus intime, est l'*albuginée* ou *tunique corticale*.

La texture du testicule est ferme, sa couleur intérieure est gris rougeâtre; la couleur de sa surface externe est blanchâtre, parsemée de beaucoup de vaisseaux sanguins.

Le testicule est comme suspendu par un prolongement compliqué, nommé *cordon spermatique* ou *testiculaire*, lequel sort de l'abdomen par l'anneau inguinal ou spermatique, formé par une ouverture qu'offre l'aponévrose du muscle costo-abdominal, ou grand oblique, en avant du bord antérieur de l'os pubis.

Le cordon spermatique est formé, 1°. par le muscle ilio-testiculaire, qui prend son attache à la face interne de l'angle externe de l'os ilium, sort de l'abdomen par l'anneau inguinal, et se termine en enveloppant le testicule, par cette aponévrose, qui forme une des tuniques propres au testicule; 2°. le cordon est enveloppé dans toute son étendue par ce prolongement du péritoine qui vient former la tunique vaginale; 3°. deux artères spermatiques, dont l'une plus grosse vient de l'aorte, en arrière de l'artère rénale, rampe en avant du cordon en décrivant plusieurs inflexions,

se termine et se ramifie dans le testicule, dont elle
paraît former une grande partie de la substance :
l'autre artère naît de l'iliaque interne, accompagne
le cordon à sa partie postérieure et se ramifie de
même dans l'organe; 4°. les veines qui suivent le
trajet des artères, vont se rendre, après s'être réunies en un seul rameau, à l'entrée de l'abdomen
dans la veine-cave postérieure; 5°. des vaisseaux
lymphatiques; 6°. enfin, des nerfs, dont un plus
gros accompagne la grosse artère.

En arrière du bord supérieur, et dans la substance du testicule, est un petit canal blanc, nommé
corps d'Hymore, ou *sinus des vaisseaux sémini-
fères* : ce sinus, qui reçoit la liqueur spermatique
à mesure qu'elle est sécrétée, se continue par dix
à douze petits canaux qui, à la sortie du testicule,
se réunissent en un seul.

Ce canal, très-flexueux, forme une infinité de
replis sur lui-même, d'où résulte un corps oblong,
situé au-dessus du testicule, nommé *épididyme*.

De l'épididyme sort la continuité du canal, que
l'on appelle alors *canal déférent;* il remonte le long
du bord postérieur du cordon spermatique, entre
dans l'abdomen avec celui-ci, se sépare du cordon
pour se porter de dehors en dedans, gagne la
partie postérieure de la vessie, se rapprochent l'un
de l'autre, et pénètrent chacun dans leur vésicule
spermatique.

Dans la cavité abdominale, ce canal est plus
gros que le long du cordon, où il décrit plusieurs
inflexions.

Les enveloppes communes des testicules sont le *scrotum* et le *dartos :* le scrotum forme une poche qui résulte de la dilatation de la peau, produite par le volume du testicule : cette poche est, extérieurement, mince, unie, et dénuée de poils ; elle est séparée dans son milieu par une couture longitudinale, nommée le *raphé.* Immédiatement au-dessous du scrotum, est le dartos, poche fibreuse, blanchâtre, très-dense, se repliant à son milieu à la ligne du raphé pour former une cloison, qui sépare les testicules, et les empêche de passer d'un côté à l'autre : cette cloison est nommée *septum-medium.*

Les *vésicules spermatiques :* deux petites poches membraneuses, oblongues, situées obliquement dans le fond du bassin, au-dessus du col de la vessie, au-dessous et de chaque côté du rectum, très-rapprochées par leur extrémité postérieure, et portant un col, qui se réunit avec celui de l'autre vésicule, pour ne plus former qu'un seul canal éjaculateur, qui va s'ouvrir dans l'urèthre.

Leur usage principal est de servir de réservoir à la liqueur spermatique.

Les *prostates,* trois corps glanduleux, une grande et deux petites, situées dans le fond du bassin : la grande plus en avant, au-dessous des canaux déférens, et au-dessus du col de la vessie ; les petites tout-à-fait en arrière, une de chaque côté du canal de l'urèthre.

Ces glandes ont dans l'épaisseur de leur substance de nombreuses cellules, dont les orifices s'ouvrent dans l'urèthre, et y versent une humeur muqueuse, qui enduit ce canal, et sert de véhicule à la semence lors de l'éjaculation.

Le *pénis*, corps long, à-peu-près cylindroïde, d'une texture fibro-vasculaire, susceptible d'érection, et alors d'accroissement en tous sens : organe de l'accouplement du mâle, prenant son attache en arrière de l'ischion, prolongé entre les cuisses jusque dans le fourreau, qu'il ne dépasse pas dans l'état ordinaire.

La structure intérieure du pénis est formée d'une partie celluleuse, désignée sous le nom de *corps caverneux*, dans lequel le sang s'accumule lors de l'érection : le pourtour de ce tissu caverneux est composé de fibres blanchâtres, épaisses, fortes et très-serrées ; le tout recouvert d'une membrane fine, qui est une continuation de la peau. L'extrémité antérieure du pénis est terminée par un bourrelet irrégulièrement arrondi, appelé *la tête*, qui se gonfle aussi pendant l'érection, et acquiert après quelque temps de cet état, sur-tout quand le cheval éprouve de la difficulté auprès d'une jument, un volume plus considérable encore, qui s'oppose à l'intromission ; on dit alors que le membre fait champignon : le tissu intérieur de cette tête est de même nature que celui du pénis.

Le pénis est pourvu de ligamens, qui concourent à le fixer à l'ischium ; il sort du fourreau et y rentre par l'action de plusieurs muscles ; il reçoit beaucoup de vaisseaux sanguins, les veines y sont plus nombreuses et plus dilatées. A la partie postérieure de ce corps, est une gouttière, dans laquelle est logé le canal de l'urèthre, que nous avons dit faire la continuité du canal de la vessie.

Ce canal, cylindroïde, se porte en arrière, sort du bassin en se contournant sur l'ischium pour se loger dans la gouttière du pénis, où il se continue jusqu'à la tête du membre, qu'il pénètre dans son milieu pour se terminer au dehors par un prolongement, dit *tube uréthral.*

La texture de l'urèthre est membraneuse ; il forme dans son intérieur des plis longitudinaux : une humeur muqueuse, qui s'y sépare le lubrifie ; il est entouré d'un tissu caverneux, qui l'enveloppe depuis l'ischium jusqu'à la tête , qu'il pénètre pour se confondre avec son corps caverneux.

A quelque distance du corps de la vessie, l'urèthre présente dans son intérieur un petit monticule oblong, nommé *verumontanum*, ou *tubercule uréthral*, dans lequel on découvre les orifices des vésicules séminales et des prostates.

L'urèthre est aussi recouvert par un muscle, appelé *périnéo-uréthral* ou *accélérateur*, qui s'attache le long des bords de la gouttière du pénis. Ce muscle entre en action, et comprime le canal pour lancer avec plus de force la liqueur qui en est extraite.

L'usage de l'urèthre est de donner passage à la liqueur spermatique et à l'urine.

Organes génitaux de la femelle.

La *matrice* ou l'*utérus*, organe creux, musculo-membraneux, dont la capacité intérieure est presque nulle, hors l'état de fécondation, situé horizontalement dans le bassin, entre le rectum et la vessie, destiné à recevoir le produit de la conception et à son développement, susceptible d'un très-grand accroissement lors de la gestation, et de très-fortes contractions, lors de la maturité du germe, pour son expulsion.

La matrice, qui a peu de volume dans son état ordinaire (sept ou huit pouces environ), formée de parois assez épaisses, présente un corps, ou partie moyenne, un fond, ou portion antérieure, et une portion postérieure, ou le col.

Du fond de la matrice se prolongent deux appendices, nommées *cornes* ou *branches*, l'une à droite, l'autre à gauche, chacune desquelles, en se dirigeant en haut, se porte aussi en dehors.

A l'extrémité de chaque branche est un petit prolongement ou canal, dont la capacité intérieure est extrêmement petite, dit *la trompe utérine*, ou de *Fallope* : cette trompe, se courbant d'abord et formant plusieurs flexions en zigzags, devient droite et plus large à sa terminaison. Cette extrémité se termine par une membrane découpée, dite *le pavillon de la trompe* : on l'appelle aussi *morceau frangé*.

Enfin, ces trompes utérines portent chacune à leur extrémité un ovaire, ou corps blanchâtre ovalaire, composé d'un tissu vasculaire très-serré et de plusieurs très-petites vésicules remplies de sérosité albumineuse.

Le corps de la matrice n'a guère plus de volume qu'un intestin grêle, quoique plus épais ; il se rétrécit à son extrémité postérieure pour former le col, qui se termine et est comme enchâssé dans le vagin par un prolongement d'un à deux pouces, nommé *la fleur épanouie*, ou *prolongement vaginal*. Ce col de la matrice présente, dans l'état de vacuité, un canal fort étroit qui communique avec l'organe; ce canal se termine au milieu du prolongement vaginal par une ouverture très-petite, que l'on prétend se dilater considérablement lors de l'accouplement.

La matrice est maintenue par plusieurs ligamens fournis par le péritoine : deux principaux, formés de deux lames, viennent à la région des lombes, et fixent particulièrement d'une manière lâche les cornes; ils sont dits *ligamens larges* ou *sous-lombaires* : ils acquièrent plus de force et s'étendent beaucoup dans la proportion de l'accroissement de la matrice pendant la gestation.

Le *vagin*, long canal membraneux, situé au-dessous de l'intestin rectum, prenant son origine aux bords internes de la vulve, et se terminant au col de la matrice : ce canal, plus étroit dans les femelles qui n'ont point porté, est susceptible d'une grande dilatation lors de l'expulsion du fœtus.

A la partie inférieure du vagin, deux ou trois pouces en avant du clitoris, se trouve un prolongement, au-dessous duquel est le méat urinaire, ou cette ouverture qui communique avec le canal très-court, nommé aussi *canal de l'urèthre*, qui aboutit à la vessie, et par lequel l'urine est expulsée.

Nous parlerons de la vulve dans le *Traité de l'Extérieur*.

De l'État de l'utérus pendant la gestation, et du Produit de la conception.

Laissant à part les hypothèses sur les phénomènes de la conception, nous dirons qu'il parait
certain que le germe fécondé qui doit produire
un nouvel individu, se détache d'un des ovaires
quelque temps après l'accouplement, descend par
la trompe utérine dans la capacité de la matrice,
où ce petit corps produit un orgasme particulier,
qui bientôt change l'espèce d'inertie de ce viscère
lors de son état de vacuité, en une plus grande
excitation vitale, nécessaire au développement et
à la croissance du nouvel être.

Parvenu dans la matrice, ce germe, ou vésicule
membraneuse, contenant une substance gélatineuse et demi-transparente, se gonfle, s'attache et
adhère aux parois de l'utérus par une infinité de
petits filets; ces filets sont de petits vaisseaux qui
établissent la communication du viscère avec les
enveloppes du fœtus. Toutes les parties se développent insensiblement : vers six semaines, on
aperçoit au centre de la vésicule un corps muqueux,
opaque, de la grosseur d'un petit ver, courbé en
forme de croissant; quelque temps après, parait un
point rouge, qui est le principe du cœur; de ce
point partent des filets rougeâtres qui seront de
gros vaisseaux; quelques filamens qui se détachent
de ce petit corps le tiennent suspendu à la vésicule,
qui deviendra ses enveloppes; on distingue ensuite une vésicule à parois très-minces, qui égale
en volume le reste du corps et qui deviendra la

tête : cette petite masse prend alors le nom d'*embryon*. A deux mois et demi, paraissent les membres, qui se prononcent sous la forme de petits tubercules, et s'accroissent successivement. Vers trois mois ou trois mois et demi, la forme de l'embryon est bien décidée : il prend le nom de *fœtus*.

Toutes les parties de ce fœtus, encore très-petit, croissent progressivement : les formes se rectifient, les membres s'allongent, leurs extrémités sont terminées par une pulpe gélatineuse, qui, prenant plus de consistance avec le temps, deviendra le sabot. A cinq ou six mois, l'accroissement est déjà tel, que le volume du jeune animal augmente la capacité du ventre de la mère : vers ce temps, et quelquefois plus tard, ses mouvemens deviennent sensibles, et sont apercevables sur les parois de l'abdomen de la jument, principalement au flanc droit et sous le ventre près des mamelles ; ils deviennent plus conséquens à mesure que le terme de la gestation approche ; enfin à onze mois, le développement du fœtus étant complet, son volume devenant trop considérable pour être désormais contenu dans l'utérus sans éprouver une grande gêne, c'est alors que se déclare ce travail si important et si pénible de la parturition, dit encore *le part*, ou vulgairement la *mise bas*.

Le fœtus, sorti de la mère, prend le nom de *poulain*. Immédiatement après son expulsion, il tient encore à la jument par le cordon ombilical, formé de plusieurs gros vaisseaux, prenant son origine aux membranes adhérentes à l'utérus, qui lui ont servi d'enveloppe, et venant aboutir à-peu-près au milieu du ventre, où il pénètre : c'est par ce cordon que la communication de la mère avec le petit est établie, et qu'il reçoit tous ses matériaux de nutrition.

Quelques momens après le part, s'il a eu lieu en liberté et sans assistans, le cordon ombilical se rompt, soit par les mouvemens de la mère ou par ceux du poulain; s'il y a des personnes présentes, on le coupe ordinairement à quatre travers de doigt du jeune animal, mais alors on doit auparavant en faire la ligature, parce que la section nette des vaisseaux serait suivie d'une hémorrhagie qui pourrait devenir funeste : il n'est pas nécessaire de pratiquer de ligature à la portion du cordon qui reste du côté de la jument, parce qu'elle tient à une partie qui bientôt, par un nouveau travail, doit être expulsée à son tour.

Organes de la respiration, contenus dans la cavité de la poitrine.

Le *larynx*, organe cartilagineux, situé à la base de la langue, entre les cornes de l'os hyoïde, partie supérieure du conduit aérien ou trachée-artère, servant à donner passage à l'air qui, des cavités nasales va au poumon, composés de cinq cartilages de diverses formes, qui sont : le *cricoïde*, le *thyroïde*, les deux *arythénoïdes* et l'*épiglotte*.

L'ouverture du larynx est oblongue et se nomme *la glotte*; elle est fermée par l'épiglotte, cartilage mobile, ressemblant à une feuille de laurier.

Les cartilages qui composent le larynx sont

tous mus par des muscles : on le considère comme le principal organe de la voix.

La *trachée-artère*, gros tube cartilagineux, situé longitudinalement à la partie inférieure du cou, prend son origine au-dessous du cartilage cricoïde : ce conduit aérien est formé de segmens de cerceaux cartilagineux, placés les uns au-dessus des autres, maintenus ensemble par de petits ligamens circulaires dont les fibres se croisent en X, et qui sont interposés dans l'intervalle qui se rencontre entre chacun d'eux.

Ces cerceaux sont plus épais à leur partie antérieure qu'à leurs extrémités, qui sont minces et élargies. Ces extrémités n'aboutissent pas l'une à l'autre, et chacun de ces cercles représente une espèce de croissant plus fermé ; le vide qu'ils laissent est rempli par une membrane charnue et ligamenteuse, qui en opère la dilatation ou le resserrement.

La trachée pénètre dans la poitrine par l'intervalle que laissent antérieurement les deux premières côtes. Arrivée vers le corps de la cinquième vertèbre dorsale, elle se bifurque ; chacune de ces bifurcations prend le nom de *bronches*, se porte l'une à droite et l'autre à gauche dans chaque lobe du poumon, se divise en plusieurs branches, qui se subdivisent à l'infini, et forme enfin, par ce nombre prodigieux de petites subdivisions, une grande partie de la masse pulmonaire.

La trachée-artère est tapissée intérieurement par une membrane muqueuse très-fine, très-irritable, humectée constamment par un enduit muqueux, qui la défend contre l'impulsion trop vive de l'air.

La sensibilité de cette membrane est si grande, que l'approche du moindre corps étranger cause subitement une toux violente, qui ne cesse qu'après l'expulsion du corps qui s'y était introduit.

On nomme *thorax* ou *la poitrine* cette seconde grande cavité du corps, bornée antérieurement par les deux premières côtes, la trachée, l'œsophage, de gros vaisseaux, etc.; supérieurement, par le corps des vertèbres dorsales; latéralement, par les côtes; inférieurement, par le sternum, et en arrière par le diaphragme.

La cavité de la poitrine est tapissée par la *plèvre*, membrane séreuse, d'un tissu fin et serré; cette membrane, parvenue de chaque côté au corps des vertèbres, se replie de haut en bas, divise cette cavité en deux sacs coniques inégaux, qui enveloppent les deux poumons. Ces replis de la plèvre forment une cloison médiane, nommée *le médiastin*, entre les lames duquel est logé le cœur; le thymus, partie de la trachée-artère et de l'œsophage.

Le poumon, viscère très-considérable, organe essentiel de la respiration, mou, très-léger, séparé en deux lobes, l'un à droite et l'autre à gauche, situés dans la cavité thoracique, dont ils occupent la plus grande partie, et dans laquelle ils peuvent néanmoins se dilater considérablement selon le besoin.

La substance du poumon se compose de la grande quantité de ramifications bronchiques, et de l'entrelacement d'un nombre prodigieux de vaisseaux de tous genres, unis par un tissu cellulaire abondant : le tout recouvert d'une membrane très-fine, qui lui est fournie par la plèvre.

Les ramuscules bronchiques, nommées aussi *vaisseaux aériens*, se terminent par de petites vessies dites *vésicules aériennes*. La forme des poumons répond à celle de la cavité qui les contient; sa base, qui est postérieure, répond au diaphragme : elle est large, un peu concave, et porte un bord tranchant. Sa face externe est convexe, sa face interne est concave, sa partie antérieure est plus étroite; le lobe droit porte une appendice qui se prolonge un peu plus, et remplit la cavité qui est derrière le cœur. Deux autres appendices, une pour chaque lobe, se prolongent en avant le long de la trachée-artère.

Le poumon droit est plus volumineux que le gauche.

La couleur des poumons est d'un rose vif dans l'adulte, elle est beaucoup plus foncée dans les vieux chevaux.

La RESPIRATION est cette fonction par laquelle l'air qui nous entoure entre dans les poumons, c'est l'*inspiration*; et en est ensuite expulsée, c'est l'*expiration*.

Dans l'inspiration, la poitrine est dilatée; elle se resserre dans l'expiration.

Cette fonction est indépendante de la volonté, et ne saurait être suspendue un certain temps sans causer de grands dérangemens, et même la cessation de la vie.

Extrêmement liée à la circulation, la respiration met en contact le sang avec l'air atmosphérique, au moyen des ramifications infinies de l'artère pulmonaire, qui se répandent autour des vésicules bronchiques : par ce contact de l'air avec le sang, celui-ci acquiert une plus grande chaleur, devient plus rouge, est débarrassé de divers gaz qui sont portés au dehors. Ces changemens qu'éprouve le sang le rendent propre à la nutrition des parties, et sont absolument essentiels à l'entretien de la vie.

Le *cœur*, principal organe de la circulation du sang, double muscle creux, susceptible de dilatation ou de resserrement, ayant la faculté de se contracter avec une grande force pour pousser le sang dans toutes les parties du corps.

Ce viscère est situé entre les deux lames du médiastin, sur une ligne un peu oblique ; sa base répondant au-dessous et à quelques ponces de distance des cinq à six premières vertèbres dorsales ; sa pointe, un peu à gauche, est distante de deux ou trois travers de doigt du sternum : il est maintenu seulement par les gros vaisseaux qui dérivent de sa base.

Libre dans le reste de son étendue, le cœur est renfermé dans un sac membraneux qui lui est particulier, formé de deux lames, nommé le *péricarde* : cette poche séreuse a une capacité bien plus grande que le volume du cœur ; elle est constamment humectée par une humeur limpide, un peu jaunâtre, dite *liqueur péricardine*. La lame interne du péricarde paraît se continuer et fournir une enveloppe aux gros vaisseaux.

La forme du cœur est conoïde, très-large à sa base ; il figure une pyramide renversée. On y remarque quatre grandes cavités intérieures, deux de chaque côté, situées l'une sur l'autre : les supérieures se nomment *oreillettes*, les inférieures, *ventricules*, et distinguées en oreillette droite ou gauche, ventricule droit ou gauche.

La structure du cœur est composée de fibres charnues, fines, très-serrées, affectant diverses directions. Le cœur est plus ferme et plus rouge que tous les autres muscles : les oreillettes sont moins foncées, la direction de leurs fibres n'est pas non plus la même.

Les oreillettes sont à droite, et un peu en arrière de la base du cœur ; elles sont beaucoup plus minces, plus flasques que les ventricules : celle droite, allongée de devant en arrière, a plus de capacité que l'autre, et reçoit les deux veines-caves ; l'oreillette gauche, en arrière de la base du cœur, est arrondie, évasée, et reçoit les veines pulmonaires, qui s'y abouchent par cinq ou six troncs.

Les ventricules, plus étendus en longueur, se distinguent de même en ventricule droit, pulmonaire ou antérieur, et en ventricule gauche, postérieur ou aortique : ces cavités sont séparées par une cloison charnue, très-épaisse, appelée le *septum medium*.

La capacité du ventricule droit est plus large que celle de l'autre, ses parois sont moins épaisses ; la cavité du ventricule gauche s'étend jusqu'à la pointe du cœur : ses parois ont beaucoup d'épaisseur.

Chacun des ventricules porte à sa base une artère : celle de droite est dite *pulmonaire*; celle de gauche est appelée *aorte*.

Les oreillettes communiquent avec les ventricules par des valvules ou espèces de soupapes en entonnoir, dont l'extrémité inférieure est flottante du côté des ventricules : cette disposition empêche que le sang qui est introduit de l'oreillette dans le ventricule ne rétrograde dans celle-ci.

Les artères qui émanent des ventricules sont aussi pourvues de valvules, mais disposées en sens inverse, de manière que leur grande ouverture est du côté du ventricule, et leur partie flottante répond au trajet du vaisseau : elles s'opposent à la rentrée du sang dans le ventricule.

La surface extérieure du cœur est sillonnée suivant sa longueur, par une scissure assez profonde, qui correspond au *septummedium*.

Deux genres de vaisseaux constituent les canaux par lesquels le sang est charrié et circule dans toutes les parties : les premiers sont les *artères*, qui reçoivent le sang des ventricules et le distribuent par leurs nombreuses ramifications jusqu'aux dernières extrémités du corps; les seconds sont les *veines*, qui le reportent des parties au cœur. Cette fonction, qui commence avec la vie et qui finit avec elle, se nomme *la circulation*.

Les artères sont des canaux membraneux, solides, élastiques, très-contractiles, qui naissent du cœur par l'aorte pour porter le sang dans toutes les parties, et par l'artère pulmonaire pour le dis-

tribuer aux poumons : toutes les artères du corps
sont des branches de ces deux gros troncs ; elles
vont en décroissant, à mesure qu'elles se divisent
en un plus grand nombre de rameaux.

Ces vaisseaux, ainsi que le cœur, sont doués
de mouvemens de resserrement et de dilatation :
le premier se nomme *sistole*, le second *diastole*.

L'artère *pulmonaire* a son embouchure à la partie supérieure du ventricule droit, se recourbe en
arrière, et après un trajet de cinq à six pouces, se
divise en deux troncs ; celui de gauche, plus court,
moins gros, va au poumon gauche ; l'autre pénètre
dans le poumon droit : ces deux troncs artériels se
subdivisent dans les poumons en une infinité de
rameaux qui deviennent très-petits ; lorsque ces
ramuscules ont atteint les vésicules bronchiques,
ils forment autour d'elles un réseau très-compliqué :
une partie pénètre par des porosités dans les vésicules ; les autres se recourbent sur eux-mêmes,
s'abouchent avec les radicales des veines pulmonaires.

L'*aorte*, gros tronc artériel, d'un tissu épais,
blanc, origine des artères qui portent le sang à
toutes les parties du corps, s'élève perpendiculairement du ventricule gauche du cœur, se dirigeant
au-dessous du corps des vertèbres dorsales : son
trajet est de deux à trois pouces ; elle se divise ensuite en deux parties : l'une, moins volumineuse,
se porte en avant et se nomme *aorte antérieure* ;
l'autre, dite *aorte postérieure*, plus considérable,
se recourbe en arrière, règne le long et au-dessous

du corps des vertèbres jusque près du bassin, puis se divise en quatre branches, nommées *les artères iliaques.*

Dans son trajet, l'aorte postérieure fournit de gros rameaux à toutes les parties qui sont en arrière du cœur ; ces rameaux se divisent et se subdivisent à l'infini : ils prennent différens noms, suivant les organes auxquels ils se distribuent.

Le trajet de l'aorte antérieure est court, elle se divise bientôt en deux branches : l'une, plus grosse, se porte à droite, se nomme *sous-clavière droite,* ou *brachio-céphalique* ; l'autre, de moindre calibre, va à gauche : c'est la *sous-clavière gauche*, ou le *tronc brachial gauche.*

De la sous-clavière droite naissent deux grosses artères, qui sortent de la poitrine, règnent assez profondément le long de la face inférieure du cou, au-dessus et un peu sur les côtés de la trachée-artère : ces deux vaisseaux, destinés essentiellement à porter le sang à la tête, sont nommés les *carotides*, ou *troncs céphaliques.*

Les veines, ordre de vaisseaux sanguins, d'un tissu moins dense et moins épais que les artères, plus grosses et plus nombreuses que ces dernières, dont la fonction est de recevoir le sang qui a été porté à toutes les parties par les artères et de le ramener dans les oreillettes du cœur.

Les veines, principalement les petites, portent dans leur intérieur de petites valvules, qui s'opposent à la rétrogradation du sang : elles sont privées des mouvemens de diastole et de sistole des artères, à l'exception néanmoins de quelques gros troncs qui avoisinent le cœur ; cependant leur diamètre peut se resserrer : leur dilatation n'a lieu que par l'afflux ou la raréfaction du sang.

Ces vaisseaux naissent des extrémités des artérioles par des veinules extrêmement déliées, se réunissent entre elles, vont toujours en grossissant à mesure qu'elles se rapprochent du centre, finissent par former de très-gros troncs, longs, qui aboutissent aux oreillettes. On peut en excepter cependant la veine-porte, gros tronc qui reçoit le sang des veines de tous les viscères qui concourent à la digestion, pour le verser dans la substance du foie, qu'elle pénètre dans toutes ses parties.

Les veines suivent assez ordinairement le trajet des artères.

On peut rapporter le système veineux, en raison de ses fonctions et de sa disposition, à trois genres : 1°. les veines *pulmonaires*, qui prennent des poumons le sang qui a été mis en contact avec l'air, et le versent dans l'oreillette gauche ; 2°. la veine-*porte*, dont nous avons indiqué la disposition ; 3°. les veines-*caves*, qui forment un système beaucoup plus étendu que les deux autres, sont formées de la réunion du grand nombre de celles qui viennent de toutes les extrémités du corps, et sont distinguées en veine-cave *antérieure* et veine-cave *postérieure*. Les veines-caves aboutissent à l'oreillette droite du cœur.

Ainsi, par la contraction du ventricule gauche, qui pousse avec véhémence le sang dans l'aorte, et de celle-ci dans ses nombreuses ramifications, ce sang artériel est porté dans toutes les parties du corps, répare leurs pertes, s'identifie avec leur propre substance et y subit les modifications relatives à leurs diverses fonctions ; la portion du sang qui n'a pas été employée est reprise par les veines, revient plus noir, par les veines-caves, dans l'oreillette droite, d'où il passe dans le ventricule du même côté, qui le pousse par l'artère pulmonaire dans les poumons, où il se débarrasse de ses parties hétérogènes, qui sont expulsées par l'expiration, s'empare de la plus grande partie de l'oxigène ou air vital, que l'air atmosphérique inspiré contient, devient plus rouge, est repris par les veines pulmonaires, rapporté dans l'oreillette gauche, qui le verse dans son ventricule pour être de nouveau envoyé dans le torrent circulatoire.

Le *thymus*, corps spongieux, d'un blanc rougeâtre, assez volumineux, qui ne se rencontre que dans les très-jeunes animaux, s'atrophie et disparaît entièrement dans l'adulte, est situé entre les deux lames du médiastin, en avant du cœur : on ne connaît pas ses usages. C'est la même partie que les bouchers, après l'avoir extraite, vendent sous le nom de *fagoue*, ou *ris-de-veau*.

Le *diaphragme*, cloison musculo-aponévrotique qui sépare obliquement la cavité thoracique de celle abdominale, prend son origine à l'extrémité postérieure du sternum, s'attache le long de la face interne des cartilages des côtes asternales, et au-dessous du corps des vertèbres lombaires : ce muscle présente supérieurement deux prolongemens charnus, nommés *les piliers du diaphragme* ; ils donnent passage, par des ouvertures, à l'aorte postérieure, à d'autres vaisseaux et à l'œsophage. Le pourtour du diaphragme est charnu, son centre est aponévrotique.

Nous avons fait connaître ce qu'on entend par artères et veines, nous devons encore parler d'un ordre de vaisseaux moins apparens, mais plus nombreux, de moindre diamètre, désignés sous le nom de *lymphatiques* : ces vaisseaux, pellucides, dont les parois sont très-minces, se rencontrent dans presque toutes les parties du corps, entrent dans la composition de leurs tissus, où ils paraissent prendre leur origine. Dans leur continuité, ils sont très-flexueux, n'ont point en général de direction constante. Ils s'abouchent souvent à l'infini les uns dans les autres, sans, comme les vaisseaux d'autre genre, augmenter sensiblement leur calibre. Ils forment encore dans leur trajet, par une grande quantité de leurs replis pelotonnés, intimement agglomérés ensemble en certains lieux, nombre de masses glanduleuses plus ou moins considérables, nommées *ganglions*, ou *glandes lymphatiques*, qui se rencontrent dans l'organisation des parties molles, autour de quelques articulations, dans la cavité thoracique ; ils sont très-nombreux dans l'abdomen, particulièrement au mésentère : celles qui sont logées dans l'auge deviennent apparentes, s'engorgent lors des affections de la membrane nasale, et notamment dans la morve.

Enfin, après une infinité de flexions, de retours en tous sens et d'anastomoses, les lymphatiques se réduisent en plusieurs branches et viennent

aboutir dans deux canaux, dont l'un, plus considérable, prend naissance à la hauteur du rein droit,
par une dilatation nommée *réservoir sous-lombaire:*
ce réservoir, situé entre l'aorte et la veine-cave postérieure, se continue en avant par un canal nommé
thoracique, traverse le diaphragme par la même
ouverture qui donne passage à l'aorte, et va se terminer en s'insérant dans la veine axillaire gauche
(tronc brachial); l'autre, beaucoup plus court,
désigné sous le nom de *canal lymphatique antérieur*,
naît de la réunion de plusieurs lymphatiques du
cou, de la trachée, des poumons, etc., sur le côté
droit de la dernière vertèbre cervicale, et va se terminer bientôt dans la veine axillaire droite, ou
quelquefois dans le canal thoracique.

Les vaisseaux chylifères ou lactés sont compris
dans l'ordre des lymphatiques.

On croit, avec assez de raison, que les maladies
cancéreuses, scrophuleuses, le farcin, la morve,
les eaux aux jambes anciennes et rebelles, sont
le résultat de l'affection générale ou partielle de
ce système.

Les physiologistes les plus célèbres s'accordent
à considérer les lymphatiques comme les agens
d'une très-abondante absorption intérieure : cette
action absorbante, qui a lieu par les premières ra-
dicules de ces vaisseaux, paraît avoir pour objet de
reprendre continuellement dans l'intimité des
parties les substances qui deviendraient surabon-
dantes, parce que le sang, apportant sans cesse de
nouvelles matières de nutrition, il s'ensuivrait un

accroissement continuel, qui augmenterait leur volume à l'infini, si l'absorption lymphatique ne contre-balançait en quelque sorte ce système continuel d'accroissement.

Les fluides absorbés que charrient ces vaisseaux sont la lymphe et le chyle : nous avons parlé de ce dernier en traitant des organes de la digestion. La lymphe est un liquide transparent, aussi incolore que l'eau, de saveur salée, susceptible de se coaguler comme le sang, et de s'épaissir ou de se concréter comme le blanc de l'œuf, par l'action plus ou moins forte de la chaleur.

DE LA PEAU.

La peau forme l'enveloppe extérieure de tout le corps. Cette espèce de membrane, compliquée, très-extensible, très-élastique, dont l'épaisseur et la densité ne sont pas la même partout, adhère plus ou moins intimement aux parties qu'elle recouvre, au moyen d'une couche de tissu cellulaire généralement plus abondante et plus lâche dans les lieux où la peau recouvre les organes charnus, que dans ceux où elle est unie presque immédiatement aux os.

La peau est criblée d'une infinité de petits trous ou pores, qui sont les orifices de petits vaisseaux, dont les uns, exhalans, portent l'humeur excrétoire de la transpiration du dedans au dehors, tandis que d'autres établissent un mode de communication du dehors avec l'intérieur. Deux lames principales composent sa structure : l'une, plus épaisse, plus compliquée, est le *derme*, ou la véritable peau; l'autre, beaucoup plus mince, insensible, susceptible de régénération, se nomme l'*épiderme*, et par quelques-uns *sur-peau*.

Le derme est composé de fibres lamineuses, denses, qui s'entrecroisent en tous sens et forment un réseau ou trame cellulaire, à la surface de laquelle viennent s'épanouir une quantité de filets nerveux qui donnent à la peau cette sensibilité exquise dont elle est douée, et une infinité de petits vaisseaux exhalans et absorbans. C'est encore dans ce réseau que sont contenues un grand nombre de petites glandes ou follicules qui sécrètent une humeur propre à entretenir la souplesse de la peau : la composition de ce mucus paraît différer selon les régions qu'il lubrifie; enfin ce tissu contient aussi le bulbe ou la racine de chaque poil.

L'épiderme présente, dans la plus grande partie de son étendue, une pellicule mince, inorganique, qui recouvre toute la surface de la peau, et y adhère très-intimement.

On s'accorde à le considérer comme une exsudation desséchée des sucs muqueux excrétés par le derme, et faisant l'office d'un enduit sec, dont l'usage est de parer à l'irritation que produirait le contact immédiat des corps extérieurs sur la multitude de houpes nerveuses et de vaisseaux qui entrent dans la composition de la peau. Cet épiderme est criblé de porosités, dont les unes correspondent aux orifices des exhalans et des absorbans, et les autres donnent passage aux poils qui le traversent.

Ainsi que nous l'avons dit, cette pellicule a la propriété de se reproduire facilement. Si, par une cause quelconque, quelque portion se trouve enlevée, il en résulte aussitôt une irritation vive, produite par l'impression de l'air, et qui devient encore plus forte si la partie est mise en contact avec quelque corps solide : cette partie dénudée laisse de suite échapper par tous ses pores une sérosité limpide, qui bientôt se concrète, forme une croûte, laquelle remplace l'épiderme jusqu'à ce qu'il soit régénéré de nouveau.

Les fonctions de la peau sont d'une grande importance relativement à l'économie animale : 1°. placée en avant de toutes les parties qui en sont recouvertes, la peau les défend des accidens extérieurs qui, tous, sont plus graves sur elles que lorsqu'ils n'intéressent seulement que cet organe cutané ; 2°. le toucher, dans l'animal, est bien moins actif que dans l'homme, néanmoins aucun agent ne peut approcher immédiatement aucune des parties de la peau sans que l'individu n'en ressente subitement le contact ; 3°. mais la fonction la plus essentielle de cette enveloppe est l'insensible transpiration : cette excrétion générale et continuelle de tout le système dermoïde, consiste dans l'exhalation d'une sorte de vapeur qui sort par les pores cutanés, dont une partie se dissémine dans l'atmosphère, et l'autre se concrète, forme une crasse grasse, grisâtre, qui est cette poussière que l'étrille et la brosse enlèvent lors du pansement de la main. Cette sécrétion excrémentitielle, d'une humeur dont l'économie doit être débarrassée, est très-abondante; sa quantité varie cependant suivant l'âge, les divers états de la constitution des animaux, les lieux, les saisons et les influences atmosphériques : elle est plus considérable dans certaines régions que dans d'autres, et elle ne peut rentrer au dedans, être supprimée ou diminuée, sans qu'il n'en résulte des conséquences plus ou moins fâcheuses pour la santé de l'individu. En général, la plus grande partie des maladies des principaux viscères, et particulièrement de ceux de la poitrine, reconnaissent pour cause le dérangement de cette fonction.

Une autre exhalation qu'il ne faut pas confondre avec la transpiration, est la sueur : la première est naturelle et de tous les momens; l'autre a lieu par intervalles : elle est la suite d'une excitation de la circulation, soit en suite d'un état maladif ou d'un exercice forcé : cette exhalation, qui se fait par les mêmes pores que ceux qui donnent passage à l'humeur de la transpiration, se montre par gouttes, d'abord sur quelques parties, puis, si l'action déterminante est prolongée, suinte de toute la surface du corps. La sueur est donc une véritable perte d'une humeur limpide contenant des principes d'assimilation qui pourraient encore servir à l'entretien des parties : son excrétion réitérée cause des déperditions sensibles, dont l'effet est d'affaiblir l'animal; cependant sa rentrée peut, de même que l'arrêt de la transpiration, donner lieu à des maladies.

4°. Enfin la peau a encore la propriété de pomper par ses pores absorbans certaines substances, soit en vapeurs, soit gazeuses ou solides, mises en contact avec elles : ces substances, portées ensuite dans la masse des humeurs, peuvent produire dans l'économie certains changemens qui se rapporteront à leur nature.

SECONDE PARTIE.

DE L'EXTÉRIEUR.

CHAPITRE PREMIER.

Nous avons déjà dit que le *Cours d'extérieur du Cheval* était cette partie de l'hippiatrique qui traite de la connaissance des parties externes de cet animal non-seulement sous le rapport de leur conformation, mais aussi sous celui de leurs beautés ou de leurs défectuosités; des tares, des accidens et des maladies, qui sont une suite du travail, de l'usure ou d'affections organiques, qui le rendent moins propre à un bon service, et qui peuvent faire diminuer beaucoup de son prix.

Tous les auteurs vétérinaires et les écuyers ont divisé le cheval en *avant-main*, *corps* et *arrière-main* : cette division nous a paru vague et peu méthodique, puisqu'elle confond, les unes avec les autres, des parties qui ont une démarcation bien sensible, des fonctions distinctes, et peuvent se mouvoir sans l'action simultanée des autres.

C'est pourquoi nous pensons qu'il serait mieux, pour l'étude de l'extérieur, de le diviser, ainsi qu'on le faisait de notre temps dans les écoles, en *tête*, *en colure*, *corps*, et *extrémités* ou *membres*. Mais notre intention n'étant pas d'innover, nous conserverons l'ancienne division, d'autant plus que nous devons décrire et faire connaître chacune des parties en particulier.

Ainsi on entend par avant-main tout ce qui est en avant du cavalier : le corps est la partie centrale où il prend son assiette ; l'arrière-main se comprend assez.

L'*avant-main* comprend la tête, l'encolure, le garot, le poitrail, les épaules et les extrémités antérieures.

Le *corps* comprend le dos, les côtes, le ventre, les flancs, le rein, les parties génitales dans le mâle, et les mamelles dans la jument.

L'*arrière-main* comprend les hanches, la croupe, les fesses, la queue, l'anus, la vulve dans la jument, et les extrémités postérieures.

Nous devons cependant, pour démontrer d'une manière plus précise, revenir à notre division, et donner ici la nomenclature des parties que nous avons à examiner.

Ainsi la *tête* comprend la nuque, le toupet, les oreilles, les parotides, la gorge, le pariétal, le front, les tempes, les salières, les orbites, les paupières, les cils, les yeux, les larmiers, les joues, le chanfrein, les naseaux, les fausses narines, la partie apparente des cavités nasales, les lèvres, la bouche, dans laquelle sont : le palais, les dents, la langue.

les canaux excréteurs des glandes maxillaires, les espaces inter-dentaires, les barres, le menton, la barbe, l'auge et la ganache.

La *nuque*, les parotides et la gorge forment l'attache de la tête.

L'*encolure* comprend ses faces latérales, ses bords : l'un, supérieur, auquel est implantée la crinière ; l'autre, inférieur, formant le gosier, les gouttières des jugulaires, le coup de hache et l'insertion de l'encolure dans le poitrail.

Le *corps* comprend le garot, le poitrail, les ars, l'inter-ars, le passage des sangles, le dos, le rein, les côtes, le ventre, les parties génitales externes du mâle, les mamelles dans la jument, le périné, le raphé, la queue, qui est formée du tronçon du corps et des crins.

L'*extrémité antérieure* comprend l'épaule, le bras, le coude, l'avant-bras, la châtaigne, le genou, le canon, le tendon, le boulet, le fanon, l'ergot, le paturon, la couronne, et le pied, qui se divise en paroi et en sole : à chacune de ces parties du pied, on reconnaît la pince, les mamelles, les quartiers et les talons. Sur la sole seulement sont la fourchette et les arcs-boutans.

L'*extrémité postérieure* comprend la cuisse, le grasset, la jambe, le jarret, et le reste comme à l'extrémité antérieure. La châtaigne de l'extrémité antérieure est placée à la face interne et vers le milieu de l'avant-bras ; celle de l'extrémité postérieure est à la face interne en arrière et au-dessous du jarret.

Avant d'entrer dans la description de chacune

des parties, nous devons faire connaître et donner le sens de certains termes techniques usités en extérieur. Nous traiterons aussi des proportions, du rapport des parties entre elles, et de la dimension que chacune doit avoir séparément.

Centre de gravité.

Est le point milieu d'un corps, de manière que s'il est suspendu par ce seul point, toutes ses parties demeurent en équilibre. En hippiatrique, on entend par ce terme une ligne que l'on suppose traverser le corps du cheval dans son exact milieu, et tomber perpendiculairement à terre. Ainsi, quand l'animal est bien placé et bien d'aplomb, ses quatre extrémités se trouvent également distantes de ce point-milieu. Le centre de gravité du cheval répond ordinairement à la quatorzième vertèbre dorsale.

Cheval placé.

Le cheval placé est celui dont les quatre extrémités sont également appuyées sur le sol, chacune d'elles portant exactement un quart de la masse, étant aussi également distante du centre de gravité. Il est d'un bon indice quand on entre dans l'écurie d'un cheval qu'on veut acheter, de le trouver placé naturellement : on peut en augurer qu'il n'éprouve aucune gêne ou souffrance dans quelque partie de ses membres. Les chevaux usés, tarés, qui manquent d'aplomb ou souffrent dans leurs extrémités, ne font jamais un appui franc. Ceux qui, dans l'état de station, portent une extrémité antérieure en avant, quelquefois jusque sous la mangeoire, sont dits *faire des armes*, *montrer le chemin de Saint-Jacques* : souvent c'est une preuve de faiblesse et d'usure, mais toujours de souffrance. Il en est de même pour les extrémités postérieures : le cheval souffrant dans ces parties tient tantôt l'une, tantôt l'autre, soulevée, appuyée sur la pince seulement; cependant, pour celles-ci, cette règle n'est pas générale : il est de très-bons chevaux qui ont souvent une mauvaise attitude à l'écurie, particulièrement des extrémités postérieures.

D'après ce qui vient d'être dit, on conçoit facilement que le cheval, pour rester un peu de temps placé, doit réunir les aplombs aux proportions, et ne souffrir d'aucune partie de ses membres : autrement, cherchant toujours à se soustraire à la douleur, il ne pourra rester long-temps dans la même position, et se reportera constamment sur la partie qui lui fera éprouver moins de douleur et de gêne.

Le cheval placé doit avoir la tête dans une direction qui se rapproche de la perpendiculaire, l'encolure bien rouée, les muscles qui soutiennent ces parties prenant leur appui au garot, celui-ci partageant le sien entre les extrémités antérieures, la colonne vertébrale et les muscles du dos et du rein; successivement, ceux-ci à ceux de la croupe, aux jarrets et sur le sol.

Dans cette position, le rein et la croupe sont un peu abaissés, parce que ces parties étant le point d'appui principal de toutes les autres, leurs muscles sont obligés à une action plus grande.

Quand le cheval est placé, presque toutes les articulations mobiles, une grande partie des muscles, principalement ceux de la loco-motion, sont en action : on concevra facilement que s'ils ne jouissent point de leur intégrité, il sera difficile et même impossible de placer un tel cheval; ce qui devra dès-lors faire présumer sa faiblesse, ou la douleur qu'il éprouve dans quelques-unes de ses parties.

La méthode de certains écuyers, qui font placer leurs chevaux les extrémités antérieures très en avant, et celles postérieures très en arrière, de sorte que le cheval se trouve fortement étendu, est vicieuse : si elle paraît donner plus de grâce à l'animal, elle a le grand inconvénient de tirailler extraordinairement les tendons, et aussi les ligamens qui maintiennent les articulations, et d'occasionner l'usure prématurée du cheval. Les maquignons se servent de ce moyen pour dissimuler le défaut d'aplomb, ou les imperfections des membres.

Des Léviers.

On nomme *lévier* la première et la plus simple des machines, qui sert à multiplier la force : c'est un instrument plus ou moins long, de matière solide, avec lequel un moteur peut subjuguer un fardeau.

On distingue dans le lévier quatre parties principales : 1°. la *puissance* ou la force motrice employée à vaincre un obstacle; 2°. la *résistance*, ou la force contraire que la force motrice doit surmonter; 3°. le *point d'appui*, qui est le point autour duquel la puissance et la résistance se meuvent on font un effort pour se mouvoir ; 4e. enfin le *bras de lévier*.

On reconnaît trois sortes de léviers : il est nécessaire de les connaître si on veut se rendre raison des mouvemens du cheval, qui, tous, se composent de mouvemens par lévier.

Le lévier du premier genre est celui dont la puissance est à l'une de ses extrémités, la résistance à l'autre, et le point d'appui intermédiaire. Dans celui du second genre, la puissance se trouve aussi à l'une des extrémités, la résistance intermédiaire et le point d'appui à l'autre extrémité. Enfin celui du troisième genre se distingue en ce que la puissance est intermédiaire, le point d'appui à l'une des extrémités, et la résistance à l'autre.

De quelque espèce que soit le lévier, son usage le plus ordinaire est de procurer à la puissance le moyen d'agir avec plus d'avantage contre la résistance.

On peut appliquer le lévier du premier genre au cheval de trait : le char ou le fardeau est la résistance à subjuguer, les extrémités, sur-tout les postérieures, sont le point d'appui ; la tête, l'encolure, le poitrail, généralement l'avant-main, sont la puissance ; le corps est le bras du lévier.

Celui du second genre s'applique au cheval de selle ou de bât : le dos, les reins et la croupe sont le bras du lévier ; les extrémités postérieures, le point d'appui ; l'avant-main, en y comprenant les extrémités antérieures, la puissance ; et enfin la résistance est le cavalier ou le fardeau que porte l'animal. Aussi doit-on , pour faciliter le libre mouvement du cheval et ne point contrarier sa force, placer la selle plus du côté de la croupe que de l'avant-main, puisque le point d'appui se trouve postérieurement, et que si on l'approchait trop près des épaules, cela dérangerait le bras de lévier, augmenterait la fatigue de l'animal, d'autant qu'il faut encore considérer que les extrémités antérieures ont de plus à supporter que les postérieures, outre le poids du corps, qui se trouve à-peu-près également distribué entre les unes et les autres, celui de la tête et de l'encolure.

Le lévier du troisième genre peut s'appliquer aux muscles qui opèrent le mouvement des parties : la puissance est le corps du muscle ou sa partie charnue; le point d'appui, son attache; la résistance, sa terminaison; et le bras de lévier, l'os ou la partie que le muscle fait mouvoir.

Réaction.

La résistance opposée par un corps à un autre qui agit sur lui, ou, plus sensiblement, l'action du corps frappé sur le corps frappant, se nomme *réaction* : nous entendons par ce mot la secousse ou l'espèce de contre-coup que reçoivent du sol les extrémités qui le frappent lors de la progression; secousse qui se communique au corps, et que ressent le cavalier, principalement dans les allures précipitées, sur-tout celle du trot. Les réactions sont douces ou dures, selon la conformation de l'animal, sa force, ses aplombs, le plus ou moins de sensibilité de sa bouche, etc.; les angles que décrivent les divers rayons des extrémités servent à annuler les réactions : la direction plus ou moins prononcée de ces angles, la longueur et la direction de la colonne vertébrale influent toujours sur le genre de réaction.

Il est des chevaux qui ont les réactions dures (généralement ceux de course anglais), et qui n'en sont pas moins d'un bon service; mais lors d'une traite un peu longue, ils fatiguent beaucoup le cavalier.

Trides. — On nomme trides des mouvemens qui se font avec régularité, souplesse, aisance, légéreté et énergie : un cheval qui a les allures bien trides est ordinairement de bon service.

Svelte. — Svelte se dit des formes minces, gracieuses et bien proportionnées : les chevaux fins sont généralement sveltes, quoique pleins d'énergie et de vigueur.

Athlétique. — Athlétique s'entend d'un cheval dont la forte corpulence n'est pas due à l'empâtement graisseux ; qui est robuste, léger, et dont les muscles sont fortement prononcés. Ces sortes de chevaux conviennent toujours plutôt au trait qu'à la selle ; néanmoins on en rencontre souvent d'assez légers pour monter la grosse cavalerie.

Empâté. — Les formes empâtées sont épaisses, rondes, peu distinctes. Ces sortes de chevaux ont la peau épaisse, surtout aux extrémités, qui sont garnies d'une grande quantité de très-longs poils durs et gros : ils sont peu propres au service de la selle, et ordinairement mous.

Bipède. — L'assemblage de deux extrémités forme un bipède. On reconnaît dans les quadrupèdes six bipèdes : celui antérieur, formé des deux extrémités antérieures ; bipède postérieur, formé des extrémités postérieures ; bipède latéral droit résulte de l'extrémité antérieure droite et de l'extrémité postérieure droite ; bipède latéral gauche, de celles antérieure et postérieure gauche ; bipède diagonal droit, de l'extrémité antérieure droite et de celle postérieure gauche ; enfin, bipède diagonal gauche, de celle antérieure gauche et de celle postérieure droite.

Droit. — Le sens ordinaire de ce terme est pour exprimer qu'un cheval n'est pas boiteux. C'est ici le lieu de faire remarquer que le cheval souffrant d'une extrémité entame toujours la marche par elle. *Droit sur ses membres*, s'entend d'un cheval dont le boulet et le paturon antérieurs n'ont pas l'obliquité convenable, et sont sur la même ligne que l'avant-bras et le canon : c'est un indice d'usure, même dans un jeune animal, et qui doit le faire rejeter. *Droit sur ses jarrets*, se dit des jarrets qui ne sont pas suffisamment coudés.

Montoir, hors-montoir. — Le côté gauche est le côté montoir, attendu que c'est toujours à gauche que le cavalier se place pour monter à cheval. Hors-montoir est le côté droit.

De la Progression.

La progression s'entend du mouvement de l'animal pour se porter en avant : elle a lieu par l'action successive ou simultanée des extrémités, suivant le genre d'allure.

Les mouvemens de progression s'opèrent par

l'action des muscles du rein, de la croupe et des
extrémités postérieures, plus particulièrement par
la détente des jarrets. Les extrémités antérieures
ne servent, dans la progression, qu'à embrasser le
terrain à parcourir.

Nous expliquerons le mécanisme de la progression quand nous traiterons des allures.

Trousser. — Se dit de la flexion des membres
sous le corps lorsque l'animal se porte en avant.
Nous établirons aussi, à l'article *des allures*, la différence de ces flexions suivant l'ordre de position
des extrémités.

L'action de trousser diffère du *piaffer* en ce que,
dans cette dernière, le cheval meut ses membres
sous lui sans changer sensiblement de place : c'est
un air de manége qu'il ne faut pas confondre non
plus avec le *piétinement*, qui est le plus souvent
une suite de l'impatience de certains chevaux vigoureux, qui veulent se porter en avant malgré le
cavalier. Il est des chevaux qui troussent très-haut,
généralement les espagnols : si ces flexions paraissent leur donner de la grâce, elles nuisent à la vitesse
de l'allure, en ce que l'animal perd en flexion le
terrain qu'il devrait gagner en portant ses membres
en avant : on dit encore qu'*il travaille en l'air*. Le
cheval qui ne trousse pas assez, c'est-à-dire qui ne
fléchit pas suffisamment ses extrémités, est dit *raser
le tapis* : c'est presque toujours un signe d'usure :
l'animal est exposé à des faux pas qu'on exprime
par le terme de *butter* ; c'est pourquoi on doit le
rejeter, particulièrement pour le service de la selle,
dont la condition la plus essentielle doit être la

7

sûreté des membres. Cependant certains chevaux de course, les anglais sur-tout, rasent le tapis et n'en sont pas moins très-bons : cela tient à leur race et à leur extrême énergie, et encore remarque-t-on assez généralement que, quand ils arrivent à sept ou huit ans, ils buttent et n'ont plus aucune solidité.

Faucher. — Le cheval, en marchant, doit porter ses extrémités en avant dans la juste direction des aplombs, c'est-à-dire suivant la perpendiculaire qui part de la pointe de l'épaule et répond à la pince, et suivant celle qui part de la rotule et répond aussi au milieu de la pince du pied postérieur. Si, au lieu de suivre cette direction, l'animal, dans l'action du lever, porte ses extrémités en dehors, en décrivant une espèce de quart de cercle, on dit qu'*il fauche*; on se sert aussi du terme *billarder.*

Chevaucher. — Un cheval qui porte ses extrémités en dedans lors de la progression, qui les croise de manière que les foulées, au lieu d'être écartées les unes des autres suivant l'écartement des membres, se trouvent sur la même ligne, est dit *se chevaucher*; s'entre-croiser, c'est un défaut grave : ces sortes de chevaux sont peu sûrs de la jambe, et très-souvent se coupent.

Tare.

On entend par tare les défectuosités accidentelles et permanentes qui se rencontrent dans les diverses parties du cheval, et diminuent plus ou moins de son prix, selon leur gravité : elles sont assez souvent une suite de l'usure, ou peuvent provenir d'efforts, ou même de vice de constitution des parties: ainsi, les tumeurs molles qui viennent autour des articulations, telles que vessigons, molettes, etc.; les tumeurs dures, telles que la courbe, l'éparvin, le suros, la forme, etc., sont des tares, de même que le défaut d'aplomb des membres en suite de l'usure.

Les cicatrices en suite de l'application du feu autour des extrémités, ou sur d'autres parties, déprécient toujours un cheval et sont aussi des tares.

La Beauté.

La beauté est la régularité gracieuse des formes, l'accord parfait et harmonieux des parties entre elles.

On peut la considérer sous deux rapports principaux, la beauté conventionnelle et la beauté relative. La première, et la seule véritable, résulte de l'idée la plus parfaite que l'on puisse se former d'un cheval qui réunirait toutes les proportions dont l'ensemble ne saurait composer qu'un tout très-parfait : ce genre de perfection est purement idéal, et ne se rencontrerait que dans le cheval modelé au compas par le sculpteur ou le peintre, ainsi que, pour l'homme, l'*Apollon du Belvédère* est le modèle de la plus belle conformation; cependant il est généralement convenu que la beauté existe dans celui qui s'approche le plus de cette perfection.

La beauté relative n'a point ces principes invariables, et dépend du goût particulier, qui fait

7*

trouver un cheval plus beau qu'un autre, sans aucune raison qui se rapporte à la règle; et relativement au pays, au climat, à l'espèce, les peuples ne sont pas d'accord sur ce qui constitue cette sorte de beauté.

Par exemple, en France on ne trouverait pas beau un cheval napolitain, qui a la tête busquée, l'encolure effilée, la croupe étroite, qui est haut monté sur ses extrémités, tandis qu'ils sont admirés dans leur pays; de même, les Espagnols, les Allemands et d'autres ont aussi leur goût particulier relativement à la beauté; les Russes font grand cas de leurs chevaux du Don, qui sont loin de flatter l'œil de nos amateurs.

Race.

Ce mot s'entend des caractères génériques de conformation des chevaux d'un pays, qui les font distinguer de ceux d'un autre pays: par exemple les arabes, les barbes, les turcs, les anglais, les russes, les allemands, etc. Nos différens chevaux français présentent des différences dans leur construction qui font aisément reconnaître leur race aux yeux un peu exercés.

Cette expression se prend ordinairement en bonne part, pour désigner l'espèce la plus belle et la plus pure des pays qui fournissent les meilleurs chevaux : ainsi on dit d'un cheval arabe de premier sang, ainsi que des beaux chevaux de course anglais, que ce sont des chevaux *de race*.

On dit que le cheval *a de la race* quand il en

croisé de ceux-ci, et qu'il réunit quelques-unes de leurs formes et de leurs qualités.

Le mot *espèce* s'emploie aussi pour désigner les différences dans les formes des chevaux originaires des diverses contrées d'une même province.

On peut citer pour exemple la Normandie : le cheval cotentin ne ressemble pas à celui du Mellerault ; les chevaux de la plaine de Caen diffèrent de ceux de la vallée d'Auge ; ceux du pays de Caux n'ont pas les mêmes formes que ceux de ces autres contrées, etc.

La même remarque se fait en Poitou, en Bretagne, en Limousin, et généralement dans tous les pays français et étrangers où l'on élève un certain nombre de chevaux.

Cette différence tient à une infinité de causes : les plus connues sont la nature des pâturages, le climat, les variétés topographiques des pays, les habitudes, le genre d'exercice, etc.

Il est tellement démontré que ces diverses causes influent sur la conformation des chevaux, que, généralement, les poulains d'une contrée transportés dans une autre qui en est souvent à une grande distance, prennent en grande partie les caractères propres à l'espèce de cette dernière.

Des Aplombs.

On entend par aplomb une ligne perpendiculaire au plan de l'horizon ; on donne pour exemple un morceau de plomb suspendu à une ficelle.

Par ce terme, on comprend en hippiatrique la direction des abouts articulaires des membres dans une telle justesse, que, abstraction faite de leurs angles naturels, les perpendiculaires, tirées de certains points de leur partie supérieure, correspondent précisément à certains points donnés de leur étendue ou du sol.

Ainsi, le cheval étant placé, une perpendiculaire tirée du sommet du garot à terre doit toucher la pointe du coude, laisser le pli du genou un peu en avant, la partie postérieure du boulet en avant à-peu-près des deux tiers de la largeur latérale du canon et du tendon, prise dans leur milieu, et toucher le sol à un point en arrière des talons distant de la largeur inférieure du sabot; une autre, tirée de la pointe de l'épaule, doit répondre au niveau du milieu de la pince, le point où la ligne touche doit être un peu en avant du pied. La perpendiculaire tirée du tiers postérieur et supérieur de l'avant-bras, doit partager le genou, le canon et le boulet en deux parties égales, en laissant la partie postérieure du pied un peu en avant; une autre, remontant du milieu de la pince au genou, doit aussi partager la face antérieure du membre en deux parties égales.

Une perpendiculaire tirée du grasset à terre doit répondre au milieu de la pince du pied postérieur; une autre, tirée de la pointe de la fesse, doit partager la pointe du jarret en deux parties égales, et laisser celle-ci en avant de la largeur latérale du canon et du tendon pris ensemble dans leur milieu. Enfin, une ligne qui remonterait directement de la partie postérieure du pied répondant à la bifurcation de la fourchette, doit aussi

partager en deux la face postérieure du boulet,
ainsi que celle postérieure du tendon et le milieu
de la pointe du jarret.

« Voilà, dit *Bourgelat*, les vraies lignes d'aplomb
» qui nous assurent de la stabilité certaine de l'a-
» nimal, parce que dès-lors l'emmanchement de
» toutes les pièces de chaque colonne est d'autant
» plus parfait, qu'elles portent exactement les unes
» sur les autres, et que le fardeau dont elles sont
» chargées se trouve également distribué sur toutes
» les parties de la circonférence de la base ou du
» pied.

» Ces directions néanmoins ne sont que trop
» souvent interverties, soit dans la totalité du
» membre, soit dans quelques-unes de ses parties.
» La ligne tirée de la pointe de l'épaule an sol laisse-
» t elle la pince trop en arrière, l'animal est dit *sous*
» *lui*; le membre porte plus sur la pince que sur le
» reste du pied; son allure n'est pas sûre, il allonge
» beaucoup moins; l'inclinaison des extrémités
» préposées pour le soutien de l'avant-main, qui
» se trouve surchargée, le met toujours sur le pen-
» chant de sa chute; elle oblige le cheval à une
» flexion plus grande et plus laborieuse du genou
» pour la levée de la jambe, encore ne butte-t-il
» pas moins communément, vu la difficulté qu'il
» a de dégager le pied, qui ne peut que heurter
» souvent les corps qui se trouvent supérieurs à la
» superficie du terrain; il est sans cesse en danger
» de s'atteindre avec les pieds postérieurs : ce qui
» constitue le défaut qu'on appelle *forger*. (Nous
» reviendrons sur ce terme.)

» Le défaut contraire a-t-il lieu; la pince dé-
» passe-t-elle cette verticale: le poids porte plus
» sur le talon que sur les autres parties du pied;
» le bras de levier résultant de l'encolure se trou-
» vera plus court: le poids de la tête contre-balan-
» cera donc une moins grande partie de celui du
» corps; les muscles seront conséquemment néces-
» sités à un travail plus considérable; la marche
» sera aussi raccourcie, parce que l'extrémité em-
» brassera d'autant moins de terrain à chaque
» foulée, qu'elle se trouvera naturellement plus
» en avant de la verticale dont il s'agit. » Cette
position est ordinaire aux chevaux qui ont été
fourbus, et n'en ont pas été parfaitement guéris.
Nous dirons pourquoi à l'article du *pied*.

Si la ligne droite, qui remonte du milieu de la
pince et doit partager le genou en deux parties
égales, est laissée par celui-ci en dehors, les genoux sont alors trop rapprochés: l'animal est dit
panard; on dit encore qu'*il a des genoux de bœuf*.
Le défaut contraire ayant lieu, c'est-à-dire la ligne
est-elle laissée en dedans, les genoux sont trop
écartés; le cheval est dit *cagneux*.

Nous parlerons des inconvéniens qui peuvent
en résulter lorsque nous parlerons du genou.

La ligne qui part du tiers postérieur de l'avant-
bras ne partage-t-elle pas le genou, le canon, etc.,
en deux parties égales; le genou se trouve-t-il en
avant et comme un peu fléchi, l'animal est dit
arqué, c'est un indice d'usure; on dit qu'il est *bras-
sicourt*, si cette direction vicieuse, ou ce manque

d'aplomb sont particuliers à l'individu, et que sa jeunesse fasse présumer qu'il est né ainsi.

Le cheval arqué doit être rejeté, principalement pour le service de la selle ; il n'a plus de sûreté sur ses membres ; quelques chevaux brassicourts sont cependant aussi solides que d'autres ; mais c'est par une espèce d'exception à la règle, et ce défaut doit faire présumer qu'ils seront bien plus tôt usés, qu'ils perdront bientôt cette sûreté qui est une condition indispensable, et que rien ne peut compenser dans le cheval de selle.

La direction opposée, c'est-à-dire le genou rentré, et comme formant une espèce d'arc, dont la concavité est antérieure, s'exprime par le terme de *genou creux*. L'inconvénient est à-peu-près le même que pour les chevaux dont les membres antérieurs sont naturellement portés trop en avant ; mais il n'est pas toujours aussi grave que pour l'arqué et le cheval sous lui.

Nous parlerons des chevaux *boutés*, *bouletés*, *piébos*, *long-jointés*, *trop long-jointés*, lorsque nous nous occuperons particulièrement du boulet et du paturon.

Quant aux extrémités postérieures, si la pince dépasse la verticale du grasset au sol, le cheval sera *sous lui du derrière* : « il sera (dit *Bourgelat*), pour
» ainsi dire, acculé par cette conformation très-vi-
» cieuse ; le fardeau écrasera en quelque façon les
» jarrets, sur lesquels il portera plus sensiblement,
» et les ruinera bientôt. Ces parties, trop fléchies
» dans le repos, seront encore lors de l'action
» beaucoup plus bornées dans leur mouvement

» de détente , attendu que la pointe du jarret aura
» beaucoup moins de jeu; l'allure enfin n'en sera
» pas moins raccourcie par la nécessité où sera
» l'animal de détacher de terre successivement
» chaque pied postérieur beaucoup plus tôt qu'il
» ne l'aurait fait si le jarret eût été moins coudé,
» attendu qu'alors il aurait pu s'étendre davantage
» sur le même point du sol. Que si le défaut op-
» posé subsiste , si la pince est trop en arrière de
» la verticale, les mêmes inconvéniens qui ont lieu
» dans un cheval en qui les extrémités postérieures
» sont trop courtes, seront les résultats de cette
» difformité, qui constitue l'animal dans l'impos-
» sibilité de percuter avec la même force, et dans
» le même sens qu'il l'aurait fait, s'il eût été bien
» proportionné et dans son juste aplomb. Les ex-
» trémités dont il est question ne pouvant ici s'ap-
» procher assez de la ligne de direction du centre
» de gravité, et les détentes ne s'effectuant aussi
» que de la perpendiculaire en arrière.
» En supposant encore que la verticale menée
» du tiers postérieur de la sommité des avant-bras
» sur le sol, et la verticale conduite du jarret à
» terre, bien loin de diviser également la largeur
» des parties inférieures, les laissent plus ou moins
» sensiblement d'un côté ou d'un autre, c'est-à-
» dire en dehors ou en dedans: dans la première
» de ces circonstances, l'animal sera plus stable
» dans le repos, quoique la masse appuiera tou-
» jours plus sur le quartier de dedans que sur
» celui de dehors; mais on peut dire que sa sta-
» bilité sera due à une force surnuméraire, inutile

» et mal appliquée. D'ailleurs, son pas sera péni-
» ble, vu la contrainte dans laquelle il sera de re-
» jeter le poids à chaque temps sur les extrémités
» qui doivent le porter, et de là une vacillation ou
» un bercement perpétuel; de là, gêne dans le
» mouvement; dans le cas enfin où les extrémités
» seront hors de la ligne en dedans, l'expérience
» a suffisamment prouvé que l'animal est ordinai-
» rement plus faible, qu'il se coupe, qu'il s'attrape.

» En ce qui concerne les pièces particulières qui,
» mal abouties, peuvent fausser l'aplomb, ainsi
» qu'on le voit dans les chevaux *panards*, *cagneux*,
» *brassicourts*, et dans ceux qui ont des genoux
» de bœuf, dont les boulets, ou le paturon, ou la
» couronne se jettent de côté et quittent la ligne, etc.,
» on comprend que le fardeau tendant perpétuel-
» lement à resserrer davantage l'angle contre na-
» ture qui résulte de ces positions défectueuses,
» les muscles qui font obstacle, et qui s'opposent
» à ce resserrement, sont dans une action conti-
» nuelle et forcée, et par conséquent en danger de
» succomber bientôt. Il n'est pas douteux aussi
» que le fardeau se trouve dans les abouts ainsi
» que dans le pied, porté seulement sur quelques
» points, au lieu de reposer comme il le devrait
» sur la totalité; ce qui nuit infailliblement à la
» solidité de l'édifice.

» L'aplomb est d'autant plus important dans les
» membres du cheval, que ces colonnes de l'édifice,
» composées de plusieurs pièces assemblées bout à
» bout, les unes aux autres, sont chargées d'une
» masse très-lourde par elle-même, que nos be-

» soins exigent souvent que nous ajoutions consi-
» dérablement à ce fardeau, et que sans l'aplomb
» l'animal ne saurait avoir ni toute la stabilité, ni
» toute la force dont il doit être pourvu, ni la fa-
» cilité, ni la sûreté nécessaire dans l'action. Quant
» à la justesse et à la grâce qui caractérisent les
» mouvemens d'un cheval bien conformé, l'on
» sent assez qu'elles sont encore plus incompati-
» bles que la force avec le défaut d'aplomb. Enfin,
» si le cheval est défectueux jusqu'à certain point,
» relativement à l'aplomb de ses membres, sa
» marche ne saurait être que chancelante et péril-
» leuse. »

Quand le cheval réunit ses aplombs, chaque extrémité, soit dans la station, soit dans les allures,
doit effacer celle qui lui est opposée. Ainsi quand
le cheval est vu de face, le bipède antérieur doit
cacher le bipède postérieur; le contraire doit avoir
lieu s'il est vu postérieurement; de même que s'il
est vu de profil, le bipède latéral du côté où l'on
est doit cacher celui du côté opposé.

Des Proportions.

La conformation des chevaux varie à l'infini; les
formes du cheval de selle diffèrent de celles du
cheval de trait, et celles de ce dernier diffèrent
aussi de la lourde masse du cheval de charrette, etc.;
cependant dans chacune de ces espèces il peut y
avoir des rapports de proportion entre leurs parties, qui établissent pour chaque variété un genre
de perfection.

Nous avons dit que la beauté était l'accord par-

fait et gracieux des parties entre elles. Aussi est-ce
par les rapports d'harmonie et de similitude dans
les formes de quantité de chevaux généralement
reconnus comme beaux, que *Bourgelat* s'est basé
pour déterminer les proportions.

Mais pour les établir il a fallu choisir un genre
de mesure qui puisse être indistinctement commun
à tous les chevaux, et se rapporter soit en son entier, ou par des divisions et subdivisions, à la dimension proportionnelle des autres parties.

La tête étant assez généralement reconnue comme
la partie la mieux terminée dans les animaux, on
s'en est servi pour base de comparaison, et c'est
de sa longueur géométrale, prise depuis la nuque
jusqu'à l'extrémité de la lèvre supérieure, qu'on a
formé l'échelle qui sert à reconnaître la justesse
des proportions.

Chacun des points de l'animal susceptible d'être
mesuré, ayant des dimensions qui se rapportent
à notre échelle, et le plus grand nombre n'égalant
pas, soit en longueur, soit en diamètre, la totalité
de la perpendiculaire partant du sommet de la
nuque, et se terminant à l'extrémité des lèvres, il
a fallu pour obtenir cette échelle de comparaison,
diviser d'abord la ligne en trois parties égales, que
l'on a nommées *primes*; ce terme de prime désigne
donc le tiers de la longueur géométrale de la tête.
La prime a aussi été divisée en trois *secondes*; une
seconde est donc le neuvième de la tête. Chaque
seconde est encore divisée en vingt-quatre *points*
ou *tierces*. Ainsi, une tête aura trois primes, ou
neuf secondes, ou deux cent seize points.

Essayons maintenant d'établir l'existence de ces proportions, sur quelques points où elles sont le plus essentielles, sans en inférer néanmoins que le cheval qui ne réunirait pas cet ensemble qui constitue la belle conformation serait toujours de mauvais service. On a souvent vu de très-beaux chevaux être de chétif usage, soit par mauvaise constitution intérieure, ou par vice de tempérament ou de caractère ; et quelquefois des chevaux mal conformés, ou qui n'ont aucune des qualités propres au genre de travail que nos besoins ou nos convenances doivent en exiger, sont lians, souples et de bon service. Toutefois il n'est pas besoin de dire que la beauté réunie aux bonnes qualités doit toujours obtenir la préférence.

Le cheval étant placé dans l'état de station, la tête dans une situation perpendiculaire, il doit y avoir trois longueurs de tête du sommet de la nuque au sol ; deux têtes et demie du sommet du garot à terre, la perpendiculaire touchant à la pointe du coude.

Nous devons dire en passant que c'est à cet endroit que l'on place la potence ou toise qui sert à mesurer la taille des chevaux. Deux têtes et demie donnent aussi la distance de la pointe de l'épaule à la pointe de la fesse.

Deux têtes, deux secondes et demie donnent la hauteur du milieu du dos à terre, à l'endroit du centre de gravité.

Une tête forte donne la longueur de la partie supérieure de l'encolure, depuis le derrière de la nuque jusqu'au principe du garot, près le coup de hache.

Du milieu du dos au milieu du ventre, à l'endroit du centre de gravité, et d'un côté à l'autre du ventre, sur le même point il doit y avoir une tête.

Du sommet du garot à la pointe du coude, il y a aussi une tête.

On se sert aussi de la mesure de la nuque à la commissure des lèvres, celles-ci n'étant pas trop fendues (1).

Deux commissures donnent la longueur d'une ligne oblique, tirée du sommet du garot au grasset, de même que celle de la croupe à la pointe du coude.

Une commissure donne la largeur de la croupe d'une hanche à l'autre, la longueur de la pointe de la hanche à celle de la fesse, de la pointe de la croupe au grasset, du grasset à la partie latérale externe du jarret au droit de l'articulation du tibia avec l'astragale, et de cette partie à terre. Elle donne encore la distance d'une cuisse à l'autre à l'endroit du grasset, du sommet du garot à l'insertion de l'encolure dans le poitrail et de la pointe de l'épaule à l'insertion de l'encolure dans l'auge.

Deux tiers de tête ou primes donnent la largeur du poitrail d'une pointe d'épaule à l'autre, prise de dehors en dehors, et aussi la longueur horizontale de la croupe, prise entre deux verticales, dont

-----

(1) Une commissure équivaut à deux primes une seconde et demie.

l'une toucherait à la fesse, et l'autre passant par le sommet de la croupe répondrait à la pointe du grasset.

De la pointe de l'épaule à la ligne perpendiculaire, qui part du sommet du garot et touche au coude, il y a une demi-tête : même mesure pour la largeur latérale de l'encolure à son insertion dans l'auge jusqu'à la naissance des premiers crins, en arrière de la têtière du licol.

Une prime, ou le tiers de la tête, donne la distance du sommet de la nuque à une horizontale, qui répondrait aux points les plus saillans des orbites, la largeur de la tête un peu au dessous de cet endroit. La largeur latérale de l'avant-bras, de son origine antérieurement à la pointe du coude.

Deux secondes et demie donnent la largeur du pariétal à la face externe de la base d'une oreille à l'autre ; même mesure pour la largeur de la jambe à sa partie moyenne, au-dessus du principe de la corde tendineuse du jarret.

Deux secondes un quart pour la largeur du jarret du pli à la pointe.

Deux secondes donnent la largeur de la tête au-dessus des naseaux, l'épaisseur de l'encolure à l'endroit du sommet du garot, la largeur de l'inter-ars, la distance d'un boulet à l'autre, la distance d'une horizontale qui toucherait au-dessous de la poitrine, à la pointe du coude, l'abaissement du milieu du dos par rapport à l'horizontale du sommet du garot. Ce point répond à l'apophyse épineuse de la quatorzième vértèbre dorsale, la largeur de la jambe près du jarret, l'intervalle des deux jambes à leur face interne et à leur tiers supérieur, et la hauteur de la partie supérieure du boulet à la couronne.

Une seconde et demie donne l'épaisseur du genou à l'endroit le plus étendu ;—la distance d'un genou à l'autre ;—la largeur des boulets, prise de l'avant à l'ergot ;—la largeur de la couronne antérieure, soit d'un côté à l'autre, ou de devant en arrière ;— la largeur de la couronne postérieure d'un côté à l'autre, cette mesure ne suffisant pas pour le devant en arrière, — la distance d'un talon interne à l'autre, le cheval étant placé ;— enfin la distance d'un jarret à l'autre.

Une seconde un quart donne l'abaissement de la pointe de la croupe par rapport à l'horizontale du sommet du garot.

Cependant la tête peut aussi pécher par défaut de proportion ; elle peut être trop longue, trop courte, ou trop chargée, relativement à l'ensemble des autres parties de l'animal ; pour avoir alors une échelle qui se rapporterait à celle de la tête si elle était bien conformée, on prendra la mesure du sommet du garot à terre, et de la pointe du bras à celle de la fesse ; on sait que ces deux mesures doivent être égales, c'est-à-dire deux têtes et demie : on les divisera en deux cinquièmes, ces deux cinquièmes équivaudront à la longueur que la tête aurait eue, si elle eût été bien proportionnée.

On peut encore mesurer du milieu du dos au milieu du ventre, d'un côté à l'autre du ventre, du sommet du garot à la pointe du coude ; ces trois proportions, se rapportant entre, elles don-

8

neront encore la même échelle que la longueur de la tête.

Nous ne nous étendrons pas davantage sur ces mesures, qui sont encore susceptibles d'autres applications, mais qui ne peuvent être utiles qu'au peintre ou au sculpteur qui veulent établir un cheval parfait. Nous dirons aussi que le vrai connaisseur n'a pas besoin de compas pour juger de la belle conformation ; son œil excercé suffit pour bien apprécier le rapport des parties entre elles.

Les bornes de nos trop faibles connaissances ne nous permettant pas de faire sentir d'une manière claire et précise les avantages qui résultent de l'ensemble de la belle conformation, nous croyons devoir placer ici ce que *Bourgelat* a écrit sur la nécessité des proportions, ce paragraphe un peu étendu, que nous abrégerons cependant autant que possible, étant un modèle de diction et de principes, comme presque tout ce qui est sorti de la plume de cet illustre maître.

« Ce serait, (1) dit-il, méconnaître les vues et » l'industrie de la nature, que d'imaginer que ces » recherches et ces observations ne portent en » aucune manière sur les lois qu'elle s'est prescrites » à elle-même. Ses opérations ne sont point l'effet » du hasard ; elles ont été calculées, compassées et » réfléchies, et toutes les vérités mécaniques dont » notre faible intelligence a été frappée, ont été » puisées dans ses ouvrages.

---

(1) *Bourgelat*, Traité de la Conformation extérieure du Cheval ; 6e. édit., pag. 210 et suivantes.

» Quelques exemples succincts de la nécessité
» des proportions, considérées relativement à l'u-
» sage que nous faisons de l'animal, convaincront
» les esprits les plus éloignés de nos idées de leur
» utilité.

» En supposant d'abord une tête qui pèche par
» excès de longueur, nous dirons que cet excès en
» accroît le plus souvent la masse, et que dans la
» position ordinaire de la main sur un cheval
» auquel on peut reprocher ce défaut, la direction
» des rênes se trouvera telle que les branches du
» mors opéreront sur les barres l'effet des bran-
» ches hardies ; ce qui a toujours lieu lorsque
» l'angle résultant des rênes et des branches est
» fort aigu.

» Si au contraire la tête est trop courte, elle est
» communément plus volumineuse par son épais-
» seur, et l'effet des rênes sera totalement diffé-
» rent, en ce que les branches du mors n'auront
» que celui des branches flasques, l'angle étant
» alors plus ou moins obtus. L'une et l'autre de ces
» imperfections seront aussi plus considérables, si,
» d'une part, à l'exagération de la longueur de la
» tête est joint une trop grande sensibilité et une
» trop grande délicatesse de la bouche, et si, de
» l'autre, la brièveté se trouve compliquée avec le
» peu d'élévation, la rondeur et l'endurcissement
» des barres.

» Lorsque l'encolure est trop longue les extré-
» mités antérieures sont plus chargées, attendu le
» prolongement du bras de levier auquel la tête
» est suspendue; les vertèbres cervicales qui for-

» ment ce bras, portent sur les premières dorsales
» comme sur une base inébranlable. Leur force,
» pour supporter la tête, réside dans leur position
» relative au ligament cervical, qui, lui-même, en
» est le principal soutien; son avantage est plus
» grand dans la fonction dont il est chargé, lorsque
» le garot est plus élevé, parce que la base de la co-
» lonne, résultant des vertèbres cervicales, est plus
» éloignée du point de l'attache de ce ligament aux
» apophyses épineuses des vertèbres dorsales, et
» qu'il doit être considéré comme faisant l'office
» des haubans, qui maintiennent les mâts des vais-
» seaux et qui les affermissent.

» Quoi qu'il en soit, l'excès dont il s'agit ne pou-
» vant subsister sans que le bras de lévier ne soit
» prolongé, le poids relatif de la partie qui est au
» bout de ce bras (la tête) augmentera infaillible-
» blement; il exigera que le bras opposé soit chargé
» d'une plus grande partie du poids de l'arrière-
» main pour le contre-balancer : donc les parties
» antérieures auront à supporter, de plus que dans
» un cheval dont l'encolure sera proportionnée,
» non-seulement l'excès du poids relatif de la tête,
» mais l'excès du poids pris dans les parties posté-
» rieures.

» Si l'encolure est droite, c'est-à-dire que si les
» vertèbres cervicales, en partant de leur base, sont
» déterminées sur-le-champ en avant et dans une
» direction plus ou moins horizontale, alors il fau-
» dra les envisager comme un mât plus ou moins
» incliné, qui fatiguerait plus ou moins ses hau-
» bans, sans parler des inconvéniens que nous ve-

» nons de décrire, et qui résulteraient encore de
» l'extension du bras de lévier.

» L'excessive longueur du cou, qui est en même
» temps mou et effilé, le rend toujours incapable de
» soutenir ce qu'il doit supporter, comme corps in-
» termédiaire à la puissance, ou à la main, et à la
» résistance ou à la bouche, des efforts de la pre-
» mière sur la seconde. Le défaut sera moindre, si
» la bouche est douée d'une grande sensibilité,
» mais il sera beaucoup plus considérable si elle
» en est dépourvue, parce que la force à laquelle
» la puissance se verra obligée, sera telle que ce
» même corps intermédiaire, contraint de la parta-
» ger, cédera et fléchira de côté et d'autre lors des
» actions de la main : dans tous ces cas, l'appui
» n'est jamais parfait, et il est très-difficile de
» donner de l'assurance à la tête. Ces sortes d'en-
» colure facilitent toujours à l'animal les moyens de
» s'armer, sur-tout quand elles sont accompagnées
» de ce même vice de proportion dans la tête.

» Le trop de brièveté de l'encolure existe rare-
» ment sans que cette même partie soit plus épaisse,
» et sans que la tête de l'animal soit mal attachée :
» ainsi une encolure de cette sorte ne saurait se
» loger dans l'auge, et la tête se fixer dans la juste
» position où elle doit être ; de plus, le corps in-
» termédiaire étant alors plus raide et plus inflexi-
» ble, attendu l'épaisseur et le peu de longueur, il
» en résultera que la puissance emploiera plus de
» force sur la résistance; ce qui endurcira les barres,
» et privera encore l'animal de la facilité et de la
» grâce qui doivent en accompagner l'exercice.

» Si le cou est court et mince en même temps,
» la maigreur ne pouvant être attribuée qu'au
» moindre volume des muscles, ces mêmes mus-
» cles seront privés de la force dont ils sont
» doués dans une encolure bien proportionnée,
» et n'auront jamais le même pouvoir sur la co-
» lonne, qui, par son peu d'étendue, sera moins
» susceptible de souplesse, et de se prêter aux plis
» différens qu'il est nécessaire de lui imprimer.

» La hauteur ou l'élévation du corps n'étant
» pas égale à sa longueur, péchera par excès ou
» par diminution : par excès, d'abord le défaut sera
» le même que si le cheval était trop court ; par di-
» minution, le défaut sera le même que si le cheval
» était trop long. L'excès peut provenir seulement
» de l'amplitude du corps, et principalement du
» thorax : en ce cas, l'animal est dépourvu de toute
» légèreté et ne présente qu'une masse lourde et
» informe. Quand il naît de la longueur exagérée
» des jambes, les membres sont si faibles qu'ils ne
» peuvent résister au moindre travail ; et lorsque
» l'excès a sa source dans les deux causes ensemble,
» il n'est pas douteux que la ruine de l'animal est
» beaucoup plus prochaine. Quant à la diminution,
» si elle provenait du peu de capacité du corps,
» et particulièrement du thorax, il est aisé de com-
» prendre quelles seraient, outre cette difformité,
» les suites de la contrainte qu'éprouveraient les
» viscères que cette cavité contient ; et dans la cir-
» constance où l'on ne pourrait en accuser que la
» brièveté des membres, on concevra bientôt aussi
» que la progression de l'animal en serait évi-

» demment plus rétrécie. Dès que ses extrémités
» postérieures, en effet, ne pourraient, pour opé-
» rer les percussions indispensables, atteindre,
» comme dans le transport successif et local d'un
» cheval bien proportionné, la ligne de direction
» du centre de gravité, la masse serait absolument
» nécessitée de parcourir moins de chemin à chaque
» temps, où l'animal obligé de doubler les mouve-
» mens pour gagner, d'une autre manière, ce
» qu'une véritable impossibilité lui ferait perdre
» sur une certaine étendue de terrain ; ou enfin,
» si son courage et son ardeur le portaient à forcer,
» en quelque façon, la nature, pour approcher
» davantage de cette même ligne, il est certain que
» chaque extrémité serait infiniment plus tra-
» vaillée et succomberait bientôt, vu les efforts
» répétés qu'elles auraient à faire pour opérer ce
» qu'il faudrait d'élévation à la masse, à chaque
» instant des déplacemens qui la détermineraient
» en avant.

» Dans la circonstance de la longueur excessive
» du corps, toute la colonne vertébrale doit être
» incontestablement plus faible (1), et les muscles

---

(1) Puisque en effet cette colonne peut raisonnablement
être comparée à un cylindre placé horizontalement sur ses
deux bouts, plus ce cylindre sera long, plus il sera flexible :
les muscles qui s'y attachent et ceux qui le font mouvoir seront allongés dans la même proportion, et, par cette raison,
présenteront moins de force : il en résultera un bercement,
une vacillation qui se feront sentir principalement dans l'arrière-main ; les parties qui entrent dans la composition de la

» ne peuvent qu'être sollicités à des mouvemens
» plus violens pour résister à l'effet du fardeau dont
» elle se trouvera chargée. Nous croyons aussi
» qu'un cheval *ensellé*, c'est-à-dire, en qui la co-
» lonne est pliée plus ou moins en contre-bas, n'a
» jamais une vraie force ; l'avant-main en semble
» plus beau, parce que le garot, en suite de cette
» sorte de voussure en dessous, paraît plus élevé,
» et l'encolure sortir perpendiculairement de cette
» même partie ; mais un trait de beauté acheté aux
» dépens d'une qualité essentielle, ne la compense
» point, et n'en est qu'un appât plus trompeur.
» Dans toutes les actions qui requièrent un en-
» semble, ces sortes de chevaux sont toujours au-
» dessous de ce qu'on leur demande : par exemple,
» et sur-tout ensuite de quelque exercice plus ou
» moins rapide, ils ne présentent point parfaitement
» le front à l'arrêt, ils ne l'exécuteront pas avec
» fermeté, ils vacilleront et se traverseront à droite
» et à gauche, malgré la justesse de la main ; enfin
» quelque vivacité, quelque légèreté qu'ils mon-
» trent dès les premiers momens de leur allure, leur
» faiblesse se manifestera bientôt ; et en effet la cour-
» bure de l'épine ne peut exister en eux que les
» muscles, qui s'opposent à ce qu'elle ne plie da-
» vantage, n'aient déjà été naturellement portés à
» un degré d'extension, au-delà duquel leur élas-

colonne ne trouvant pas entre elles ce point d'appui suffisamment solide, et d'où les autres organes du mouvement
prennent aussi le leur, la progression sera plus difficile, et
l'allure plus ou moins défectueuse.

» ticité et leur jeu ne tarderont pas à atteindre leur
» terme, et à passer de l'excès de l'action à l'inertie
» qui doit la suivre.

» En ce qui concerne la longueur du corps, qui
» serait due à l'extension des os coxaux, il est évi-
» dent que l'allongement de ces bras de levier, ten-
» dant à plier les vertèbres lombaires en contre-
» bas et à les faire obéir au fardeau, donneront à
» ce même fardeau un avantage considérable sur la
» résistance qu'opposeraient les muscles. Pour se
» délivrer de l'effet de ce poids, les chevaux en qui
» ce défaut existe s'efforcent, par un mouvement
» automatique et totalement contraire à cet effet,
» de voûter l'épine en contre-haut, et la plupart
» forgent, s'atteignent, s'attrapent, etc.

» Lorsque le corps de l'animal est trop court, sa
» force pour supporter un poids est naturellement
» plus grande, par la raison de la brièveté des bras
» de levier; mais aussi les effet des réactions se ma-
» nifesteront bien plus directement sur le poids;
» la colonne ayant moins de longueur aura beau-
» coup moins de jeu; l'allure du cheval sera par
» conséquent moins liante, et il y aura très-peu
» de ressort dans ses mouvemens, dont l'impres-
» sion se propagera toujours sur le cavalier d'une
» manière dure et désagréable; d'un autre côté, il
» tirera avec moins d'avantage, parce que le rap-
» prochement du centre de gravité des parties an-
» térieures sur le point d'appui, c'est-à-dire sur
» les pieds postérieurs, lui ravira certainement
» l'empire qu'il aurait eu contre le fardeau quel-
» conque qu'il aurait à traîner.

» Nous avons dit que la mesure existante dans
» un cheval bien planté et en repos sur le sol, de-
» puis la partie supérieure de la croupe jusqu'à la
» partie supérieure du grasset, est la même que
» depuis celle-ci jusqu'à la partie supérieure latérale
» externe et saillante du jarret, et que depuis cette
» partie du jarret jusqu'au sol.

» Si la nature se fût écartée de ces conditions,
» soit par la brièveté, soit par le prolongement des
» parties qui concourent à la formation des ex-
» trémités postérieures : dans le premier cas, le
» derrière eût été nécessairement raide et dénué de
» la liberté essentielle à son action ; les progres-
» sions auraient été incontestablement moindres,
» puisqu'elles sont toujours en raison des flexions
» respectives de chaque partie du membre, et les
» extrémités antérieures, qui se trouveraient au
» degré d'élévation qu'elles doivent avoir dans le
» cheval bien proportionné, ne pouvant, par une
» progression à laquelle elles ne sont point as-
» treintes, suppléer à ce que le défaut de celles
» de derrière aurait fait perdre au transport de la
» machine, ce transport eût toujours été lent et
» très-pénible.

» Dans le second cas, c'est-à-dire dans celui du
» prolongement excessif de ces mêmes extrémités
» postérieures, nous dirons qu'outre les inconvé-
» niens que nous avons décrits en examinant les
» résultats d'une trop grande extension dans les os
» coxaux, l'exagération de chaque partie du mem-
» bre serait suivie de celle de l'effet des détentes :
» la masse serait donc chassée en avant avec plus

» de célérité et plus de force, et la course de l'ani-
» mal bien plus rapide ; mais aussi les extrémités
» antérieures, n'étant point en même raison de
» hauteur, se verraient écrasées par le fardeau dont
» elles seraient toujours chargées, comme dans les
» chevaux bas du devant ; et il faut ajouter ici la
» force plus grande de son rejet de la part des ex-
» tremités postérieures prolongées, sur-tout lors
» de l'action du galop, dans lequel la masse retom-
» berait à chaque temps inévitablement de plus
» haut sur elles. D'ailleurs, vu leur brièveté, consi-
» dérée par rapport à l'excès à reprocher aux par-
» ties de derrière, brièveté qui doit rendre leur
» action naturelle infiniment moins efficace, elles
» seraient nécessitées à des efforts plus violens
» pour la relevée et le soutien de la machine, en
» suite de chaque progression opérée par les mem-
» bres postérieurs.

» Nous présumerions volontiers que, dans les
» chevaux anglais, la ruine des épaules, l'anéan-
» tissement de la liberté de ces parties, et même
» les douleurs dont sont assez ordinairement at-
» teints leurs pieds antérieurs, ne sont dus qu'à la
» surcharge que le devant éprouve, soit par ce dé-
» faut de conformation, qui n'est pas absolument
» rare en eux, soit par la manière dont on les
» exerce, sans attention à la nécessité de l'ensem-
» ble et d'une juste répartition du poids et des
» forces, soit enfin dans les courses plus ou moins
» véhémentes qu'on en exige, etc. Cependant on
» doit observer qu'à leur égard, dans le galop de
» chasse comme dans le galop précipité, la masse

» ne retombe pas de haut, elle est constamment
» près de terre, et il s'en faut de beaucoup que les
» forces, agitées contre les colonnes antérieures, en
» sollicitent l'élévation autant qu'elles en opèrent
» le progrès ; car les parties postérieures s'appro-
» chent beaucoup moins de la ligne de direction
» du centre de gravité, et leur détente semble n'a-
» voir réellement lieu que de la perpendiculaire
» en arrière : or, par cette détente, qui constitue
» le membre dans une sorte de raideur qu'on peut
» regarder comme une des causes de cette espèce
» de flottement de côté et d'autre, que l'on a désigné
» par l'expression de *branle de galop*, tout le pro-
» duit de la vitesse employé dans une direction
» horizontale consiste dans une détermination plus
» rapide de la machine en avant ; et alors les épaules
» ont d'autant plus à travailler, que les parties
» postérieures sont bien moins occupées de les se-
» conder dans la relevée de cette même machine.
    » Nous ne pousserons pas plus loin ici ces ob-
» servations, que nous pourrions étendre à l'infini
» par le développement d'une foule de principes
» évidens, et applicables à tous les points qui, dans
» le corps du cheval, correspondent les uns aux
» autres à titre de cordes, de léviers, de points
» d'appui, de puissance et de résistance. Il suffit
» de ces simples aperçus et de cette très-légère
» ébauche, pour juger de la somme de lumières
» qui, résultant de cette manière d'étudier et de
» rechercher l'animal, mettrait notre esprit au ni-
» veau des rapports et des conditions, qui sont
» pour nous autant de mystères dont la révélation

» importe essentiellement néanmoins à l'artiste et à
» l'écuyer dans nombre de cas, et dans toutes les
» circonstances à la perfection de la science du
» manége.

» Rien n'est assurément plus admirable que de
» réduire un animal doué d'une force plus ou
» moins considérable et d'une agilité plus ou moins
» grande à une obéissance entière, et de le con-
» duire peu-à-peu malgré lui, et cependant sans
» contrainte, à l'habitude de la finesse et de la
» précision dans l'exécution ; mais aussi combien
» peu d'hommes en ont été véritablement capables !
» Une étude suivie et relative au degré de faiblesse
» ou de force annoncé par la structure de l'animal
» et par les différentes combinaisons qui ont pré-
» sidé, pour ainsi dire, à la conformation de son
» corps et de ses membres , est donc absolument in-
» dispensable : par elle les causes de son opposition
» à telle ou telle action, de sa propension à telle ou
» telle autre, et des variations énormes qui étonnent
» toujours dans chacun des individus que l'on
» exerce, se dévoilent et se manifestent ; les moyens
» à employer pour triompher et pour vaincre se
» présentent aussitôt ; les vaines tentatives aux-
» quelles on se serait indiscrètement livré à cet
» effet, sont rejetées : on n'entreprend que ce que
» l'on doit entreprendre ; la mesure des leçons est
» constamment celle de ce que peut l'animal ; on
» prévient ses fautes, et dès-lors on évite la peine
» et le danger d'avoir à corriger ; le mouvement
» qui précède instruisant de celui qui doit sui-
» vre, tous desseins nuisibles sont aisément rom-

» pus, etc., etc. Enfin, il n'est aucun cas particu-
» lier qui puisse être un sujet de perplexité et
» d'embarras, parce que c'est des trésors mêmes
» que la nature nous a ouverts que nous tirons
» tous les principes. »

CHAPITRE SECOND.

DESCRIPTION SOMMAIRE DE CHACUNE DES PARTIES QUI COMPOSENT L'EXTÉRIEUR.

De la Tête en général.

La tête, fixée en avant de ce bras de lévier nommé *encolure*, présente une infinité de variétés selon les individus, les races, les pays, etc.

Pour être bien conformée, elle doit avoir en longueur, prise comme nous l'avons dit, perpendiculairement du sommet de la nuque à l'extrémité de la lèvre supérieure, les deux cinquièmes de la hauteur du cheval, prise du sommet du garot à terre, ou de la distance horizontale de la pointe de l'épaule à la pointe de la fesse, ou encore la distance du sommet du garot à la pointe du coude, ou du milieu du dos au milieu du ventre, ou d'un côté à l'autre de celui-ci.

Elle doit être sèche sans être décharnée; la peau doit en être mince, les vaisseaux apparens, le poil fin et rare, principalement aux parties qui avoisinent les yeux; les yeux doivent être à fleur de tête, vifs et brillans; les naseaux bien ouverts, la bouche pas trop fendue, et la ganache sur-tout ne pas être trop volumineuse.

Un cheval, tel bien établi qu'il soit d'ailleurs, ne plaît guère si sa tête est défectueuse.

Lorsqu'elle péche par excès de volume, que les joues sont épaisses, la ganache proéminente, elle est dite *trop grasse*, *chargée de chair*. On dit qu'elle est *empâtée*, si à ce volume se joint l'épaisseur de la peau, sa mollesse, et la flaccidité des parties situées au-dessous : ces sortes de chevaux sont plus sujets aux maux d'yeux que les autres. Si la tête est trop longue, que les éminences en soient trop saillantes, les salières creuses, les yeux enfoncés, on la nomme *tête de vielle*. Toutes ces défectuosités ont d'abord l'inconvénient de défigurer l'animal, et celui bien plus grave encore pour le cheval de selle d'augmenter le poids du bras de lévier résultant de l'avant-main, de rendre le cheval pesant à la main, de nuire à la légèreté de ses allures, et souvent d'accélérer sa ruine.

Ces défauts, au surplus, lorsqu'ils ne sont pas portés à l'excès, n'ont pas les mêmes inconvéniens pour les chevaux de carrosse, encore moins pour ceux de trait, le volume de la tête augmentant en eux la force de la puissance.

Nous avons admis que le cheval placé, soit en main ou monté, doit avoir la tête dans une situation perpendiculaire; cependant, livré à lui-même, il la porte obliquement, le bout du nez en avant :

le degré de cette obliquité doit être tel, que d'une perpendiculaire tirée de la base de l'oreille à terre, la partie la plus saillante du menton en soit éloignée d'une prime.

Si le cheval porte sa tête plus en avant, on dit qu'*il tend le nez*, qu'*il porte au vent* : quelques chevaux poussent ce défaut jusqu'à porter leur tête suivant la même direction que l'encolure : cet inconvénient est grave, 1°. en ce que l'appui du mors est entièrement déplacé et ne se fait plus que sur les commissures des lèvres, qui sont loin de présenter le même degré de sensibilité que les barres ; alors l'animal s'emporte, devient maître de son conducteur ; le mors remonte quelquefois jusqu'entre les premières molaires, ce qui fait dire que le cheval *a pris le mors aux dents* ; 2°. il butte souvent, parce que, dans cette direction, il ne peut pas voir les obstacles que rencontrent ses pieds ; 3°. beaucoup ont ce défaut par usure ou manque de moyens ; quelquefois aussi il peut dépendre de l'embouchure, ou de la dureté de la main du cavalier ; 4°. enfin, de cette direction de la tête résultent un défaut d'harmonie, une espèce de disjonction entre ses muscles et ceux de l'encolure, du corps et des extrémités, qui intervertit les points d'appui mutuels qui, dans la vraie position, se correspondent parfaitement, de telle sorte que la sensation imprimée sur les barres semble se communiquer à toute la machine.

Cependant on observe généralement que les animaux que la nature a destinés à fournir des courses rapides et prolongées portent ainsi leur tête (le cerf, le chevreuil, le lièvre, etc.). Les chevaux de course anglais portent presque tous au vent, aussi ne sont-ils bons que pour ce genre d'exercice.

La martingale ne remédie qu'imparfaitement à ce vice ; elle peut néanmoins être utile et replacer la tête de certains jeunes chevaux, qui péchent parce qu'ils n'ont pas encore toute leur force.

Lorsque la tête se retire vers l'encolure en sortant de sa direction, au point que le menton touche quelquefois au poitrail, on dit que le cheval *s'encapuchonne*, qu'*il s'arme* : cette position annulle l'effet du lévier résultant de l'action des branches du mors et des rênes, et peut faire courir de grands dangers au cavalier. Ce vice est commun aux chevaux rétifs.

De la Nuque.

La nuque est située à la partie supérieure de la tête, en arrière du toupet, au milieu des oreilles et en avant de la crinière : c'est l'endroit où se place la têtière de la bride.

Pour être bien conformée, il faut qu'elle soit un peu élevée et arrondie, afin de donner plus de grâce à la tête. Les chevaux qui ont la nuque plate sont plus sujets à s'y blesser : cette conformation dépend du trop d'évasement des ailes de l'atloïde. Ce défaut se rencontre souvent dans les chevaux suisses, alsaciens, et dans quelques-uns du Nord.

On doit entretenir la nuque dans la plus grande propreté : elle est exposée à être continuellement salie par la poussière des fourrages et par des brins de ces derniers, qui se fourrent sous le licol, causent des irritations, d'où résultent des dartres, quelquefois des plaies, qui peuvent devenir très-graves et dégénérer en cet ulcère si redoutable, nommé *la taupe*. D'autres causes peuvent encore produire la taupe; elle est toujours difficile à guérir : il survient une infinité d'accidens qui prolongent la cure et peuvent entraîner la perte du sujet; souvent le ligament cervical a été atteint, détruit; quand on est parvenu à cicatriser ce mal, les muscles et les tendons qui ont été lésés ont quelquefois contracté des adhérences qui nuisent aux mouvemens de la tête et de l'encolure; si le ligament cervical a été détruit, la tête, n'étant plus soutenue par ce ligament suspenseur, ne peut plus être relevée que momentanément par l'action des muscles; elle reste constamment basse, l'encolure perd le liant et la souplesse indispensables à l'action de l'avant-main, et l'animal n'a plus de valeur.

Du Toupet.

Le toupet est cette touffe de crins continue à la crinière, implantée en avant de la nuque et retombant en avant de la tête. Plusieurs auteurs prétendent que son usage est d'ombrager les yeux et d'empêcher la sueur qui découle du front de s'y introduire; mais beaucoup de chevaux ont le toupet très-court, ou peu fourni de crins naturellement; leurs yeux n'en sont pas plus exposés pour cela : il est d'autres agens qui garantissent bien plus immédiatement ces organes, d'autant que le toupet se dirige plutôt sur le milieu du pariétal et du front que vers les yeux. Il paraît plus raisonnable de penser qu'il a été placé en cette partie pour servir à l'ornement du cheval. On doit l'entretenir dans la plus grande propreté : la poussière du fourrage, s'y introduisant constamment, l'exposerait sans cela à la gale, à la chute des crins, etc. On a remarqué que les chevaux de belle race ont le toupet moins fourni et les crins beaucoup plus fins que les chevaux communs.

Des Oreilles.

(Nous ne traiterons que d'une seule pour les deux, afin de ne pas multiplier le pluriel.)

L'oreille, organe de l'ouïe, dans lequel on remarque deux parties essentiellement distinctes, l'une, externe, propre à rassembler les sons ; l'autre, interne, qui est l'organe immédiat de l'audition.

Placée à la partie supérieure et latérale de la tête, l'oreille externe, qui doit seule ici nous occuper, est un cône cartilagineux recouvert d'une peau fine, tronqué irrégulièrement dans toute la longueur de sa surface latérale externe : on y reconnaît une base, une pointe, une échancrure, des bords et une concavité.

La face interne de l'oreille présente plusieurs bourrelets longitudinaux, dont l'usage paraît être de renforcer ce cône et de l'empêcher de se reployer sur lui-même ; la peau qui tapisse cette surface est plus mince, et garnie de poils longs, plus fins et plus clair semés qu'à la face externe : l'usage de ces poils est d'empêcher les corps étrangers de s'introduire dans l'intérieur de l'organe.

9*

Sa position, dans l'état de repos, est droite, les pointes portées un peu en avant et en dehors.

L'ouïe étant, après les yeux, l'organe le plus essentiel pour établir les rapports de l'animal avec les objets environnans et veiller à sa conservation, principalement pendant l'obscurité, l'oreille externe est très-mobile, et se dirige promptement du côté d'où vient le son, afin de mieux entendre. Ses mouvemens indiquent aussi les diverses sensations que l'animal éprouve.

Pour que l'oreille soit bien conformée, il faut qu'il y ait, de sa base à sa pointe, deux secondes; d'une base à l'autre, du côté interne, un peu moins de deux secondes; et d'une base à l'autre, du côté externe, deux secondes et demie.

Quand les oreilles sont trop longues et, joint à ce défaut, trop rapprochées, elles sont dites *oreilles de lièvre*; le cheval est dit *oreillard*, si les oreilles sont trop longues, trop épaisses, et que leur excès de volume les fasse pencher en dehors; elles sont sujettes à ballotter en tous sens quand l'animal est en action. Si, au lieu de la situation naturelle, elles sont placées horizontalement sur les parties latérales de la tête, on les nomme *oreilles de cochon*: elles ballottent encore plus fréquemment que celles du cheval oreillard.

Le cheval est dit *clabaud* quand l'oreille tombe à plat sur le côté de la tête, de même qu'aux chiens couchans. Cette défectuosité est plus généralement la suite d'un accident que naturelle : par exemple, de coups que des conducteurs brutaux assènent sans ménagement sur cette partie; elle peut aussi provenir d'un torche-nez trop serré ou qu'on aura laissé trop long-temps à l'oreille d'un cheval difficile. On voit beaucoup de chevaux de charrette qui sont clabauds.

Nous avons dit que le mouvement des oreilles indiquait souvent les sensations que l'animal éprouve : les couche-t-il en arrière, en les rapprochant de l'encolure, il médite quelque méchanceté, soit mordre ou frapper : c'est ce qu'on appelle *faire la méchante oreille*. Le cheval qui court à toutes jambes couche aussi ses oreilles en arrière, et par ce mouvement garantit le tympan de l'impression trop vive de l'air, impression considérablement augmentée par la vélocité de la course.

Si, en marchant d'un pas ferme et délibéré, il dirige ses oreilles en avant, on dit qu'il a l'oreille *hardie*. Le cheval épouvanté porte de même ses oreilles en avant, mais alors les pointes en sont plus rapprochées. Un mouvement alternatif, tantôt de l'une, tantôt de l'autre, de devant en arrière ou de derrière en avant, fait dire qu'il a l'oreille *inquiète, incertaine*; ce mouvement indique aussi la faiblesse de la vue, ce qui doit porter à un examen plus scrupuleux des yeux : cette vacillation étant plus prononcée, le cheval levant ses extrémités antérieures très-haut et ne marchant qu'avec une espèce d'hésitation, on peut affirmer, même d'assez loin, et sans avoir besoin d'examiner les yeux, que la vue est anéantie.

On taille les oreilles aux chevaux qui les ont trop longues; cette opération peut être utile, en ce qu'elle retranche une défectuosité qui nuit à la beauté de l'animal : on tâche alors d'imiter autant que possible la forme naturelle. La mode a existé de couper les oreilles assez près de la tête : cette bizarrerie, qui nous venait des Anglais, est à-peu-près passée maintenant, on voit peu de chevaux à courtes oreilles : celui qui a subi cette opération et auquel on a conservé la queue est appelé *moineau*; celui auquel on a retranché les oreilles et la queue est nommé *bretaudé*.

Dans les corps de cavalerie, on fend une oreille aux chevaux de réforme, afin de les reconnaître dans le cas où, après les avoir refaits, on les représenterait une seconde fois. Les acquéreurs ont soin de recoudre la plaie étant encore fraîche, ou de rafraîchir avec un bistouri les bords de la division, si elle a été faite depuis quelque temps : l'oreille reprend presque toujours, et cela paraît peu ; cependant on peut l'apercevoir à une petite échancrure qui reste sur son bord, et aussi à une couture longitudinale à sa face interne, et sur laquelle il ne repousse jamais de poil.

Les maquignons cherchent à rapprocher les oreilles des chevaux qui les ont trop écartées, en enlevant une portion de peau près de leur base interne, et réunissant ensuite les bords de la plaie au moyen de points de suture : cette pratique est dangereuse, en ce qu'elle peut occasionner le mal de *taupe*; elle est inutile, parce que le poids de l'oreille tirant continuellement sur la peau, la fait bientôt céder et reprendre ensuite sa position primitive.

Les maladies de l'oreille sont des tumeurs, des

abcès, qui surviennent ordinairement en suite de coups appliqués sur cette partie : d'où peuvent résulter des ulcères, des suppurations quelquefois difficiles à guérir, sur-tout quand elles sont situées dans l'intérieur de la conque.

La méthode d'introduire des substances médicamenteuses dans l'oreille pour guérir les chevaux de certaines maladies, est absurde, et démontre l'ignorance de celui qui la met en usage : bien loin de procurer la cure du mal, elle peut occasionner de graves inconvéniens, causer des vertiges, des assoupissemens, etc., et souvent une mort d'autant plus prompte que les médicamens introduits seront plus actifs.

Des Parotides.

On nomme parotide, en extérieur, la partie qui répond au siége de la glande salivaire qui porte ce nom : elle s'étend, par un léger enfoncement, depuis la base externe de l'oreille jusqu'à la gorge; sa largeur est d'environ deux travers de doigt. La parotide forme une grande partie de l'attache de la tête.

En suite de quelques maladies, ou par l'oblitération du canal salivaire de la parotide, cette glande peut s'engorger; il en résulte un gonflement plus plus ou moins considérable à l'extérieur : alors les maréchaux ignorans et autres guérisseurs pincent cette partie avec des tricoises, et la battent avec un petit bâton jusqu'à l'excorier; quelquefois ils déchirent la peau et même la glande, provoquent la sortie de quelques grains glanduleux, qu'ils prennent pour des pétrifications, et croyant avoir extrait la cause de la maladie, s'applaudissent de leur dextérité, tandis qu'ils n'ont fait que produire un mal bien plus grave que celui pour lequel ils ont fait leur inepte opération. Dans aucun cas, on ne doit la laisser pratiquer sur son cheval : il peut en résulter de violentes inflammations, des abcès, etc.; mais presque toujours il reste une fistule salivaire, dont la cure est longue, souvent incertaine, même quelquefois incurable.

De la Gorge.

Les premiers cerceaux de la trachée-artère forment la base de la gorge : elle est bornée par l'auge, l'extrémité inférieure des parotides, et par le bord inférieur et antérieur de l'encolure.

La peau qui recouvre la gorge est ordinairement lâche, et forme quelques plis; elle doit être souple et nullement adhérente. On doit examiner si la gorge n'est pas douloureuse ou engorgée, ce qui arrive souvent aux jeunes chevaux qui n'ont pas jeté leur gourme; ce qui est aussi un des symptômes de la squinancie, que les maréchaux et le vulgaire nomment *étranguillon*.

On provoque la toux en pinçant fortement à la gorge les premiers cerceaux de la trachée-artère : l'expression plus ou moins sonore et franche de cette toux peut servir d'indication pour juger de l'état des organes respiratoires, et particulièrement du poumon, viscère tellement essentiel à l'intégrité des fonctions de l'animal, que lorsqu'il est altéré, toute l'économie souffre plus ou moins, selon la gravité de l'affection. Le cheval auquel on serre la gorge, qui tousse une ou deux fois franchement, avec force, sans secousse générale de tout le corps, qui s'ébroue ensuite (ce qu'on exprime vulgairement par le terme de *rappeler*), a presque toujours la poitrine en bon état. Il est quelques chevaux qu'on ne peut parvenir à faire tousser, quelque force que l'on emploie en serrant la gorge.

Les chevaux poussifs ne rappellent ordinairement pas; il ne faut cependant pas toujours s'en rapporter à ce seul symptôme pour assurer son jugement, car il s'en rencontre qui rappellent comme s'ils étaient sains; de même que certains chevaux ne rappellent pas, quoique bien portans.

La mollesse des cerceaux de la trachée-artère indique aussi un cheval dont la poitrine est faible.

La nuque, les parotides et la gorge forment l'attache de la tête : si la ligne de démarcation, ou ce léger enfoncement qui résulte de l'intervalle occupé par la parotide entre l'encolure et la tête, n'est pas suffisamment prononcée, qu'il y ait au contraire du boursoufflement ou pas assez de distance, les mouvemens de la tête sont gênés; on dit aussi qu'elle est *plaquée*, *mal attachée*.

Du Pariétal.

Tous les auteurs qui ont traité de l'extérieur du cheval ont confondu ensemble le pariétal et le front; nous pensons cependant qu'on doit le distinguer particulièrement, puisqu'il n'a pas la même forme que ce dernier, que d'autres os lui servent de base, que les poils qui le couvrent n'affectent pas la même direction : c'est pourquoi il nous a paru utile d'en faire une mention spéciale, ne serait-ce que pour mieux préciser dans les signalemens le lieu des marques qui se rencontrent si souvent sur les diverses régions de la face antérieure de la tête.

Le pariétal, situé à la partie supérieure et antérieure de la tête, entre le toupet, les oreilles, les tempes et le front, doit être légèrement aplati dans dans son milieu et arrondi sur ses parties latérales. Les chevaux arabes, les chevaux anglais de race ont le pariétal large et bien proportionné : on considère en général cette conformation comme un indice de vigueur; on a cru remarquer que ceux qui ont le pariétal bombé antérieurement et étroit sur les côtés, étaient entêtés et souvent plus difficiles à soumettre que les autres.

Les blessures, et principalement les coups assénés sur cette partie, peuvent avoir des suites bien plus graves que sur le front, en ce qu'ils peuvent intéresser immédiatement le cerveau, et occasionner la perte de l'animal.

Du Front.

Le front est borné supérieurement par le pariétal, latéralement par les yeux et les larmiers, inférieurement par le chanfrein; il a pour base l'os frontal.

La surface du front doit être légèrement aplatie : si elle est enfoncée, le cheval est dit *camus*; si au contraire elle est convexe ou bombée, que cette convexité se continue sur le chanfrein, le cheval a la tête *busquée* ou *moutonnée*.

Nous traiterons de la *pelotte*, des *épis* et autres marques qui peuvent se rencontrer sur le front, à l'article *des signalemens* ; cependant nous devons dire ici que les maquignons et quelques personnes, soit pour apparier un cheval ou pour satisfaire leur caprice, cherchent à produire une pelotte en cautérisant sur le milieu du front soit avec un fer rouge ou un corps appliqué bouillant en cet endroit : cette pratique ne réussit pas toujours ; elle donne souvent lieu à la chute des poils et laisse sur le front une cicatrice luisante plus ou moins large, grisâtre, dénudée de poils, qui est désagréable à l'œil et peut déprécier le cheval.

Nous avons vu un poulain de dix-huit mois auquel on avait pratiqué cette opération, et qu'on avait brûlé avec une telle violence, que l'os frontal était percé ; il en était résulté une ouverture, cicatrisée alors, qui communiquait avec les cavités nasales, et aura probablement duré autant que la vie de l'animal.

Des Tempes.

Les tempes, une de chaque côté de la partie supérieure de la tête, ont pour base la portion saillante ou apophyse zygomatique du temporal ; la tempe est bornée supérieurement par la base de l'oreille, latéralement par le pariétal et la salière du côté antérieur, et par la partie supérieure de la joue du côté externe.

Elles doivent être saillantes sans excès, ce qui rendrait la tête trop grosse ; trop enfoncées, elles donnent à l'animal un air hébété, et nuisent à l'agrément de la tête. Leur dimension d'une tempe à l'autre est d'un peu plus d'un tiers de tête.

Elles sont exposées à être fracturées par des coups, des chutes, etc. Quand les chevaux sont très-malades, qu'ils restent long-temps couchés sur le même côté, la tempe s'excorie; il en résulte des plaies plus ou moins graves, quelquefois la carie de l'os, ou des fistules interminables si la plaie se rencontre à l'articulation de l'os de la mâchoire avec le temporal.

Des Salières.

La salière est située au-dessus de l'orbite entre la tempe et le pariétal : elle est ainsi nommée, parce que ordinairement elle présente un enfoncement; cependant elle ne doit pas être creuse, ce qui nuirait à la beauté de la tête : il est mieux au contraire qu'elle soit un peu bombée.

On croit généralement que les chevaux qui ont les salières creuses proviennent de vieux étalons; cette assertion n'est pas toujours juste : il est dans les haras une infinité de vieux chevaux dont les productions ne se ressentent aucunement de cette difformité, tandis que de jeunes étalons produisent des poulains qui en sont affectés.

Les maquignons font disparaître momentanément la cavité trop profonde de la salière, en y insinuant de l'air par un très-petit trou qu'ils pratiquent à la peau, et dans lequel ils soufflent au moyen d'un chalumeau, ce qui en produit le gonflement, et la remplit pour deux ou trois jours; ils profitent de ce temps pour vendre le cheval, dont la salière revient bientôt à son état primitif. Cette ruse est facile à découvrir : l'endroit où le trou a été fait présente une petite éminence, ce qui doit porter à froisser en cet endroit la peau entre les doigts ; alors elle est crépitante, c'est-à-dire qu'elle produit l'impression et le bruit d'un parchemin replié, qui serait froissé de même.

Lors de certaines maladies de l'œil, les maréchaux pratiquent sur la salière une opération qu'ils appellent *dégraisser l'œil par le haut* : elle consiste à retirer, par une ouverture faite à la peau, une partie du corps graisseux, qui sert de coussinet à l'œil ; leur ineptie les porte à croire que cette graisse a été produite accidentellement, et qu'ils remédieront ainsi à ce qu'ils appellent *la vue grasse* : cette opération n'est jamais nécessaire ; il peut en survenir des accidens graves, c'est pourquoi on ne doit en aucun cas la laisser pratiquer sur son cheval.

De l'Orbite.

L'orbite a pour base l'arcade supérieure de la cavité orbitaire : c'est sur l'orbite que *Bourgelat* a placé les sourcils du cheval, quoique rien ne les y indique, et que les poils n'y soient pas plus longs que sur les parties environnantes.

Quand les chevaux avancent en âge, les poils se mélangent de blanc sur les orbites : on dit alors qu'ils ont *cillé* ; dans la vieillesse, ils y sont quelquefois entièrement blancs.

L'orbite doit être saillant : quand il est renfoncé l'œil est ordinairement petit, les paupières plissées, ce qui défigure beaucoup le cheval et lui ôte de sa valeur.

De l'OEil.

On nomme ainsi l'organe immédiat de la vue, ou de ce sens par lequel l'animal est en rapport avec les objets plus ou moins distans de lui, et juge de leur volume, de leur figure, de leur couleur et de leur situation.

Les yeux, situés un de chaque côté de la tête et vers son tiers supérieur, sont logés chacun dans une fosse profonde, connue sous le nom de *cavité orbitaire* ou *oculaire*, qui est formée par le concours de plusieurs os de la tête.

Toutes les parties qui entrent dans la composition de cet organe peuvent se diviser en deux classes : 1°. parties accessoires ou environnantes; 2°. parties constituantes.

Autour des paupières, sur les joues et sur quelques parties de la face sont parsemés çà et là des poils longs, durs, semblables à des crins, implantés et se dirigeant directement : leur usage est d'avertir l'animal, par leur contact sur les corps environnans, de la présence de ces corps, quand sa vue est fixée ailleurs et qu'il ne les a pas aperçus.

Les parties environnantes qui se présentent les premières sont les *paupières*, deux pour chaque œil, distinguées en paupière *supérieure* et en paupière *inférieure* : ces organes, tendus au-devant de l'œil, sont formés extérieurement par la continuation de la peau, qui devient beaucoup plus mince et n'est plus garnie que d'un poil très-fin, lequel est plus rare sur le bord des paupières.

L'étendue de la paupière supérieure est plus grande que celle de l'inférieure ; la mobilité dont elles jouissent n'est pas non plus égale, celle supérieure se mouvant avec une très-grande vivacité, tandis que les mouvemens de l'inférieure sont très-bornés, à raison de sa moindre étendue.

Leur usage est d'entourer la partie antérieure de l'œil, de le protéger, en se rapprochant vivement, contre l'action des corps étrangers ; d'en nettoyer la surface des corpuscules qui pourraient s'y introduire ; de modérer l'impression trop vive des rayons lumineux, enfin de le soustraire à leur impression en se tenant rapprochés pendant le sommeil.

De la réunion des paupières résultent deux angles qui se correspondent obliquement de haut en bas et de dehors en dedans : l'un, supérieur, est dit *petit angle*, ou *angle temporal* ; l'angle inférieur est dit *grand angle*, ou *angle nasal.*

Au bord des paupières sont plusieurs rangées de poils longs appelés *cils* : ils sont plus nombreux à la paupière supérieure qu'à l'inférieure, qui n'en a presque pas et souvent point du tout ; ils sont aussi en plus grande abondance et plus longs sur le milieu que vers les angles. Les cils sont destinés à ombrager l'œil, à modérer ainsi la vivacité des rayons de lumière, à retenir les corpuscules étrangers qui voltigent dans l'atmosphère et qui pourroient, en arrivant sur le globe, causer des irritations.

Le bord interne de chaque paupière est taillé en biseau, de manière que, quand elles sont rapprochées, la rencontre de ces deux biseaux forme une gouttière par laquelle les larmes coulent du petit angle au grand.

Dans l'épaisseur du bord des paupières sont deux petites lames cartilagineuses, en forme de croissant, appelées *tarses* : ces cartilages tarses ont pour objet d'affermir ces bords, de maintenir la paupière constamment tendue, de l'empêcher de se froncer dans le sens de sa largeur.

Sur le biseau du bord interne des paupières et même un peu au-dessus, se trouvent plusieurs rangées de petits trous nommés *points ciliaires* : ce sont les orifices de follicules ou petites glandes dites de *Meibomius*, dont la fonction est de sécréter la chassie; l'usage de cette humeur onctueuse est de faciliter le mouvement des paupières sur le globe.

La face interne des paupières est tapissée par une membrane fine, d'un tissu lâche, de couleur rose, parsemées d'une infinité de vaisseaux : cette membrane, nommée *conjonctive*, parce qu'elle réunit le globe aux paupières, n'adhère fortement qu'aux bords de ces dernières et au pourtour de la cornée transparente; elle entoure librement l'œil jusque vers le milieu de son épaisseur : là, se replie en tous sens sur elle-même, prend le nom d'*albuginée* : cette albuginée est plus mince, blanche, se confond avec les expansions tendineuses des muscles de l'œil, et vient se terminer, comme il vient d'être dit, à la réunion de la cornée lucide ou transparente avec la sclérotique ou cornée opaque.

Au-dessus du petit angle, sous l'arcade orbitaire, entre la paupière supérieure et la conjonctive, est un corps mollasse, oblong, de couleur jaune brunâtre, formé de granulations, nommé *glande lacrymale*, dont l'usage est de sécréter les larmes, qui sont versées à la surface interne de la paupière supérieure, par de petits canaux dont les ouvertures forment de petits trous, qui se rencontrent au-dessus des points ciliaires : ces trous ont reçu le nom d'orifice des canaux hygrophthalmiques.

Les larmes prennent, comme nous l'avons dit, leur source dans la glande lacrymale ; elles sont claires, de nature aqueuse, d'une saveur légèrement salée ; coulent continuellement du petit angle au grand, sont uniformément répandues pendant la veille par les mouvemens de l'œil et des paupières ; leur progression a lieu pendant le sommeil par ce canal que forme la rencontre des deux biseaux du bord interne des paupières. L'usage des larmes est de faciliter les mouvemens du globe, de concourir à empêcher la dessiccation de la partie de cet organe qui est en contact avec l'air, d'en entretenir la netteté et la transparence.

Une partie des larmes et d'autres humeurs qui s'y mêlent, dont nous parlerons, est évaporée par l'air ; l'excédant est absorbé par deux petites ouvertures rondes, situées à la partie interne du grand angle de l'œil ; on les nomme *points lacrymaux :*

ces points, maintenus constamment ouverts par des productions annulaires des tarses, sont les orifices du réservoir ou sac lacrymal, logé dans un trou percé dans la face orbitaire de l'os lacrymal, lequel réservoir se continue par un canal dont l'orifice inférieur, coupé d'une manière oblique, se termine à la partie inférieure de la membrane du nez. C'est ainsi que le superflu des larmes est introduit par les points lacrymaux dans le sac lacrymal, coule par le conduit de ce nom jusque sur la membrane nasale, où il est dispersé, par l'action de l'air inspiré, sur la partie inférieure de cette membrane, et l'entretient constamment humide.

Les points lacrymaux sont séparés par un petit monticule noirâtre, rond, garni de quelques poils, nommé *caroncule lacrymale* : son usage est d'empêcher les larmes de franchir le grand angle, et de les forcer à enfiler les points lacrymaux.

Entre la conjonctive et l'albuginée, dans l'intérieur du grand angle des paupières, se trouve le *corps clignotant*, nommé aussi *troisième paupière*, *paupière nasale*, et par quelques-uns *onglée* : ce corps, essentiellement cartilagineux, allongé, a la forme d'un ongle à sa partie antérieure et libre, il est arqué suivant la convexité du globe, sur lequel il est maintenu appliqué par l'action des parties environnantes ; cette partie antérieure, noirâtre, se termine insensiblement par un bord membraneux, mince et plus élargi ; l'autre extrémité de ce cartilage, beaucoup plus épaisse, s'enfonce derrière la conjonctive et porte un tissu graisseux qui fait partie du coussinet de l'œil, lequel fixe ce corps d'une manière lâche, et lui permet de se déplacer avec facilité quand l'œil est tiré en dedans. Le corps clignotant n'a point de muscles pour opérer ses mouvemens ; ils sont produits par la pression des parties environnantes sur sa base ; hors le temps de son action, il ne dépasse que très-peu la caroncule lacrymale. Son usage est de passer rapidement sur le devant de l'œil, de l'essuyer, et d'opposer promptement un obstacle aux corps étrangers qui pourraient s'y introduire.

La cavité orbitaire a beaucoup plus de capacité que le volume du globe oculaire et de ses annexes ; une quantité considérable de graisse en remplit tout le vide, entoure l'œil, lui forme un coussinet sur lequel il repose, qui rend ses mouvemens plus faciles, et l'empêche d'être froissé contre les parois osseuses de cette cavité.

L'œil est mu par sept muscles : 1°. quatre *droits*, ainsi nommés parce qu'ils se portent en ligne directe du fond de la cavité orbitaire au pourtour de la partie antérieure de la sclérotique, et désignés, en raison de leur position et de leur usage, en *droit supérieur*, ou le *releveur* ; *droit inférieur*, ou *abaisseur* ; *droit externe*, ou *abducteur* ; *droit interne*, ou *adducteur*. Ces muscles, dont les fonctions sont suffisamment exprimées par leur nom, se terminent, ainsi que les deux suivans, chacun par une aponévrose très-mince, au pourtour antérieur de la sclérotique, en adhérant fortement à l'albuginée ; 2°. deux obliques : l'un, dit le *grand oblique*, ou *trochléateur*, plus long que les muscles droits, prend son attache de même au fond de l'orbite, passe dans une poulie cartilagineuse fixée dans une fossette située au-dessus et près du trou sourcilier; ensuite se porte obliquement de bas en haut, et se termine par une aponévrose à la sclérotique, entre le droit supérieur et le droit externe: son usage est de faire tourner l'œil de dehors en dedans; l'autre muscle est le *petit oblique*; il prend son origine de la fossette lacrymale qui est sur la face orbitaire de l'os lacrymal, se dirige obliquement sur le côté externe du globe, où il se termine aussi par une aponévrose au côté externe du bord de la sclérotique : il fait mouvoir le globe de dedans en dehors et de bas en haut; 3°. enfin le septième, nommé *orbiculaire*, *droit postérieur*, ou le *suspenseur* par Bourgelat, le *rétracteur* par Lafosse, prend aussi son origine au fond de la cavité orbitaire, entre l'attache des quatre muscles droits, et se porte directement, par quatre portions charnues intimement unies entre elles, à la face postérieure de l'œil, où il est inséré : son usage est de tirer le globe vers le fond de la cavité orbitaire. Le nerf oculaire ou optique suit le trajet et passe dans le centre de l'épaisseur de ce muscle.

Parties constituantes de l'œil.

L'œil, sorti de la cavité orbitaire et dégagé de ses parties environnantes, représente une espèce de globe ou bulbe un peu aplati postérieurement, percé dans cette partie postérieure d'un trou qui donne passage au *nerf optique* ou *oculaire*.

Cet organe est essentiellement composé de membranes et d'humeurs : ces membranes sont la *sclé-*

rotique, la *cornée lucide*, la *choroïde*, *l'iris* et la *rétine*; les humeurs sont, *l'humeur aqueuse*, *l'humeur vitrée* et le *cristallin* : ces deux dernières ont chacune leur enveloppe particulière. Des vaisseaux et des nerfs entrent aussi dans sa composition, et traversent la sclérotique en divers points de sa circonférence.

La *sclérotique*, ou *cornée opaque*. On nomme ainsi la tunique qui forme une grande partie de l'enveloppe de l'œil et détermine en quelque sorte sa figure : cette membrane, d'un tissu ferme et serré, blanche, composée de fibres très-denses, qui s'entrelacent en divers sens, s'étend en forme de coque depuis l'insertion du nerf optique jusqu'au pourtour de la cornée lucide ; la sclérotique est plus épaisse en son fond que vers ses bords, qui se terminent circulairement par un biseau taillé aux dépens de sa face interne, auquel est accolé un pareil biseau, qui termine le pourtour de la cornée transparente. Cette face interne est concave, et revêt la choroïde.

La *cornée lucide*, ou *transparente*, nommée aussi la *vitre de l'œil*, placée en avant de la sclérotique, forme la partie antérieure du globe : c'est une portion de sphère composée d'une quantité de membranes très-minces, transparentes, superposées par couches, intimement unies les unes aux autres, dont l'ensemble ne forme, en apparence, qu'une membrane circulaire, convexe, transparente, plus épaisse en son centre que vers ses bords, qui sont taillés en biseau aux dépens de sa face externe, et s'unissent en s'enfonçant au-dessous du biseau que nous avons remarqué au bord de la sclérotique. La réunion de ces deux membranes clôt entièrement le bulbe de l'œil.

La face interne de la sclérotique est tapissée par une membrane formée de deux lames, très-peu consistante, très-fine, tissue d'une infinité de petits vaisseaux, nommée la *choroïde* : cette membrane prend naissance au pourtour de l'insertion interne du nerf optique, tapisse exactement la concavité de la sclérotique, y adhère par un tissu cellulaire très-lâche, et par les vaisseaux et les nerfs qui traversent cette cornée opaque, et s'unit circulairement, un peu en arrière du point où commence la cornée lucide, à un cercle blanchâtre, nommé *ligament ciliaire*, ou *cercle irien*.

La choroïde est enduite d'un mucus noirâtre qui lui communique cette couleur, principalement à la lame externe ; elle est plus noire à sa partie antérieure, vers le cercle irien, que dans le fond, où la lame interne réfléchit une teinte bleue argentée changeant en violet : cette partie est nommée *tapis*, ou *tapétum de la choroïde*.

La *choroïde* forme la *chambre noire* de l'œil, et sert à absorber les rayons lumineux divergens qui ne doivent pas servir à la vision, et qui, par leur superfluité, troubleraient la perception des rayons directs.

Le ligament ciliaire est un cercle blanchâtre, peu étendu, nommé aussi cercle irien, parce qu'il entoure et soutient la circonférence de l'iris ; son tissu est très-serré en avant ; il s'amincit en arrière et se confond avec la choroïde : placé, ainsi qu'il a été dit, un peu en arrière du point d'union de la cornée lucide avec la sclérotique, ce cercle adhère très-fortement à la choroïde ; son adhérence à la sclérotique n'est pas aussi solide.

De la face interne du ligament ciliaire et autour de son ouverture antérieure, se détache une production membraniforme, étroite, noirâtre, nommée *procès ciliaire*, ou *procès irien* : cette membrane, réticulaire, plus épaisse en son milieu qu'à ses bords, forme des plis disposés en manière de rayons autour du cristallin ; ses bords, libres, présentent des dentelures très-fines, qui entourent le bord tranchant de la capsule cristalloïde, et sont adossées sur la face antérieure du corps vitré. Le procès irien semble être une continuation de la choroïde : on croit qu'il contribue à maintenir en place la capsule cristalloïde, et à soutenir les vaisseaux qui charient les matières de sécrétion et d'excrétion propres aux humeurs de l'œil.

L'*iris*, membrane fibreuse, de forme circulaire, composée de deux lames, adhérant intimement par sa grande circonférence au cercle irien, percée dans son centre d'une ouverture transversalement elliptique, nommée la *pupille*. Cette membrane forme dans l'intérieur de l'œil une cloison qui le divise en deux capacités inégales : l'une, entre la face concave de la cornée lucide et l'iris, est dite *chambre antérieure* ; l'autre, en arrière de cette cloison, ayant plus d'étendue, est nommée *chambre postérieure*.

L'iris est très-contractile ; sa face antérieure, composée de fibres ou stries disposées en manière de rayons et d'anneaux circulaires, réfléchit diverses couleurs, et présente des cercles plus ou moins foncés, dont la teinte varie suivant les individus.

C'est la couleur variable de l'iris qui fait distinguer la couleur des yeux, les autres parties constituantes de ce globe conservant toujours la même. Il est des chevaux en qui cette membrane est blanche avec des cercles bleus ou roses, ou entièrement d'une seule de ces couleurs : c'est ce qui constitue les *yeux vérons*.

La *pupille*, ou, vulgairement, la *prunelle*, ouverture transversalement elliptique dont est percée l'iris à-peu-près dans son milieu, et qui donne passage aux rayons lumineux qui vont se peindre au fond du globe.

Cette ouverture est susceptible de dilatation ou de resserrement par suite des mouvemens de l'iris. Quand l'objet qui se présente à la vue est éclairé par une lumière trop vive, que les rayons en sont trop intenses, l'iris se dilate et la pupille se rétrécit ; l'effet contraire a lieu dans une exposition sombre, et plus encore dans l'obscurité ; c'est-à-dire que l'iris se resserre et que la pupille s'élargit.

Dans le premier cas, celui où la lumière est trop vive, l'iris, en diminuant l'ouverture pupillaire, empêche qu'il ne pénètre dans le fond de l'œil une trop grande quantité de rayons lumineux, d'où suivrait l'irritation de la rétine ; dans l'obscurité, au contraire, la pupille est dilatée, pour admettre une plus grande quantité de lumière, afin de mieux distinguer les objets.

Les mouvemens de l'iris sont involontaires, et n'ont généralement lieu que par l'impression de la lumière sur la rétine. La pupille est plus dilatée pendant le sommeil, dans la colère, dans certains cas maladifs graves, aux approches de la mort et après elle.

La lame postérieure de l'iris, demi-spongieuse, se nomme *uvée* : c'est une continuation de la choroïde ; elle est noirâtre et adhère très-intimement à l'iris. L'uvée fournit deux ou trois prolongemens spongieux, aussi noirâtres, qui passent au travers de l'ouverture pupillaire, et paraissent ordinairement isolés l'un de l'autre, à son bord supérieur, dans la chambre antérieure : on les a nommés *fungus*, ou *grains de suie*. La position, le nombre et le volume de ces fungus ne sont pas constans ; on les voit quelquefois au bord inférieur de la pupille, d'autres fois ils ne sont pas apparens ou manquent.

La *rétine*. Le nerf optique ou oculaire sort du crâne par le trou optique qui est au fond de la cavité orbitaire, forme un gros cordon nerveux qui passe directement entre les quatre portions du muscle orbiculaire, et perce la sclérotique à sa partie postérieure et interne ; ce nerf, après avoir pénétré dans le globe, s'épanouit au-dessus de la choroïde d'où résulte cette expansion membraniforme nommée *rétine*.

La rétine correspond assez exactement à la choroïde, et la recouvre sans y adhérer et sans être colorée par son enduit : cette membrane, formée par la pulpe du nerf optique, se propage jusqu'au-dessous du cercle irien, devient ensuite beaucoup plus mince, se replie pour tapisser la face postérieure du procès irien, dans les replis duquel elle se termine. La couleur de la rétine est blanchâtre; elle a très-peu de consistance (1); elle est composée, ainsi qu'il vient d'être dit, de la substance pulpeuse du nerf optique, de fibres et d'une infinité de petits vaisseaux sanguins.

La rétine est le siége immédiat de la vision : on la compare à un miroir dont la surface azurée ou le tapétum de la choroïde serait le tain. C'est sur elle que viennent se peindre les rayons de lumière émanés des corps pour la perception de la vue.

Des Humeurs de l'œil.

L'*humeur aqueuse*, limpide, transparente, un peu visqueuse, claire comme de belle eau, de saveur légèrement salée, remplit principalement la totalité de l'espace qui est entre la cornée lucide et l'iris, que nous avons dit être la chambre antérieure de l'œil. Une grande partie de cette humeur suinte abondamment au travers les pores de la cornée et se mêle aux larmes; elle se reproduit très-promptement quand elle a été évacuée : son usage est d'entretenir la netteté de l'œil, de le tenir constamment bombé et de converger les rayons de lumière sur la pupille.

---

(1) La dissection de cette membrane exige le plus grand soin pour la conserver intacte; elle se rompt souvent par son propre poids, et quoique n'adhérant à l'humeur vitrée que par la nature glutineuse de celle-ci, elle s'y colle, se déchire et la suit quand on évacue cette dernière.

L'*humeur vitrée*, ou le *corps vitré* , ainsi nommée par sa ressemblance avec du verre en fusion, située en arrière de l'iris dans la chambre postérieure dont elle occupe la plus grande partie. Cette humeur visqueuse, parfaitement diaphane, est contiguë à toutes les parties qui l'entourent sans y adhérer ; elle est renfermée dans une membrane qui lui est propre, nommée *hyaloïde* : la membrane hyaloïde est aussi parfaitement transparente, extrêmement fine, cependant formée de deux lames ; elle fournit des expansions qui s'enfoncent dans la substance du corps vitré, et forment une infinité de cellules, qui contiennent cette humeur et paraissent communiquer ensemble.

Le *cristallin* , corps beaucoup plus dense que les autres fluides contenus dans l'organe, et néanmoins désigné comme humeur : on l'a nommé ainsi à cause de sa transparence, semblable à celle du cristal ; la forme du cristallin est lenticulaire, un peu plus bombée en dessous qu'en dessus ; il est très-diaphane et de consistance albumineuse ; soumis à la dessiccation, il devient opaque et paraît formé de plusieurs lames concentriques emboîtées les unes dans les autres.

Ce corps, situé derrière la pupille, dans un enfoncement de la face antérieure de l'humeur vitrée, nommé le *chaton du cristallin*, est renfermé dans une production de la membrane hyaloïde, qui lui devient propre et l'entoure sans y adhérer ; cette enveloppe du cristallin est nommée *capsule cristalloïde*.

Les **beaux yeux** sont grands, vifs, brillans, bien fendus, d'une égale dimension : la face antérieure du globe doit être un peu plus saillante que le niveau de l'orbite, le regard doit être assuré ; ce qui donne à l'animal un air de hardiesse dont on peut augurer favorablement pour ses qualités.

L'aspect des yeux peut aussi quelquefois donner des indications sur l'état de santé de l'animal : un cheval souffrant a ordinairement l'œil triste, abattu ; dans quelques cas cependant de maladies violentes, l'œil est hagard, paraît sortir davantage de sa cavité ; ces indices néanmoins ne sont pas toujours assez certains pour qu'on puisse en tirer des conséquences précises relativement au genre de maladie dont le sujet est affecté.

Les yeux trop gros, trop saillans, sont appelés *yeux de bœuf*; ils sont quelquefois affectés de myopie ; le défaut opposé, c'est-à-dire les yeux trop petits, renfoncés dans l'orbite, sont nommés *yeux de cochon*; ils peuvent être aussi bons que d'autres, mais ils nuisent à la beauté de la tête ; ils sont aussi plus sujets à être affectés de fluxions, sur-tout quand la tête est grasse et chargée de chair. Il faut pour se déterminer à acheter un cheval qui a de petits yeux, qu'il compense ce défaut par un grand nombre de beautés essentielles, et encore ne doit-on le faire qu'après l'examen le plus scrupuleux des organes de la vue.

Un œil plus petit que l'autre est aussi un vice de conformation qui ne nuit pas toujours à la bonté de l'organe ; cependant on doit l'examiner avec plus de soin, parce qu'il arrive souvent que le rapetissement d'un œil est la suite d'un cas maladif qui pourrait se renouveler.

De la Vision.

La vision est un acte de la vie animale, par lequel la sensation produite par l'impression des rayons lumineux sur la rétine représente l'image des corps qui nous environnent.

C'est par le moyen de la lumière que les phénomènes de la vision s'accomplissent ; il est donc indispensable pour faciliter l'intelligence de cette fonction d'entrer dans quelques détails relatifs à cette matière.

La lumière est un fluide très-subtil, très-élastique, généralement répandu dans l'univers et sur tous les objets qui sont sur la surface de la terre, dont les élémens sont inconnus, et dont le soleil et autres corps célestes sont la source principale, ayant la propriété de pénétrer et de traverser les corps transparens les plus durs, de se réfléchir sur les corps opaques, se transmettant avec une vitesse telle, que du soleil, dont elle émane principalement, elle parcourt et éclaire l'immensité de l'espace en huit minutes et quelques secondes ; rien ne peut être visible sans elle ; sa ténuité est si grande, qu'il suffit de la plus petite ouverture pour lui livrer un passage par lequel on peut encore apercevoir une assez grande étendue.

On donne le nom de rayon lumineux à chaque filet composé des molécules de lumière qui s'étend et se propage d puis le corps lumineux jusqu'à la superficie de la sphère qu'il éclaire.

De chaque point des objets éclairés, partent une multitude de rayons lumineux d'une ténuité extrême, divergens de plus en plus à mesure qu'ils s'en éloignent, conservant la même direction jusqu'au corps qu'ils viennent frapper, et se croisant en tous sens sans se confondre.

On dit que les rayons lumineux sont *divergens*, lorsque partant d'un même point visible ils vont continuellement en s'écartant. Les rayons convergens au contraire sont ceux qui, réfléchis par un corps qui a la propriété de les rapprocher, se rassemblent en un même point qu'on nomme *foyer*; les miroirs concaves convergent les rayons de lumière. On appelle rayons *directs* ceux qui viennent du corps lumineux jusqu'au centre visuel sans rencontrer aucun obstacle; la lumière est réfléchie lorsque rencontrant un corps opaque elle rejaillit suivant une direction opposée à celle qu'elle avait primitivement. On entend par *réfraction* de la lumière le changement de direction des rayons lumineux quand ils traversent obliquement des milieux transparens de densité différente : la lumière souffre des réfractions en traversant les humeurs de l'œil.

Les rayons de lumière sont toujours réfléchis ou réfractés selon un angle égal à celui de leur incidence. Leur déviation est d'autant plus prononcée quand ils traversent un corps transparent ou perméable à la lumière, et ils se rapprochent d'autant plus de la perpendiculaire, que la surface de ce corps est plus convexe, ou qu'il a plus de densité.

Les anciens physiciens pensaient que la lumière était une substance simple, non décomposable : *Newton* démontra le premier que la lumière était composée, et au moyen d'un prisme de verre parvint à établir que chaque faisceau de ce fluide contenait en lui sept rayons colorés, nommés aussi rayons primitifs placés par leur réfrangibilité dans l'ordre suivant; savoir, le rouge, l'orangé, le jaune, le vert, le bleu, le pourpre et le violet.

Cette décomposition de la lumière est maintenant bien reconnue et prouvée; l'ordre de réfrangibilité des rayons lumineux est invariable; ils ont chacun des propriétés distinctes, et transmettent avec eux divers degrés de chaleur; il est aussi bien démontré que chacun de ces rayons conserve toujours sa couleur, même en le mettant en contact avec des objets de couleur différente.

La couleur que réfléchissent les corps ne leur est point inhérente : elle est produite par leurs divers degrés d'aptitude à réfléchir ou à transmettre une plus grande abondance de tels rayons plutôt que de tels autres. Ainsi la coloration des corps dépend de la nature et de la quantité des particules lumineuses réfléchies ou transmises : chacun des rayons ayant des degrés de réfrangibilité différens, on doit considérer les différens points de la surface des corps, ou les différentes molécules de ces corps comme autant de prismes décomposant à leur manière selon leur figure, et modifiant les rayons colorés auxquels ils doivent leur nuance.

On reconnaît que les corps blancs sont un com-

posé résultant de la combinaison de tous les rayons
colorés, qu'ils ont la propriété de réfléchir et de
renvoyer à l'œil les diverses espèces de rayons qui
les frappent, dans la même proportion qu'ils les
ont reçus. Les corps qui paraissent noirs ont au
contraire la propriété d'absorber tous les rayons,
de n'en renvoyer aucun, ils ne sont précisément
que la privation de toute lumière et de toute couleur ; ils ne sont visibles qu'en raison du contraste
d'ombre ou de clarté que présentent l'espace qu'ils
occupent, et seulement par les limites qui le cir-
conscrivent.

Pour concevoir aussi exactement que possible le
phénomène de la perception de la vue, nous sup-
poserons un seul faisceau de lumière, composé
d'une infinité de rayons partant d'un objet visible
et formant un cône dont le sommet ou la pointe
correspond à un point de ce corps, et dont la base
arrive sur la cornée lucide.

Les rayons de lumière qui partent d'un seul
point d'un corps visible, quoique réfléchis d'un
infiniment petit, se divergent encore à l'infini,
puisque ce point peut être aperçu par une multitude.

Lorsque le faisceau de lumière, renvoyé ou ré-
fléchi par le corps visible, est arrivé en divergeant,
ainsi qu'il vient d'être dit, jusque sur la cornée lucide, ses rayons souffrent, en traversant cette membrane transparente, une réfraction proportionnée
à la densité de celle-ci, bien plus grande que celle
de l'atmosphère, et à sa convexité ; ils se réfractent
encore en passant au travers de l'humeur aqueuse,

arrivent jusqu'à la pupille, qui, par les mouvemens de l'iris, produits entièrement par la manière dont les rayons affectent plus ou moins sensiblement la rétine, se resserre ou se dilate suivant la quantité ou la vivacité plus ou moins grande des rayons lumineux, et l'éloignement ou le voisinage des objets. Tous les rayons ne sont pas également réfractés et ceux qui ne franchissent pas la pupille viennent frapper la membrane iris, dont ils déterminent les diverses couleurs; ces couleurs de l'iris paraissent dépendre de sa texture organique et de la diversité de direction des vaisseaux, des nerfs, ainsi que du tissu cellulaire qui composent sa structure.

Les rayons qui ont traversé la pupille rencontrent bientôt le cristallin, qui leur fait encore éprouver une réfraction plus considérable, en raison de sa densité plus grande que celle de l'humeur aqueuse, de sa forme lenticulaire, et les rapproche de la perpendiculaire : ils se propagent jusque sur la rétine en traversant l'humeur vitrée, qui est moins dense, et par là conserve sans l'augmenter les différentes réfractions que la lumière a éprouvées, principalement au travers du cristallin.

Les rayons qui des corps arrivent sur la cornée étant tous divergens, il faut cependant qu'ils se trouvent réunis sur la rétine en un seul point, afin d'y peindre l'objet d'où ils partent : c'est ce qui arrive par le moyen des réfractions qu'ils éprouvent en passant au travers des diverses humeurs de l'œil. Il se forme donc dans l'intérieur de l'œil un second cône opposé au premier par

la base, dont la pointe touche un point de la rétine, et ces deux cônes composent ce qu'on appelle
le *pinceau optique*. Ces réfractions sont faciles à
concevoir, si on se rappelle que tous les rayons
qui tombent avec quelque obliquité sur la cornée
et qui traversent l'humeur aqueuse et le cristallin,
s'approchent de la perpendiculaire, puisqu'ils passent de l'air dans des milieux plus denses. Lorsque
ces mêmes rayons passent du cristallin dans l'humeur vitrée, ils s'éloignent de la perpendiculaire,
parce que le cristallin est plus dense que l'humeur
vitrée ; mais comme ils sortent de ce corps lenticulaire par une surface convexe, et qu'ils entrent
dans l'humeur vitrée par une surface concave, ils
ne peuvent s'écarter de la ligne droite qu'ils ne deviennent plus convergens, ne se rapprochent vers
un même point et ne se réunissent sur la rétine,
que nous avons dit embrasser toute l'étendue de
ce corps vitré. Les rayons ainsi réunis sur cette
membrane nerveuse y font une impression, qui,
par le moyen du nerf optique, est portée au cerveau, d'où naît par le sensorium ce sentiment que
l'on nomme la *vue*.

Les rayons directs, c'est-à-dire ceux qui arrivent directement de leur point de départ jusque
sur le centre de la cornée, n'éprouvent point de
réfraction, ils traversent la pupille et les humeurs
de l'œil dans le milieu et vont se peindre sur la
rétine sans aucune déviation.

Pour ajouter à l'intelligence de ce qui vient
d'être dit, il nous reste à faire la comparaison de
l'intérieur de l'œil avec une chambre noire : cette

expérience offre une idée assez précise de ce qui
se passe dans la chambre postérieure de l'organe
lors de la perception de la vue.

On ferme une chambre de façon qu'elle soit entièrement privée de lumière, on fait un trou au
volet d'une fenêtre, on met en face de cette ouverture, à quelques pieds de distance, une toile ou
un carton blanc, et l'on voit tous les objets du dehors venir se peindre sur cette surface blanche
avec leurs couleurs naturelles, mais dans un sens
renversé : par exemple, une pyramide se verra la
pointe en bas, un homme, ou enfin tout autre corps
sera vu dans un sens renversé de sa position ordinaire ; toutes ces couleurs néanmoins sont mates
comme celles faites au pastel : quand on veut
rendre ces images plus nettes et plus vives, on
adapte au trou du volet une lentille de verre ou
une loupe qui, en rassemblant les rayons, produit
une image plus petite et plus précise.

Pareil phénomène se passe sur la rétine dans
l'acte de la vision, tous les rayons excepté ceux
directs qui partent des corps, venant frapper
en se croisant sans se confondre plus ou moins
obliquement sur la cornée, doivent être, malgré
leurs diverses réfractions, peints dans le fond de
l'œil dans l'ordre de leur arrivée ; c'est-à-dire ceux
venant obliquement du sommet de l'objet se peindront, malgré qu'ils se soient rapprochés de la
perpendiculaire, par les réfractions qu'ils ont éprouvées ; ces rayons, disons-nous, viendront se placer
sur le bas de la rétine, tandis que ceux qui viendront du bas de ce même objet seront peints à la

partie supérieure ; ceux qui viennent de gauche se peindront à droite, ceux de droite à gauche : ce qui explique suffisamment pourquoi l'impression des corps sur la rétine se fait en sens inverse de leur situation naturelle et positive.

La terre, qui sert de point d'appui à la plus grande partie de tout ce qui existe, et sur laquelle nos pieds reposent, est le point de comparaison qui nous porte machinalement à voir les objets dans leur position réelle et non renversés, comme ils se présentent au fond de l'œil : en effet, la terre envoie des rayons à l'œil, dont la direction oblique de bas en haut les porte sur la partie supérieure de la rétine ; cependant, ni la terre ni nos pieds ne sont placés en haut. C'est ainsi que dès que nos yeux commencent à percevoir la lumière, la position de la terre nous porte à rapporter automatiquement les rayons lumineux au point positif d'où ils nous ont été transmis.

L'image de chaque objet peut se peindre à-la-fois dans chacun des yeux sans que, pour cela, la sensation soit double, parce que les fonctions de ces deux organes, étant en harmonie, se confondent et ne servent, en s'ajoutant l'une à l'autre, qu'à rendre l'impression plus parfaite.

Pour juger de la bonté de la vue, on place le cheval dans un endroit obscur, on l'amène doucement et par gradation au grand jour : cette opération se fait ordinairement à la porte de l'écurie, un peu avant que le cheval y soit arrivé, parce que généralement ces sortes de lieux sont plus sombres que le dehors ; on se place en avant de la tête du cheval en marchant à reculons, et en même temps qu'on le fait avancer on fixe l'ouverture pupillaire, qu'on voit successivement se resserrer à mesure que la lumière devient plus claire et plus vive ; le contraire a lieu en rentrant l'animal dans l'obscurité, c'est-à-dire que la pupille se dilate graduellement. Si on est dans un champ ou dans une foire, et qu'on n'ait pas à sa portée d'endroit obscur, on fermera l'œil pendant quelques momens, en appliquant la main dessus, on la retire subitement et on aperçoit le resserrement de la pupille.

Il faut aussi que les membranes et les humeurs qui constituent le globe soient nettes et transparentes, qu'on aperçoive le fond de l'œil au travers de l'ouverture pupillaire.

La netteté et la séparation des fungus ou grains de suie, est regardée par quelques-uns comme un bon indice : il s'en faut de beaucoup qu'il soit toujours certain ; il est même quelques chevaux en qui ils ne se rencontrent pas, et qui, pour cela, n'en ont pas la vue moins bonne, tandis que d'autres les ont très-apparens, et qu'en suite de maladies dont nous parlerons bientôt, dans lesquelles l'organe ne paraît pas altéré, la vision ne se perçoit plus.

Quelques maquignons font blanchir les murs qui se trouvent devant la porte de leur écurie, et le pourtour de cette porte, dans l'intention de tromper les acquéreurs. Nous avons déjà dit que le blanc avait la propriété de réfléchir les rayons lumineux et de les renvoyer dans la même pro-

portion qu'ils ont été reçus ; par conséquent lorsque le cheval arrive devant ces surfaces, il éprouve
un éblouissement d'autant plus grand que le jour
est plus vif, ou que le soleil darde ses rayons avec
plus de force : à moins que les yeux ne soient entièrement paralysés, telle faible que soit la vue,
l'éclat de la lumière surprenant la rétine, l'affecte
douloureusement. L'iris d'un œil faible qui, dans
un jour ordinaire, n'aurait point eu de mouvement,
se contracte et se resserre au point de rétrécir très-
sensiblement l'ouverture de la pupille ; les humeurs paraissent plus claires, la mobilité des paupières est très-grande ; enfin ceux qui ne sont pas
prémunis contre cette ruse sont souvent trompés
sur l'intégrité des parties constituantes de l'œil.

Des Maladies de l'œil.

Les maladies qui affectent les yeux sont très-
nombreuses : nous ne parlerons que des plus fréquentes, et qui doivent être connues de tous ceux
qui sont intéressés par goût ou par état à connaître
les chevaux.

Tout en cherchant à désigner clairement ces
maladies, nous éviterons autant que possible les
termes techniques, qui sont presque tous difficiles
à prononcer, et qui ne s'impriment dans la mé-
moire que de ceux qui font exclusivement leur
étude de la vétérinaire.

Les paupières peuvent être affectées par des excroissances désignées sous les noms de *verrues* ou
poireaux ; elles sont quelquefois assez nombreuses
et petites, ou bien il n'y en a qu'une seule plus

grosse, assez ordinairement vers le grand angle.
Quand ces excroissances sont à base étroite, on
peut aisément les guérir, soit par la ligature ou
l'extirpation et la cautérisation ensuite : il n'en est
pas de même quand elles sont étendues et superficielles; elles tendent toujours à s'élargir : la paupière alors paraît recouverte d'une croûte grisâtre,
écailleuse, ou de tuméfactions légèrement convexes, noirâtres, luisantes. La cure de l'une et
l'autre de ces productions, ou dartreuses ou ver-
ruqueuses, est plus difficile ; comme il faut presque
toujours employer des moyens violens pour parvenir à en triompher, il peut en résulter des accidens qui se propagent à la conjonctive, et même
au globe, en entraînent la perte; plus souvent il
reste des cicatrices défectueuses qui diminuent la
valeur de l'animal.

Quelquefois la dernière rangée des cils, ou quelques-uns seulement, prennent une fausse direction, se recourbent sur la conjonctive et occasionnent une inflammation d'où suivent des accidens plus ou moins graves : on y remédie, d'abord
en arrachant les cils qui causent ce mal, puis on
emploie les médicamens propres à faire cesser l'inflammation.

Il survient de petits ulcères à la face interne du
bord des paupières : ils résultent de l'oblitération
des points ciliaires, ou de la mauvaise qualité de
l'humeur qu'ils sécrètent : ces ulcères prennent
souvent une plus grande étendue, se réunissent
ensemble; tout le bord de la paupière finit par être
intéressé, il se gonfle, se renverse; l'ulcération

augmentant toujours gagne les points lacrymaux, les obstrue; les larmes coulent alors le long du chanfrein, forment des traînées d'où résulte la chute des poils; enfin le mal se propage à l'organe même et en cause bientôt la perte. Comme ce mal est difficile et long à guérir, et que même étant guéri la paupière reste souvent défectueuse, il ne faut pas acheter le cheval qui en est atteint.

Le canal lacrymal peut aussi s'ulcérer ou s'oblitérer : il en résulte la *fistule lacrymale*, que l'on reconnaît au gonflement du grand angle, à un écoulement de matière suppurée et des larmes sur le larmier et le chanfrein; quelquefois l'humeur suppurée sort par l'orifice inférieur de ce canal, qui s'ouvre dans le nez, et peut faire croire à ceux qui n'examinent pas avec assez d'attention, que le cheval est morveux. La fistule lacrymale se guérit plus difficilement encore dans le cheval que dans l'homme, et doit faire rejeter celui qui en est affecté.

On a nommé *ptérygion* ou *onglée* la tuméfaction ou l'ulcération du corps clignotant ou du tissu graisseux qui est à sa base. On guérit difficilement ce mal : l'extirpation de ce corps reste souvent pour toute ressource.

Cette extirpation ne doit néanmoins être pratiquée que par un homme instruit, et après avoir épuisé tous les moyens qui tendent à la conservation de l'organe.

Les maréchaux, dans nombre de cas maladifs de l'œil, extirpent le corps clignotant à tout propos, et même quand il n'est pas affecté, ce qu'ils appellent *dégraisser l'œil par le bas* : cette opération est absurde, excepté dans le cas dont il est mention ci-dessus ; elle aggrave le mal plutôt que de le guérir. On ne doit pas leur permettre de la pratiquer sur son cheval.

On nomme *ophthalmie* l'inflammation de l'œil et de ses parties environnantes : elle est principalement caractérisée par le gonflement des paupières, la rougeur de la conjonctive, une plus grande sécrétion des larmes, qui franchissent alors le grand angle, et coulent abondamment sur le larmier ; l'albuginée devient rouge, les humeurs contenues dans le globe se troublent, etc. L'ophthalmie peut être essentielle, c'est-à-dire provenir d'altérations maladives dans la constitution des parties ; elle peut aussi être accidentelle, et survenir en suite d'accidens extérieurs qui auront lésé ces organes.

La maladie la plus redoutable, et une des plus fréquentes parmi celles qui affectent les yeux, est la *fluxion périodique*, ainsi nommée, parce qu'elle revient en certains temps, dans l'intervalle desquels l'œil paraît sain, sur-tout vers les premiers temps où l'animal en est affecté. On dit aussi vulgairement que le cheval est *lunatique*, parce qu'on a cru que le retour des périodes de cette maladie suivait les phases de la lune, tandis que l'expérience prouve incontestablement tous les jours que les révolutions de cet astre n'influent en aucune sorte sur le développement de cette fluxion, et que ses paroxysmes ont lieu aussi bien à la nouvelle lune qu'en son plein ou en son déclin.

La fluxion périodique peut survenir à tout âge,

ſnais elle se déclare plus fréquemment à l'époque de la sortie des crochets, c'est-à-dire, de quatre à cinq ou six ans. Les chevaux qui ont la tête grasse, chargée de chair, ceux qui ont de petits yeux ou la tête trop sèche, y sont plus sujets que les autres. On a cru remarquer que les chevaux gris ardoisé y étaient aussi plus disposés.

Cette maladie s'annonce par une ophthalmie qui devient de plus en plus intense : la conjonctive est très-enflammée, et s'avance quelquefois en dehors des paupières; les larmes coulent en abondance sur le larmier, la cornée lucide perd sa transparence, s'épaissit; l'humeur aqueuse se trouble, devient grisâtre ou rougeâtre; on n'aperçoit plus l'iris ni la pupille; enfin la violence de l'irritation cause un dérangement de toute l'économie animale : l'ensemble de ces symptômes constitue le paroxysme de la maladie.

Bientôt la gravité de ces accidens diminue, le gonflement et l'inflammation cessent graduellement, l'humeur aqueuse s'éclaircit en commençant par le haut ; il se forme dans le bas un précipité plus ou moins jaune, qui n'est autre chose que de la matière suppurée; ce précipité est aussi repompé à son tour par les vaisseaux absorbans ; l'œil reprend *à-peu-près* sa netteté, et tout rentre dans l'ordre naturel jusqu'au retour d'un nouveau paroxysme.

Dans le principe de la maladie, ses paroxysmes sont plus éloignés; ils surviennent tous les deux, trois, quatre, cinq ou six mois, et quelquefois plus ; mais ensuite ils deviennent plus fréquens, occasionnent l'abolition complète de la vue, le plus souvent par la cataracte.

Quelquefois la fluxion périodique n'attaque qu'un œil, d'autres fois les deux en même temps ; quelquefois aussi, quand elle a causé la perte d'un œil, elle se reporte sur l'autre.

Hors le temps du paroxysme, les signes qui font connaître qu'un cheval est sujet à cette fluxion sont : la petitesse de l'œil qui a été affecté, relativement à l'autre ; un léger trouble des humeurs, qui devient plus sensible si l'animal a éprouvé plusieurs périodes ; l'œil devient cave par la diminution du coussinet graisseux ; les paupières sont plus froncées, plus épaisses ; le grand angle est plus fendu que dans l'état ordinaire ; enfin l'absence des poils par espèces de traînées, sur le larmier et sur le chanfrein, est encore une indication qui ne laisse aucun doute sur l'état maladif que l'organe éprouve périodiquement.

La cure de cette affection est rarement certaine, elle résiste presque toujours aux traitemens les plus méthodiques et les mieux indiqués. On doit s'abstenir d'acheter un cheval qui en est atteint.

On nomme *taie* ou *albugo* une tache plus ou moins large sur la cornée lucide, qui en obscurcit la transparence : elle peut provenir de causes externes ; alors c'est une espèce de tuméfaction résultant d'un épanchement entre les lames de la cornée ; il peut arriver, en suite d'un coup de fouet, que quelques-unes de ses pellicules soient enlevées : dans l'un et l'autre cas, la résolution peut avoir lieu ; la cornée s'éclaircit ou se cicatrise peu-à-peu et reprend sa lucidité ordinaire.

Dans les premiers temps de l'accident, il y a une ophthalmie d'autant plus intense que la lésion aura été plus violente : la cornée devient blanche ou rougeâtre, mais bientôt l'intensité des symptômes diminue ; il ne reste que la taie sur la cornée, qui finira aussi par disparaître. Cependant il persiste quelquefois une cicatrice, qui peut s'opposer au passage des rayons lumineux si elle est en face de la pupille.

Quand on ne peut différer d'acheter un cheval qui a une taie sur l'œil, les indications qui peuvent porter à croire qu'elle est accidentelle, sont : que le milieu de cette taie est plus foncé que son pourtour ; qu'elle est circonscrite ; que ses bords ne forment point des espèces de petits nuages qui s'écartent du centre ; et enfin une cicatrice plus ou moins prononcée qu'on aperçoit dans ce centre.

Si la taie n'est pas la suite d'un accident, elle couvre toute la cornée ; d'autres fois elle n'en occupe qu'un point, mais qui s'élargit et gagne toute sa circonférence. Celle-ci a ordinairement la même couleur dans toute son étendue ; il n'y existe aucune trace de symptômes inflammatoires ; cependant nous ne devons pas dissimuler qu'on peut s'y méprendre. Dans tous les cas, un cheval qui a une taie n'a plus la même valeur.

Le cristallin, dans son état naturel, est de la plus grande diaphanéité, et doit laisser voir le fond de l'œil sans être lui-même aperçu. Quand, en suite de la fluxion périodique ou d'une altération qui peut lui être particulière, il perd sa transparence, devient opaque, prend diverses couleurs, on désigne cette affection par le terme de *cataracte*.

La cataracte, dite aussi *dragon*, *cul-de-verre*, *glaucôme*, est toujours suivie de la cécité. Souvent elle commence par un point à peine apercevable, et la vision, sans être aussi nette, se perçoit néanmoins ; mais ce point s'élargit successivement, et finit toujours par envahir toute la substance du cristallin, qui étant alors complétement opaque, forme un obstacle au passage des rayons lumineux qui devraient le traverser pour se peindre au fond de l'œil.

L'opération de la cataracte a été pratiquée depuis long-temps, et sur une infinité de chevaux : elle n'a pas encore réussi et ne présente aucune chance probable de réussite, soit qu'on opère par extraction ou par abattement, quoique dans l'homme elle soit devenue très-facile et rende une grande quantité d'individus à la lumière. Les plus célèbres oculistes, ceux qui comptent le plus de succès dans cette opération sur l'espèce humaine, l'ont tentée en vain sur le cheval : ils n'ont pas été plus heureux que les vétérinaires. Ceux qui l'ont essayée par extraction ont fait d'un œil qui ne défigurait pas trop l'animal un œil crevé, souvent un véritable ulcère dont la suppuration ne tarit presque jamais.

Les causes de cette non réussite sont, d'abord le volume du cristallin qui, dans le cheval, est trois fois plus gros proportionnellement que dans l'homme : par cet excès de volume, il est presque impossible de le faire passer dans la chambre antérieure sans désorganiser ou déchirer la pupille ; d'un autre côté, le muscle orbiculaire, qui n'existe pas non plus dans l'homme, retire l'œil au fond de l'orbite, le presse ; le corps vitré, qui n'est plus maintenu par le cristallin, franchit l'ouverture pupillaire, passe dans la chambre antérieure ; l'humeur aqueuse s'épanche par l'incision pratiquée à la cornée ; enfin l'étendue qu'on est obligé de donner à cette incision quand on opère par extraction, laisse une ouverture qui ne se cicatrise pas assez promptement pour empêcher les humeurs de sortir et de vider l'œil.

La chirurgie humaine distingue plusieurs espèces de cataractes ; elle peut aussi résulter de l'opacité de la capsule cristalloïde. Il est présumable que les mêmes différences ont lieu relativement au cheval : comme les conséquences en sont toujours la perte de la vue, nous n'en ferons pas d'autre mention.

On nomme *mydriase* une affection des yeux qui a pour caractère l'excessive dilatation de la pupille et l'affaiblissement sensible de la vue : elle peut provenir d'un état contre nature de l'iris ou du cercle irien, ou encore de l'augmentation de volume du cristallin, qui, s'engageant dans l'ouverture pupillaire ou poussant en avant l'uvée, tient cette ouverture dans une dilatation outrée, et paralyse en quelque sorte ses mouvemens.

On entend par *amaurose* ou *goutte sereine* l'abolition complète de la vue sans altération sensible

dans la texture du globe, par suite d'un état maladif ou de la paralysie du nerf optique, et conséquemment de la rétine.

Les signes extérieurs de cette affection sont en
général peu apparens : l'œil malade paraissant conserver son intégrité naturelle, porte souvent à une
sécurité trompeuse ; mais un examen un peu attentif
fait apercevoir une dilatation extraordinaire de la
pupille, son immobilité complète, et une sorte de
rétraction du cercle irien.

Les indications non équivoques de la perte de
la vue, quelle qu'en soit la cause, sont : si le cheval
est borgne, il porte sa tête plus ou moins hors de
direction du côté de l'œil perdu, afin de placer celui
qui est sain plus directement, pour mieux apercevoir les objets latéraux qui ne se peignent plus
sur l'autre ; les mouvemens de l'oreille du côté
malade sont aussi plus fréquens, elle est inquiète.
Si le cheval est aveugle, sa démarche est incertaine, il lève ses extrémités antérieures très-haut,
craignant à chaque pas de rencontrer des obstacles
qui pourraient occasionner sa chute ; ses oreilles
sont continuellement en mouvement lors de la
progression ; son attention est constamment fixée
sur le moindre bruit, cherchant ainsi à apprécier
autant qu'il lui est possible, par le sens de l'ouïe,
les objets qu'il ne peut plus apercevoir.

Du Larmier.

Le larmier a pour base l'os lacrymal ; il est situé à la partie inférieure du grand angle des paupières, et accompagne le contour du chanfrein. Il

doit être parfaitement uni, les poils bien couchés, on ne doit pas y apercevoir aucune cicatrice ; elles sont toujours la suite des ulcérations produites par l'écoulement et l'âcreté des larmes lors des maladies des yeux. Les traînées dénudées de poils qu'on y rencontrerait seraient un indice bien certain, malgré même l'intégrité apparente de l'œil, de la fluxion périodique : on en connaît les conséquences.

De la Joue.

La joue, située à la face latérale de la tête, est bornée antérieurement par la tempe, l'œil, la crête zygomatique et le chanfrein, inférieurement par la commissure des lèvres, et postérieurement par la ganache ; elle a pour base une grande partie de l'os de la mâchoire postérieure ; sa surface présente deux parties bien distinctes, l'une charnue, de niveau avec la crête zygomatique, un peu moins épaisse vers son bord postérieur ; cette partie charnue résulte du muscle zygomato-maxillaire recouvert de la peau ; l'autre partie est bien plus décharnée, et diminue de largeur du haut en bas jusqu'à la lèvre.

Pour être bien conformée, elle ne doit pas être trop large ni trop épaisse, ce qui augmenterait le volume de la tête, et constituerait en grande partie ce qu'on appelle *tête grasse*, ou chargée de chair.

Il faut aussi qu'elle soit bien unie ; on ne doit pas y remarquer de cicatrice, ni de ces nodosités allongées qui résultent des orties, ou des sétons que l'on aurait passés, comme cela se pratique assez fréquemment dans le cas de maladie de l'œil.

On ne confondra pas avec ces cicatrices les marques au feu, que dans quelques pays on applique sur la joue, généralement sur celle du montoir, pour reconnaître les chevaux ou la race dont ils sont issus : ces marques, au surplus, sont toujours faciles à reconnaître ; elles représentent un dessin quelconque, soit une couronne, un chiffre, une lettre, etc.

Du Chanfrein.

Le chanfrein est borné supérieurement par le front et les larmiers, latéralement par les joues, inférieurement par le bout du nez ; il a pour base principale les os du nez, et forme un peu moins des deux tiers inférieurs de la face.

Le chanfrein doit suivre la direction perpendiculaire du front ; cette ligne ne doit pas trop rentrer à son extrémité inférieure, ce qui rendrait l'ouverture des cavités nasales trop étroite ; le contour latéral doit en être gracieux, la peau mince, les vaisseaux apparens, le poil fin et bien couché ; on ne doit y apercevoir, non plus qu'au larmier, aucune trace produite par l'écoulement des larmes.

Si cette partie est trop bombée, et que cette convexité accompagne celle du front, la tête, comme nous l'avons déjà dit, est busquée ou moutonnée ; le défaut contraire, c'est-à-dire leur enfoncement, constitue le cheval camus ; on dit qu'il a une *tête de lièvre* quand le front est enfoncé et que le chanfrein est busqué.

La tête trop busquée peut être un défaut essentiel, en ce que cette conformation dépendant de la direction vicieuse des os du nez, dont la pointe se contourne en dedans, la peau et les parties molles suivant cette direction, l'ouverture des cavités nasales s'en trouve rétrécie d'autant, et ne peut admettre la quantité d'air suffisante au libre exercice de la respiration. Le même résultat doit avoir lieu pour la tête trop camuse : ici, le rétrécissement se trouve dans les parties supérieures des cavités, et les inconvéniens en sont naturellement les mêmes.

Des Naseaux, des Cavités nasales, du Bout du nez.

Les naseaux, situés à l'extrémité inférieure et un peu latérale de la face, sont les deux orifices extérieurs des organes de la respiration : quand on ne parle que d'un seul, on dit plus généralement *la narine* ; cependant l'un et l'autre mot ont la même acception.

La narine est une ouverture oblongue, qui présente supérieurement une échancrure arrondie, inférieurement un évasement plus ou moins prononcé ; ses côtés forment deux ailes dont l'une est supérieure et l'autre inférieure : ces ailes, susceptibles de mouvement par l'action de muscles qui leur sont propres, sont formées par la peau, des fibres musculaires, etc. Dans l'épaisseur de leur substance, sont des cartilages allongés, contournés en croissant, un pour chaque aile, et dont la fonction est de les soutenir, de les tenir constamment ouvertes : ces cartilages sont produits par la cloison cartilagineuse des naseaux, et déterminent à-peu-près la forme de la narine.

Les naseaux doivent être larges, grands, bien ouverts, afin que l'air nécessaire à la respiration n'éprouve aucun obstacle à son entrée dans les cavités nasales : les chevaux de race, pleins de feu, ont ordinairement, quand ils sont en action, les naseaux très-dilatés.

Au-dessus de l'échancrure supérieure de la narine et au-dedans, se trouve une cavité conoïde, formée par un repli de la peau ; cette cavité, en forme de cul-de-sac, est nommée *fausse narine*; elle n'a guère plus de profondeur que la longueur d'un doigt ordinaire : son usage paraît être de rompre la colonne d'air qui frapperait avec trop de force sur la membrane nasale, et aussi d'arrêter les corpuscules étrangers dont l'atmosphère est si fréquemment chargée, et qui, s'introduisant dans les cavités nasales, pourraient pénétrer jusqu'au poumon et l'irriter.

Dans l'intérieur de la narine, au bas et à-peu-près à l'endroit où commence la membrane nasale, se trouve un petit trou (quelquefois il y en a deux); ce trou est l'orifice inférieur du canal lacrymal, par où s'écoule continuellement l'excédant des larmes. Ceux qui ne connaissent pas cette disposition prennent cette ouverture naturelle pour un chancre.

L'organisation des cavités nasales est très-compliquée : nous ne parlerons ici que de ce qui est nécessaire pour juger de l'importance de leur intégrité.

L'espace que laissent entre eux la face interne des os du nez, des grands sus-maxillaires, de la

voûte du palais, et ceux qui forment les parois
inférieures du crâne, constitue une grande cavité,
séparée dans son milieu et suivant sa longueur par
une lame cartilagineuse, enchâssée par son bord
inférieur dans la gouttière du vomer, et adhérente
supérieurement à la réunion des os du nez : cette
lame, assez épaisse, nommée *cloison cartilagineuse
des naseaux*, forme la séparation d'où résulte deux
cavités nasales.

Les sinus frontaux, lacrymaux, zygomatiques,
maxillaires, sphénoïdaux, toute la partie cribleuse
de l'ethmoïde, et les quatre cornets, font aussi partie des cavités nasales, et servent à leur donner
plus d'étendue sans que le volume de la tête en
soit augmenté.

Une membrane muqueuse, molle, très-irritable,
de couleur rose, fournie d'une multitude de vaisseaux de tous genres et de quantité de filets nerveux, revêt exactement les parois intérieures des
cavités nasales, s'enfonce dans les sinus de la tête,
qu'elle tapisse, ainsi que les cornets et les anfrac-
tuosités celluleuses de l'ethmoïde : on la nomme
membrane pituitaire, ou membrane muqueuse du
nez : *elle est constamment enduite d'un mucus vis-
queux formant sur toute sa surface une couche qui
entretient sa souplesse, qui la garantit du contact
immédiat de l'air et des corpuscules étrangers.* Les
membranes qui revêtent le larynx, la face interne
de la trachée, les bronches, sont la continuation
de celle-ci, ont les mêmes caractères et prennent
les noms des parties qu'elles recouvrent. Ces membranes muqueuses, formées de plusieurs lames,

portent dans leur épaisseur une infinité de petits corps glanduleux qui sécrètent et versent par des pores imperceptibles, sur toute leur étendue, le mucus dont nous venons de parler.

Les divers états d'excitation ou d'inflammation de ces membranes, qui peuvent provenir de causes externes, telles que le passage subit du chaud au froid, l'exposition trop prolongée dans une atmosphère humide, la rentrée subite de la sueur, les arrêts de transpiration, etc.; ou de la cessation d'un écoulement long-temps prolongé, tel par exemple que celui des eaux aux jambes, que l'on voudrait dessécher sans méthode; ou encore de la rentrée de la gale, des dartres, du farcin, etc.; les divers états maladifs de ces membranes, disons-nous, produisent des modifications qui altèrent la composition de l'humeur muqueuse: elle devient irritante, cause la toux, aggrave l'état inflammatoire, d'où suivent des coryzas, ou inflammation de la membrane nasale, des squinancies, des fluxions de poitrine, etc. La sécrétion de ce mucus est ensuite considérablement augmentée, produit des expectorations, et des flux par les naseaux, d'humeur d'abord incolore, limpide, irritante; la membrane nasale est très-enflammée, rouge; la fièvre est plus ou moins forte; cette humeur change ensuite de nature à mesure que l'inflammation diminue, devient puriforme, prend divers degrés de consistance et de couleur, forme enfin ce qu'on entend par *la matière des flux*. On exprime vulgairement cet état en disant que le cheval *jette*.

Les maladies qui donnent principalement lieu

aux flux sont les catarrhes , certaines affections de
de poitrine, la squinancie, la gourme, la courba-
ture, etc. Dans toutes ces affections , le flux a divers degrés de couleur et d'épaisseur , selon les
parties affectées et l'état plus ou moins aigu de la
maladie : il cesse ordinairement avec elle , ou peu
de temps après.

La *morve*, ce fléau redoutable , particulier aux
monodactyles, est aussi caractérisée par un flux
nasal de nature particulière.

Cette maladie s'annonce primitivement par la
rougeur de la membrane nasale ; survient ensuite
le flux, qui d'abord est limpide , peu consistant ;
les glandes lymphatiques logées dans l'auge s'engorgent, le poil devient terne, piqué ; bientôt après
les symptômes s'aggravent, le flux devient puru-
lent, verdâtre, sanguinolent, coule souvent en plus
grande abondance, s'attache et se concrète à l'orifice des naseaux ; la membrane s'épaissit, elle est
parsemée de rougeurs et de boutons qui deviennent
bientôt des chancres ; les glandes sont plus adhérentes, douloureuses ; enfin l'animal , dans cet état,
est décidément morveux et doit être sacrifié.

Le plus souvent , les chevaux morveux ne jettent
que par une seule narine, ne sont chancrés et glan-
dés que d'un seul côté ; d'autres fois un côté est
affecté subséquemment à l'autre.

Outre les diverses variétés que présente la morve,
il en est deux bien différentes : l'une, aiguë , dans
laquelle la maladie parcourt ses périodes avec assez
de rapidité ; la fièvre est générale, très-intense ; le
flux est mélangé de sang, la membrane nasale s'é-

paissit de plus en plus, les désordres se communiquent principalement aux viscères de la poitrine,
et l'animal périt suffoqué.

L'autre est dite chronique, c'est-à-dire que l'état
inflammatoire qui a dû exister dans le principe, n'a pas été très-intense et ne s'est pas prolongé : l'animal conserve les apparences de la santé ;
les fonctions ne paraissent aucunement dérangées ;
le poil même, dans une grande partie, est plus
lisse, plus brillant ; les symptômes de morve restent cependant stationnaires, et persistent, quelques moyens qu'on emploie pour en triompher.

Nous avons vu des chevaux vivre très-long-temps
avec cette maladie (un, entre autres, plus de dix
ans), et conserver autant d'embonpoint que s'ils
n'eussent pas été malades.

La morve est au nombre des cas redhibitoires :
il suffit qu'un cheval en ait le moindre symptôme
pour être susceptible de la garantie ; dans ce dernier cas, on dit qu'il est *suspect*, ou *douteux*.

Jusqu'à présent, LA MORVE N'A PAS ÉTÉ GUÉRIE :
malgré les nombreuses tentatives qu'on a tant de
fois essayées pour la vaincre ; ceux qui ont cru en
avoir triomphé ont guéri des flux qui n'étaient pas
celui de la morve.

Elle a toujours été regardée comme contagieuse,
quoique beaucoup de vétérinaires instruits, parmi
lesquels sont des professeurs, nient cette contagion.
Si l'on s'en rapportait aux expériences réitérées et
à maintes observations qui se rencontrent souvent
dans la pratique, et que nous avons été à même de
constater aussi, on devrait se ranger à cet avis.

Mais il s'en faut de beaucoup qu'on soit d'accord sur ce point, et ceux qui soutiennent la contagion donnent aussi de très-bonnes raisons. Dans tous les cas, comme une trop grande sécurité pourrait occasionner les pertes les plus graves, nous conseillons toujours D ISOLER ENTIÈREMENT le cheval suspecté de morve; de ne pas se servir pour les autres d'aucune pièce du harnachement qu'il aura porté, à moins d'avoir bien lessivé et gratté tout ce qui est cuir ou toile, etc., passé au feu ce qui est métal, et de réserver pour lui seul les ustensiles d'écurie qui servent au pansement de la main ou à le faire boire; enfin, si l'animal est décidément morveux, l'ordonnance du 16 juillet 1784 prescrit formellement, sous peine d'amende et de punition corporelle, de le faire abattre.

Il est prudent, et ON DOIT TOUJOURS SÉPARER UN CHEVAL QUI JETTE, DE TEL FLUX QUE CE SOIT : le flux qui tombe dans la mangeoire ou s'attache aux fourrages, peut être avalé par les autres et leur produire des maladies quelquefois plus graves que celle de celui qui était affecté primitivement. D'un autre côté, nous avons vu des flux de telles maladies qui paraissaient très-bénignes, dégénérer promptement en morve.

Quand on achète un cheval, il faut examiner attentivement les cavités nasales aussi haut que la vue peut porter, et au grand jour : leur couleur doit être rose, il ne doit y avoir aucune érosion ni engorgement. Les maquignons ont bien soin d'essuyer l'orifice des naseaux avant de sortir leur cheval de sa place; ce qui empêche, si on regarde superficiellement , d'apercevoir s'il y a quelque flux. Nous avons même vu sur le marché un cheval qui a été saisi comme morveux, qui ne jetait que d'un seul côté et n'avait qu'une très-légère glande : le vendeur avait introduit dans la cavité nasale un morceau d'éponge, qui s'opposait à l'écoulement du flux, et aurait indubitablement trompé l'acquéreur qui ne se serait attaché qu'à ce symptôme d'après un examen superficiel.

L'usage principal des cavités nasales est de livrer passage à l'air qui doit servir à la respiration : c'est pourquoi les diverses altérations dans leur texture, soit qu'elles proviennent de maladies ou de vices de conformation, nuisent au libre exercice de cette importante fonction, occasionnent plusieurs cas maladifs dont nous parlerons à leur lieu , et plus particulièrement cette affection connue sous la dénomination de *cornage*.

Le *cornage* , *sifflage* ou *halley*, est un bruit plus ou moins sonore , ou un sifflement plus ou moins aigu que la respiration produit quand le cheval est en action ; il peut provenir non-seulement des dérangemens dans les cavités nasales, mais aussi de ceux du larynx , de la trachée, des bronches , et même de la texture du poumon.

Certains chevaux cornent dès le plus léger exercice , d'autres ne le font qu'après une course plus ou moins véhémente ou prolongée; il en est qui font entendre ce bruit sous le cavalier et ne cornent pas quand ils sont attelés , tandis que le contraire a lieu pour d'autres.

Un cheval *cornard*, ou mieux *corneur*, est de

nulle valeur, parce qu'il peut suffoquer au premier travail un peu forcé qu'on exigerait de lui, et que ce bruit désagréable, causé nécessairement par une grande gêne dans la respiration, le fait souffrir et doit émouvoir la pitié de ceux qui s'en servent.

Le cornage peut aussi être provoqué par une sous-gorge trop serrée, un collier trop étroit, et encore par un mors trop hardi ou la main du cavalier, qui fait encapuchonner le cheval. Il n'est pas besoin de faire remarquer que celui-là doit cesser avec les causes qui l'ont produit.

Dans presque tous les pays, le cornage est au nombre des cas redhibitoires.

On appelle *ébrouement* un bruit assez fort et brusque que le cheval fait entendre en chassant avec violence l'air contenu dans les voies de la respiration, lorsqu'il veut débarrasser la membrane nasale de quelques corps qui l'irritent : c'est la même chose que l'éternuement dans l'homme.

La voix du cheval est nommée *hennissement* : c'est un bruit diversement modulé, plus ou moins sonore et prolongé, que l'animal fait entendre lorsqu'il éprouve quelque désir, quelque inquiétude ou quelque impatience. Le hennissement des chevaux entiers est plus fréquent et plus grave que celui des jumens : les chevaux hongres ne hennissent presque pas.

Dans certains pays, et notamment en Hongrie, on est dans l'habitude de fendre les fausses narines des chevaux pour les empêcher de hennir : nous avons vu un cheval auquel on avait pratiqué cette opération, qui n'en hennissait pas moins ni moins fort. Nous sommes assurés qu'il doit en être de même pour les autres, parce que le hennissement a lieu par les diverses collisions que l'air éprouve dans le larynx, les sinuosités des cavités nasales et la bouche, et que l'animal ne peut hennir fortement sans ouvrir cette dernière, d'où sort plus particulièrement le bruit : l'orifice des cavités nasales doit y contribuer bien peu, et les fausses narines encore moins.

La membrane nasale est l'organe immédiat de l'odorat, ou de ce sens plus exquis dans la plupart des animaux que dans l'homme ; c'est par lui qu'ils apprécient ce qui peut leur être bon ou nuisible. En effet, l'animal ombrageux s'éloigne, s'écarte plus ou moins brusquement des objets qui lui font peur : peu-à-peu, soit de lui-même, soit par la volonté du conducteur, il s'en approche, les flaire, et semble prendre d'autant plus de confiance, que l'odeur de l'objet lui est moins désagréable. Placé très-près de la bouche, l'odorat est continuellement en action quand l'animal prend ses alimens ; il l'avertit de leur qualité par les diverses émanations qu'il en reçoit, le trompe rarement ; et l'on voit tous les jours les chevaux attachés à la mangeoire rejeter du fourrage, et détourner machinalement les mauvaises plantes, en faire une espèce de triage sans se servir de la vue. Pareille chose se remarque dans les prairies, l'animal mange autour d'une touffe d'herbe même d'une seule plante qui ne lui convient pas, évite enfin toutes celles dont l'odeur répugne à son instinct.

Du Bout du nez.

On a nommé ainsi cette espèce d'appendice charnue, qui se trouve à l'extrémité inférieure du chanfrein, le termine, et se confond avec l'extrémité de la lèvre supérieure. Dans quelques chevaux, le bout du nez est garni de poils longs ressemblant assez à des moustaches ; on en tire bon augure pour les qualités et la vigueur de l'animal : il s'en faut que cette assertion soit confirmée par l'expérience, et journellement on rencontre des chevaux à moustaches qui ne valent pas mieux que bien d'autres.

C'est à cet endroit que l'on met le torche-nez au cheval difficile dont on veut venir à bout, soit pour le ferrer ou lui faire les crins. On ne doit pas laisser trop long-temps cet instrument de correction au nez de l'animal, ni trop le serrer ; il peut en résulter des accidens graves, et beaucoup de chevaux ne veulent plus se laisser ouvrir les lèvres pour examiner leur bouche. Nous avons vu la gangrène survenir et le bout du nez détruit à un cheval auquel on avait laissé par oubli le torche-nez environ cinq ou six heures ; les dents incisives supérieures étaient à découvert, ce qui donnait à ce cheval un aspect hideux ; il éprouvait en outre beaucoup de difficulté pour pincer les alimens.

De la Bouche.

La *bouche* est cette cavité oblongue qui résulte de l'intervalle que laissent entre elles les deux mâchoires, et dans laquelle sont contenus les organes de la mastication, de la déglutition et du goût; son ouverture, située transversalement au-dessous et en arrière du nez, est fermée par les lèvres.

On divise la bouche en *avant-bouche* et *arrière-bouche* : nous omettrons la description de celle-ci, qui se rapporte plus particulièrement à l'anatomie, pour ne parler que de ce qui, dans la composition de la première, est relatif à l'extérieur ; nous la désignerons simplement sous le nom de *bouche*.

La bouche est bornée inférieurement par les lèvres, supérieurement par le voile du palais, latéralement par l'intérieur des joues, en avant par le palais, et en arrière par le canal, dans lequel est logée la langue.

Des Lèvres.

Les *lèvres*, formées essentiellement d'une pulpe charnue recouverte de la peau, se distinguent en *lèvre supérieure* et *lèvre inférieure* ; elles sont très-mobiles, suivent jusqu'à leur réunion, qu'on nomme *commissure*, le contour inférieur des deux mâchoires : on y reconnaît deux faces : l'une, externe, recouverte d'un léger duvet, et sur laquelle sont parsemés quelques poils longs, de même nature, et ayant le même usage que ceux qui se rencontrent autour des yeux ; leur bord externe est arrondi, le bord interne est tranchant, et forme la démarcation de la face externe ; la face interne des lèvres change de couleur, et prend celle de l'intérieur de la bouche.

La peau qui les recouvre est mince, la lèvre supérieure est plus prolongée, celle inférieure, plus arrondie, est la plus mobile. On remarque à sa partie postérieure une éminence molasse, arrondie, nommée *le menton*.

L'usage des lèvres est de fermer l'ouverture de la bouche, de pincer les alimens pour les porter sous les dents incisives; la disposition de leur bord supérieur leur donne la facilité de ramasser jusqu'aux plus petites parcelles alimentaires.

Les lèvres concourent à former une partie du point d'appui du mors, et l'impression que ce lévier doit faire éprouver aux barres est plus ou moins parfaite selon qu'elles sont plus ou moins bien constituées : c'est pourquoi il est important de connaître quelle conformation elles doivent avoir pour ne point nuire à l'action complète de l'embouchure.

Elles doivent être fermes quoique souples, pas trop épaisses, bien appliquées l'une contre l'autre; il doit y avoir une seconde et demie de l'extrémité de la lèvre inférieure à la commissure par une ligne qui remonte à angle droit.

Si la lèvre est trop épaisse, elle empêche le mors d'appuyer convenablement sur la barre; si elle est molle et flasque, elle se place au-dessous de ce frein, et cet intermédiaire nuit à son effet; quand elle est trop mince, le mors n'est plus soutenu, et son action sur la barre en est d'autant plus vive; la bouche est trop sensible.

Nous avons vu, dans l'ostéologie, que le bord ou espace inter-dentaire de la mâchoire inférieure était assez arrondi au-dessous de la première dent molaire, puis devenait plus ou moins tranchant jusque près du crochet, et qu'ensuite il s'arrondissait encore jusqu'au crochet et à la première dent incisive. Si la lèvre n'est pas assez fendue, le mors ne p eut être placé assez haut ; il fait froncer la commissure, porte sur la partie arrondie de la barre, même quelquefois sur le crochet ; sa pression n'est pas alors suffisamment sentie et la bouche est dure.

Quand au contraire la lèvre est trop fendue, c'est un très-grand défaut : le mors ne peut rester fixe sur la barre, il remonte près de la dent molaire, porte sur la partie arrondie qui est au-dessous de cette dent ; cette partie étant moins sensible, la pression du mors n'y produit que peu d'effet, et son rapprochement de ces molaires facilite l'animal pour le saisir entre elles ; le cheval alors devient maître de son conducteur, s'emporte, et lui fait courir les plus grands dangers.

Les chevaux qui ont peu d'énergie, ceux qui sont très-vieux, ont les lèvres pendantes, c'est une indication de faiblesse : dans quelques maladies graves ou longues, qui énervent l'animal, les lèvres deviennent aussi pendantes, mais dans ces derniers la défectuosité cesse avec le mal qui l'a produit.

Des Barres.

On nomme *barre* cette partie dépourvue de dents qui se trouve à la mâchoire inférieure entre la première molaire et le crochet du cheval, et dans la jument entre cette première molaire et la dent incisive nommée le *coin*.

La barre est formée du bord partie tranchant, partie arrondi, de l'espace inter-dentaire de la mâchoire inférieure, lequel est recouvert par la membrane mi-charnue, qui revêt toute la capacité de la bouche.

La barre est le principal point d'appui du canon du mors, c'est sur elle que réside positivement ce qu'on entend par *sensibilité de la bouche*; l'examen de la structure de cette partie ne saurait donc être d'une légère conséquence, puisque de sa construction dépendent les divers degrés d'obéissance et de finesse qu'on peut exiger d'un cheval.

C'est à égale distance de la première molaire et de la dent du coin, un peu au-dessous du niveau de la commissure, que doit être placé le mors, et c'est ce lieu qu'on désigne plus particulièrement sous le nom de *barre*.

La barre doit être à-peu-près à la même hauteur que les lèvres et la langue, afin que le mors, en reposant sur ces dernières, puisse en être soutenu, et que la dureté de son impression puisse aussi en être corrigée.

D'après ce que nous venons de dire, on sentira aisément les inconvéniens des barres trop rondes et ordinairement trop basses, des barres trop saillantes, qui sont alors trop sensibles et peuvent être endommagées par le mors, puisque la langue et les lèvres ne peuvent en modifier l'impression, de celles trop tranchantes, décharnées, etc. Toutes ces conformations sont des défauts auxquels on ne remédie pas toujours complétement par l'embouchure, et qui souvent rendent le cheval difficile à manier, ou rétif.

En suite de mors mal appropriés, de saccades répétées, bien souvent de la dureté de la main du cavalier, les barres s'arrondissent, deviennent épaisses, calleuses, il s'y forme des durillons; la sensibilité de la bouche est émoussée, quelquefois anéantie; on ne peut plus maîtriser l'animal à son gré : c'est alors qu'on change le mors pour un plus dur, dont l'effet est sensible d'abord; mais si les causes premières subsistent toujours, celui-ci ne fait bientôt pas plus d'effet que le premier, et ainsi successivement on peut arriver aux embouchures les plus hardies sans avoir obtenu le résultat désiré.

Nous avons vu des chevaux qu'on ne pouvait arrêter avec des mors à bascule et à la mameluk, être menés très-facilement par d'autres mains avec un simple bridon.

Les plaies des barres sont assez souvent difficiles à guérir, sur-tout si l'os est carié : il en résulte des fistules dont on ne saurait prévoir la fin; si elles guérissent, les portions d'os qui sont tombées par exfoliation, laissent un enfoncement qui rend les barres inégales; la cicatrice devient calleuse : alors la sensibilité est considérablement diminuée ou tout-à-fait perdue du côté qui a été malade, et le mors n'agit plus que sur la barre opposée; ce qui peut donner lieu à plusieurs accidens.

On dit qu'un cheval *fait les forces* quand il ouvre beaucoup sa bouche lorsqu'on fait agir les rênes pour le ramener, et qu'il remue sans cesse la mâchoire pour soustraire les barres à l'action du mors.

De la Langue.

La langue est un corps essentiellement charnu, oblong, logé dans le canal ou intervalle que laissent entre elles les branches de la mâchoire inférieure.

Elle est extrêmement mobile : on y reconnaît une partie fixe et supérieure, plus épaisse, irrégulièrement carrée ; sa base est soutenue par l'appendice du corps de l'os hyoïde, qui pénètre dans l'épaisseur de sa substance.

La partie flottante, seule très-mobile en tous sens, est plus aplatie ; sa terminaison est arrondie et se nomme la *pointe* de la langue ; au-dessous et à l'origine de cette partie flottante, se trouve un prolongement membraneux, nommé le *frein*, dont l'usage est d'empêcher ce corps de se porter trop en dehors de la bouche.

La face supérieure de la langue présente, dans son milieu et suivant sa longueur, un sillon longitudinal nommé *ligne médiane.*

La langue doit être au niveau des barres : trop épaisse, elle empêche l'appui du mors sur ces parties ; trop mince, elle rend cet appui trop sensible. L'exhaussement ou l'enfoncement de la langue peuvent aussi dépendre du peu ou du trop de profondeur du canal dans lequel elle est logée.

On dit qu'un cheval a la langue *pendante* lorsqu'il en fait sortir une portion hors de la bouche, et qu'il la tient plus ou moins long-temps dans cette position : ce défaut a ordinairement lieu quand l'animal est bridé. Il est difficile d'en déshabituer les chevaux : il a l'inconvénient de dessécher leur bouche et n'est pas agréable à la vue. La langue *serpentine* est celle que l'animal sort sur le côté de la bouche, et qu'il remue sans cesse en la tordant et la portant tantôt d'un côté, tantôt de l'autre : les résultats en sont les mêmes que pour la langue pendante.

Lorsque des conducteurs maladroits attachent un cheval avec la bride sans avoir soin de décrocher la gourmette, ou bien avec une longe dans la bouche, il court le risque de s'entamer ou de se couper la langue s'il est épouvanté ou impatient et qu'il se porte violemment en arrière, en tirant avec force sur les rênes ou le lien qui l'attache (ce qu'on exprime par le terme de *tirer au renard*). Quand on examine un cheval, il faut toujours s'assurer de l'état de la langue : on en rencontre quelquefois en qui elle ne tient plus que par une légère portion ; d'autres l'ont entièrement coupée, ce qui est bien plus grave : l'absence ou le défaut d'action de cet organe rend la mastication très-difficile, et nous avons vu des chevaux à qui cet accident était arrivé, dépérir promptement et finir par succomber dans un état complet de marasme.

La langue concourt en grande partie à la sensation du goût ; elle sert à porter constamment les alimens sous les dents pour la mastication, à les ramasser en une espèce de masse ovalaire nommée *pelote alimentaire*, et à diriger, par une action particulière, cette pelote dans l'arrière-bouche, d'où elle enfile le pharynx, l'œsophage, et arrive dans l'estomac.

Au-dessous de la partie flottante de la langue, sont deux petits prolongemens charnus, nommés vulgairement *barbes*, *barbillons* : ces productions sont les extrémités des canaux excréteurs des glandes maxillaires contenues dans l'auge : lors de la mastication, ils versent dans la bouche une partie de la salive nécessaire à imprégner les alimens pour les préparer à la digestion. La majeure partie de ceux qui ne connaissent pas la structure du cheval, et les maréchaux de campagne, coupent ces prolongemens, parce qu'ils les prennent pour des excroissances contre nature qui empêchent les chevaux de boire : cette opération prouve l'impéritie de celui qui la pratique.

Du Palais.

On nomme ainsi la partie supérieure de la bouche : c'est l'espace concave qui est environné par toutes les dents de la mâchoire supérieure et les espaces inter-dentaires : il a pour base cette portion des os sus-maxillaires qui forment le voûte palatine ; sa concavité dépend sur-tout de la saillie de leur bord alvéolaire. Le palais est borné supérieurement par une cloison charnue nommée *voile du palais*, ou *la luette*.

Cette voûte est recouverte par une membrane charnue, épaisse, qui adhère très-fortement à la voûte palatine : on reconnaît sur la membrane du palais dix-huit à vingt saillies transversales, séparées dans leur milieu par un sillon longitudinal nommé *ligne médiane du palais*.

La membrane du palais est plus épaisse dans

les jeunes chevaux que dans les vieux : cette épaisseur est particulièrement remarquable à sa partie
inférieure , au-dessus des dents incisives, dont
elle dépasse quelquefois le niveau, sur-tout à
l'époque de la sortie des coins et des crochets ;
ce qui fait dire au vulgaire que le cheval a *la fève*,
le lampas. Cette excroissance, qui est générale
dans tous les jeunes chevaux , n'est point une maladie ; elle est produite par l'espèce d'irritation qui
accompagne toujours le travail de la dentition,
d'où suit un afflux extraordinaire d'humeurs, qui
pénètre et engorge d'autant plus la membrane du
palais , qu'à cette époque diverses causes contri-
buent à entretenir le relâchement et la mollesse
de son tissu.

Cependant les maréchaux brûlent et arrachent
avec un fer tranchant, rougi au feu, toute la portion inférieure de cette membrane qui correspond
aux incisives : ils croiraient avoir manqué leur
opération s'ils ne l'enlevaient pas jusqu'aux os :
leur but est de remédier à l'inappétence , qui est
assez fréquente dans les jeunes animaux par rapport aux divers états fébriles qui résultent souvent
de la croissance, de la gourme, etc., et principalement de la pousse des dents : les chevaux n'en
mangent pas mieux pour cela ; alors ils s'excusent
en disant qu'il faut le temps que l'opération produise son effet : pendant ce temps la nature reprend
ses droits et guérit mieux que leur absurde pratique.

D'après cet exposé, on comprendra aisément que
brûler le lampas est au moins inutile, quelquefois

nuisible, et qu'il ne peut y avoir qu'une ignorance crasse qui puisse conseiller ou pratiquer pareille opération.

Pour la même raison, ils donnent un coup de corne, ce qui consiste à percer la membrane du palais dans son milieu, entre les quatrième et cinquième sillons, pour procurer une effusion de sang : ils se servent pour cela d'une corne de chamois ; cette opération, très-fréquente, peut cependant donner lieu à des accidens : par exemple, si, en appuyant trop fort, la pointe de la corne se trouve détournée, on peut ouvrir l'artère palatine : il s'ensuit une hémorrhagie difficile à arrêter ; et nous avons vu que la pointe de l'instrument ayant pénétré par la fente incisive jusque dans la cavité nasale, le sang sortait abondamment par la narine. Elle est néanmoins indiquée dans quelques cas, en ce qu'elle produit le dégorgement de la membrane ; mais pas à tout propos, comme on le fait ordinairement.

Des Dents.

Les dents sont de petits os oblongs, les plus durs et les plus blancs de ceux qui entrent dans la composition de l'animal, affectant diverses configurations, selon leur usage et la position qu'elles occupent, enchâssées sur les bords des mâchoires dans ces cavités profondes des maxillaires que nous avons dit se nommer *alvéoles*.

Le cheval adulte a quarante dents, distinguées en incisives, au nombre de douze, six pour chaque mâchoire, placées circulairement à l'entrée de la bouche ; quatre crochets placés isolément, un pour chaque côté de chaque mâchoire, au-dessus et à quelque distance de la dernière incisive ; enfin vingt-quatre molaires, plus grosses que les autres, situées au fond de la bouche, rangées directement, six pour chaque côté de chaque mâchoire.

Les jumens n'ont ordinairement pas de crochets ; on en rencontre néanmoins dans quelques-unes, mais ils sont beaucoup plus petits : ces jumens sont appelées *bréhaignes*.

Les dents sont composées de deux substances : l'une, extérieure, plus dure, qui devient lisse et d'un blanc plus luisant, à la partie libre ou sortie de la dent ; elle pénètre aussi dans la cavité qui se remarque sur le milieu de sa table : on la nomme *émail*, ou *substance éburnée* ; l'autre, intérieure, moins blanche, moins compacte que la première, nommée *substance osseuse*, constitue la plus forte partie du volume de la dent, et particulièrement la racine.

Dans son principe, et avant que le jeune sujet ait vu le jour, peu de temps après la formation et le développement des os des mâchoires, la dent est produite à la place qu'elle doit occuper entre les tables que forme la substance compacte de cet os ; par une vésicule membraneuse, remplie d'une pulpe gélatineuse qui doit former le germe de la dent, ce germe pulpeux s'épaissit, s'ossifie d'abord par son sommet, et successivement prend bientôt la consistance que la dent doit avoir ; la vésicule se durcit de même, et concurremment avec les sucs gélatineux qui transsudent du centre, forme l'émail ou substance éburnée de la dent, qui n'est apparente cependant qu'à la partie externe ou qui n'est point enchâssée. On a remarqué que cette vésicule se repliait en elle-même, que le nombre de ces replis était égal au nombre de cavités que la dent devait avoir, et qu'ils formaient ainsi la substance éburnée dont la surface de ces cavités est garnie.

A mesure que les dents prennent de l'accroissement, elles écartent les tables de la mâchoire; les cloisons alvéolaires se forment et prennent absolument leurs dimensions de la configuration des os auxquels elles servent de loge, sans cependant contracter d'adhérence immédiate avec eux.

La dent s'élève et croît du fond de l'alvéole par sa partie supérieure, elle écarte, comme il vient d'être dit, les tables de l'os, occasionne un gonflement de la gencive, l'use, et la perce par son bord externe, qui est tranchant; le bord interne, plus bas, tranchant de même, paraît bientôt après, et la partie externe ou libre de cette dent s'accroît successivement suivant les diverses constitutions des individus, jusqu'à la hauteur qu'elle doit avoir.

Les dents sortent toujours en nombre pair; assez généralement la sortie de celles de la mâchoire inférieure précède d'un temps plus ou moins long la sortie des dents correspondantes de la mâchoire supérieure.

Il est deux espèces de dents, quoique de même nature; on les distingue en dents de *lait*, *de poulain*, ou *caduques*, qui sortent les premières et doivent tomber, pour être remplacées par celles *d'a-*

dulte ou *de cheval*, qui persisteront jusqu'à la vieillesse ou la fin de l'animal. Les crochets ne sortent
qu'une fois et ordinairement vers l'époque de la
chute des dernières dents de lait.

Les dents de remplacement ou d'adulte se forment dans le fond de l'alvéole, derrière et sous
celles de lait ; à mesure qu'elles croissent, elles
poussent ces dernières en dehors, usent leurs racines, et finissent enfin par se substituer à leur
place.

On reconnaît dans les dents une partie libre ou
apparente et une partie enchâssée, qui est la racine : la partie libre présente un corps et une table ;
le corps est étroitement embrassé à sa base par la
gencive ; on y distingue des cannelures, qui s'effacent presque toujours dans la vieillesse, principalement aux incisives ; les cannelures des molaires
ne s'effacent point, quoiqu'avec l'âge elles deviennent bien moins profondes. La table forme l'extrémité de la dent : dans le jeune âge, les bords des
incisives sont tranchans, celui externe plus élevé
que l'autre ; entre ces deux bords, qui bientôt s'a-
platissant par le frottement, forment la surface
de la table, est une cavité oblongue qui s'efface
successivement par l'usure des dents ; cet effacement de la cavité sert à indiquer, comme nous le
dirons plus bas, les divers âges des chevaux.

La configuration des crochets est différente de
celle des autres dents ; leur forme est pyramidale,
terminée par une pointe ; leur face interne, aplatie,
présente dans sa longueur deux cannelures assez
profondes ; leur face externe est arrondie ; leur

direction n'est pas toujours constante, néanmoins elle est assez généralement oblique de haut en bas, et un peu arquée de dehors en dedans.

Les racines des dents sont contenues dans les alvéoles, qu'elles remplissent exactement; elles sont successivement poussées en dehors, à mesure que la dent s'use. Les racines des molaires sont enfoncées directement, tandis que celles des incisives présentent une courbure en dedans, qui est bien moins prononcée dans les vieux chevaux, et finit par devenir presque droite.

Les racines des incisives et des crochets n'ont qu'une seule pointe; les molaires en ont plusieurs, ordinairement quatre.

L'éruption et la chute des incisives de lait servent à faire connaître l'âge des poulains : l'effacement de la cavité qui est sur la table des incisives d'a-dulte, indique assez précisément l'âge des chevaux.

Les incisives de lait diffèrent de celles d'adulte en ce qu'elles sont plus petites, plus blanches, que leur évasement vers leur extrémité libre est plus sensible, et qu'elles ont une dépression circulaire à leur sortie de la gencive, qu'on nomme le *collet* de la dent.

Les molaires n'ont point de nom particulier, et se désignent en les comptant de bas en bas en haut; les incisives au contraire sont distinguées par paire à chaque mâchoire, relativement à leur position : ainsi les deux premières, celles qui sont le plus en avant de la mâchoire et tiennent le milieu des autres, sont nommées *pinces*, parce que ce sont elles qui les premières pincent les alimens; deux autres, placées une de chaque côté des pinces, sont les *mitoyennes*; enfin les dernières, placées aussi une de chaque côté des mitoyennes, ont été nommées *coins*, parce qu'en effet elles forment le coin de la rangée des incisives. On doit comprendre que ces dénominations s'appliquent aux dents des deux mâchoires.

A l'époque de la naissance ou peu de jours après, le poulain a douze molaires, trois à chaque côté de chaque mâchoire, et point d'incisive; au bout de quinze à dix-huit jours sortent les pinces; à six semaines ou deux mois, paraissent les mitoyennes; à quatre mois et demi cinq mois, les coins sortent : le poulain alors a ses douze incisives caduques ou de lait.

Entre un an et dix-huit mois, les douze autres molaires sortent, ce qui n'est pas aisé à apercevoir, parce que la profondeur de la bouche empêche de les examiner facilement; au surplus, on n'a jusqu'ici fait aucune remarque précise sur les dents molaires, relativement à l'âge, quoique celles de lait se remplacent aussi par des dents d'adulte, à-peu-près aux mêmes époques que les incisives, et qu'elles paraissent subir les mêmes changemens.

De cinq à six mois jusqu'à deux ans et demi, les auteurs n'ont donné d'autre indication pour la connaissance de l'âge, que la crue et la force du poulain; on peut cependant en juger par l'effacement de la cavité qui est sur la table des incisives, quoiqu'on ait avancé assez légèrement qu'il n'en existait pas. L'examen des dents du jeune animal pourra facilement convaincre de la fausseté de cette assertion.

Ainsi l'expérience a démontré qu'à un an la cavité des pinces était effacée, à dix-huit mois celle des mitoyennes, et à deux ans celle des coins.

Ensuite la chute successive de ces dents de lait indique encore assez précisément l'âge : à deux ans et demi trois ans, les pinces tombent, et sont remplacées par celle d'adulte; à trois ans et demi quatre ans, les mitoyennes tombent, et sont aussitôt remplacées; enfin, à quatre ans et demi cinq ans, les coins tombent à leur tour, et les dernières dents d'adulte les remplacent; pendant cet intervalle de quatre à cinq ans, les crochets sortent ordinairement : on dit vulgairement que le poulain *a tout mis* : il quitte ce nom pour prendre celui de *cheval*.

L'époque de la sortie des crochets n'est cependant pas constante, et ne peut être considérée comme indice certain de la connaissance de l'âge : on voit des poulains de trois et quatre ans en qui tous les quatre crochets sont sortis, tandis qu'on rencontre des chevaux de six ans qui ne les ont pas encore, principalement à la mâchoire supérieure.

On admet un intervalle de six mois relativement aux changemens que les dents subissent par l'âge; d'abord par rapport à leurs divers degrés de densité suivant les individus, et puis en raison du régime auquel l'animal est soumis : s'il est nourri au sec, les mâchoires seront nécessitées d'employer plus de force pour triturer les alimens; les dents en seront d'autant plus fortement frottées, et s'useront prématurément : le contraire aura lieu si l'animal est alimenté par le vert.

Quand toutes les incisives d'adulte sont sorties, c'est l'effacement successif de la cavité qui est sur leur table qui sert d'indication pour la connaissance de l'âge jusqu'à une époque assez avancée: cet effacement s'exprime par le terme de *raser*.

Les dents rasent dans la progression de leur sortie : les pinces, qui sont sorties les premières, sont aussi les premières dont la cavité s'efface.

A cinq ans, la dent du coin n'est parfaitement sortie que par son bord externe : le bord interne commence seulement à paraître, et le milieu de cette dent est encore rempli par la chair de la gencive.

A cinq ans et demi six ans, les pinces de la mâchoire inférieure sont rasées;

A six ans et demi sept ans, les mitoyennes ;

A sept ans et demi huit ans, les coins.

On a recours alors aux cavités qui subsistent encore dans les incisives de la mâchoire supérieure.

A huit ans et demi neuf ans, les pinces de la mâchoire supérieure sont rasées;

A neuf ans et demi dix ans, les mitoyennes;

A dix ans et demi ou onze ans, et quelquefois douze, les coins.

Après cette dernière époque, on n'a plus d'indication aussi positive pour reconnaître l'âge, et toutes les incisives des chevaux qui ne sont pas *bégus* sont entièrement rasées.

Quand la protusion des crochets est régulière,

c'est-à-dire quand ils sortent à-peu-près en même
temps que les coins d'adulte, leur inspection peut
encore ajouter aux signes qui font reconnaître l'âge :
à cinq ans, les crochets ont trois à quatre lignes de
longueur et sont très-pointus; à six ans, ils sont
entièrement sortis, leurs pointes ne sont pas émous-
sées ; la double cannelure interne est assez profonde, les bords en sont tranchans; à sept ans, la
pointe n'est plus aussi fraîche, les cannelures sont
moins profondes, le tranchant de leurs bords commence à s'user; à huit ans, leur pointe est arrondie,
les cannelures sont presque effacées; à neuf ou dix
ans, les crochets sont entièrement arrondis, leur
extrémité n'est plus effilée et présente plutôt une
surface aplatie, et successivement à mesure que
l'animal avance en âge, ils sont plus usés, changent de direction, et sont souvent enduits à leur
base d'une couche calcaire connue sous la dénomination de *tartre*.

Au surplus, les indications que l'on peut tirer
de l'état des crochets sont loin d'être aussi certaines que l'effacement des cavités des incisives,
et ne peuvent au plus servir que de renseignemens
secondaires : ils peuvent être usés prématurément
par diverses causes, et particulièrement par l'embouchure, qui frotte sur eux quand les lèvres ne
sont pas assez fendues, ou par la forme de ces embouchures : celles à la mameluk sont dans ce cas,
et presque tous les chevaux qui sont bridés ainsi
ont toujours les crochets de la mâchoire inférieure
usés jusqu'à la gencive. On voit aussi de très-vieux
chevaux les avoir très-longs, encore pointus, et

conservant en partie leur cannelure interne, tandis que d'autres les ont entièrement usés, arrondis et très-courts.

Il est de règle générale que la dent du coin est toujours l'indicateur le plus sûr de l'âge : il est des chevaux en qui la texture des dents est molle ; leurs cavités sont alors effacées bien avant le temps où elles devraient l'être : par exemple, il n'est pas rare de voir des chevaux de quatre ans et demi, qui par conséquent ont encore leurs coins de lait, avoir les pinces entièrement rasées : quand ces coins de lait seront remplacés, le cheval aura bien véritablement cinq ans ; mais si on juge par l'état des pinces, on lui en donnera six, c'est pourquoi il faut toujours examiner le coin : tant que le bord ou la muraille interne de cette dent, quelle que soit sa longueur, n'est pas de niveau avec le bord externe, le cheval n'a que cinq ans, les pinces seraient-elles entièrement rasées et les mitoyennes prêtes à l'être. Quelquefois cependant ce bord interne n'arrive jamais au niveau de l'autre ; il est en quelque sorte comme accolé au corps de la dent, et on remarque une division dans son milieu ; mais alors, passé six ans, il est arrondi et la cavité est peu profonde ; il faut alors recourir à la mâchoire supérieure, dont les coins ne présenteront peut-être pas la même défectuosité. Mais à l'exception de ce cas, qui est peu fréquent, tous les signes qui indiquent les jeunes chevaux sont plus certains dans ces dents que dans aucune des autres.

Passé douze ans, les incisives perdent leur courbure, se rapprochent successivemen de la perpen-

diculaire des mâchoires ; leurs tables ne portent
plus d'aplomb les unes sur les autres, les cannelures s'effacent ; ces dents deviennent sensiblement
plus étroites, elles sont à-peu-près carrées, se couvrent de tartre ; les gencives, se retirant, les dé-
chaussent, deviennent plus minces ou calleuses ;
le palais se dessèche, s'amaigrit.

Comme cet âge de douze ans est encore bien
loin d'être le terme de la vie dans les chevaux doués
d'une bonne constitution, et dont on n'a pas abusé,
on a recherché si les changemens successifs qui
arrivent aux dents étaient assez constans et régu-
liers pour donner de nouvelles indications relativement à l'âge des vieux chevaux : voici quel a été
le résultat des observations réitérées de plusieurs
professeurs, et plus particulièrement du précédent
directeur de l'école vétérinaire d'Alfort, le savant
et respectable M. *Chabert*, dont les sciences et
l'amitié pleureront long-temps la perte.

Le changement de direction des incisives est, à
quelques exceptions près, général : ces dents perdent leur courbure, deviennent plus droites et
plus étroites à-peu-près dans le même ordre
qu'elles sont sorties ; la direction perpendiculaire
qu'elles prennent fait que leur table ne porte plus
immédiatement par tous ses points l'une sur l'autre ;
le bord interne porte seul, et conséquemment
s'use davantage ; la table de la dent devient oblique,
son bord antérieur est tranchant et présente une
espèce de bec de flûte. On joint à ces remarques
l'étrécissement des dents, dont la marche doit être
la même ; leur diminution de volume et l'effacé-

ment des cannelures, enfin tous les signes qui se rencontrent ordinairement dans les vieux chevaux.

A douze ans et demi treize ans, les pinces de la mâchoire inférieure ont perdu leur direction, et leur table est oblique; à treize ans et demi quatorze ans, les mitoyennes; à quatorze ans et demi quinze ans, les coins; à quinze ans et demi seize ans, le même changement arrive aux pinces de la mâchoire supérieure; à seize ans et demi dix-sept ans, les mitoyennes; enfin, à dix-sept ans et demi dix-huit ans, les coins de cette même mâchoire.

Il faut avouer cependant qu'il n'y a qu'une grande pratique qui puisse faire porter un jugement à-peu-près certain : passé douze ans, les dents sont su-jettes à une infinité de variations qui souvent embarrassent les plus habiles connaisseurs : dans quelques chevaux, elles ont conservé leur courbure ou les cannelures n'en sont pas effacées; les unes deviennent excessivement longues, leur étrécisse-ment est à peine sensible; dans d'autres, elles sont usées jusqu'à la gencive. De toutes ces différences, nous conclurons qu'il est difficile de préciser posi-tivement l'âge des vieux chevaux; que ce que nous en avons dit ne se trouve parfaitement juste que dans les chevaux dont l'usure des dents suit la marche ordinaire; que, relativement aux autres, comme il serait extrêmement rare que toutes les irrégularités que nous avons indiquées se rencon-trassent dans la même mâchoire, on pourra, en suite d'un examen plus attentif, en tirer des con-séquences qui conduiront au moins à l'approxi-mation du but qu'on se propose.

14

« A vingt ans, et quelquefois vingt-deux, dit
» *Lafosse*, les premières dents molaires tombent,
» ou sont tellement usées que l'on y distingue trois
» racines; à vingt-trois, les secondes tombent; à
» vingt-quatre, c'est les quatrièmes; à vingt-cinq,
» les troisièmes; à vingt-six, les cinquièmes mo-
» laires; mais les sixièmes restent quelquefois jus-
» qu'à trente ans. On a cependant vu des chevaux
» avoir à cet âge quatre dents molaires de chaque
» côté; on en a vu d'autres avoir perdu toutes leurs
» molaires à dix-sept ans (1). Quant aux incisives,
» elles tombent les dernières, vers l'âge de trente
» à trente et un ans : pour lors les gencives et les
» alvéoles se rapprochent, deviennent tranchantes
» et font fonctions de dents. »

Peu de chevaux arrivent à cet âge : les accidens
multipliés, les travaux outrés qu'on exige d'eux,
souvent hors de propos, ou en les soumettant à
un exercice auquel leur constitution et leur conformation ne les rendent pas propres; enfin la mauvaise manière de les conduire et le mauvais régime
leur épargnent les inconvéniens de la vieillesse.

Les signes généraux de vieillesse, sont : l'enfoncement des salières, des rangées de poils blancs
qui paraissent sur les orbites; on dit alors que le
cheval est *cillé* : plus il avance en âge, plus ces poils
blancs s'étendent, d'abord sur les tempes, le front,
le chanfrein; successivement dans les très-vieux
chevaux la crinière, les flancs, les extrémités gri-

---

(1) Cette assertion de M. *Lafosse* est bien difficile à vérifier, car on ne le saurait faire facilement.

sonnent, le front se déprime, les éminences osseuses deviennent plus saillantes, la tête se dé-
charne, souvent elle se couvre de dartres ; si l'encolure est grasse elle devient penchante, l'épine
dorsale se courbe en contre-bas, ce qu'on exprime
par le terme d'*ensellé* ; les extrémités ont beaucoup
plus de poils que dans l'âge adulte : ces poils sont
plus gros, plus raides ; ces mêmes extrémités fléchissent, sont incertaines dans leurs mouvemens ;
les allures sont raccourcies, désordonnées, etc.
L'assemblage de tous ces signes annonce la cadu-
cité et la fin prochaine de l'animal.

Des Chevaux bégus.

On entend par *cheval bégu* celui en qui les cavités des dents persistent, quoiqu'il ait passé l'âge
où elles devraient être effacées.

Bourgelat reconnaît trois espèces de bégus : celui
de la première marque de toutes les incisives, dont
la profondeur des cavités est à-peu-près la même ;
la seconde espèce marque des mitoyennes et des
coins, et la troisième ne marque que des coins
seulement.

Il n'est pas difficile de reconnaître l'âge du cheval bégu de la troisième espèce : on consulte la mâchoire supérieure, dont l'état des dents ou des cavités servira d'indice, celui de la seconde espèce
n'est pas aussi facile ; mais la plus grande difficulté
est de distinguer positivement l'âge de celui de la
première.

Un cheval peut être bégu d'une seule mâchoire
ou des deux à-la-fois.

Dans les chevaux qui ne sont pas bégus, les pinces inférieures sont rasées à six ans, la cavité des mitoyennes est moindre que celle des coins; tandis que, dans les chevaux bégus, toutes les cavités des dents sont égales ou à-peu-près: l'effacement n'est pas graduel.

Tous les auteurs qui ont écrit sur l'hippiatrique, même *Bourgelat*, ont bien donné la définition du cheval bégu, mais aucun n'a parlé de la manière de reconnaître son âge : nous tâcherons de suppléer à cette lacune, et d'indiquer de notre mieux ce que l'observation et l'expérience nous ont appris à cet égard.

Si le cheval est bégu de la première espèce, que toutes les cavités soient également profondes, on examine bien la dent du coin : nous avons dit plus haut qu'elle était constamment le régulateur le plus assuré et le plus exact de la connaissance de l'âge : nous savons qu'à cinq ans, dans tous les chevaux, le bord interne de cette dent est tranchant, et qu'il est plus bas que le bord externe ; à six ans, ce bord interne est de niveau avec l'autre, mais n'ayant pas encore frotté, il est encore tranchant et dans toute sa fraîcheur ; le coin de la mâchoire supérieure est moins avancé dans son usure. Ainsi, quoique le cheval soit bégu, il ne sera pas difficile de prononcer certainement qu'il a six ans ou six ans et demi.

On peut aussi consulter les crochets : mais d'après ce que nous en avons dit, il faut considérer s'ils ne sont pas dans les cas d'exception dont nous avons parlé ; si on reconnaît que leur marche est régulière, on pourra en tirer de bonnes indications.

À sept ans, le coin de la mâchoire supérieure est dans le même état qu'était celui de la mâchoire inférieure à six, quoique cependant un peu plus avancé.

À huit ans, le bord interne des coins présente à-peu-près autant de surface que le bord externe : si les cavités de toutes les incisives restent également profondes, celle des pinces inférieures est plus étroite, sans souvent cesser d'être aussi oblongue que les autres. Quoique cela soit ordinairement peu sensible, un peu d'attention suffit pour s'en assurer. Les dents commencent alors à se déchausser ; elles deviennent plus jaunes, un peu plus étroites à leur base ; les bords arrondis de leur partie libre deviennent plus carrés, et toujours dans l'ordre successif de leur sortie.

Ce que nous venons de dire peut ensuite s'appliquer aux chevaux plus avancés en âge, bien entendu qu'on devra considérer l'ordre graduel de changemens que les dents subissent par la succession des temps ; c'est pourquoi nous répéterons qu'ayant égard, soit au bord interne des coins, soit à l'étroitesse graduelle des cavités, soit à l'effacement des cannelures, aux changemens de forme et de direction des dents, etc., l'observateur instruit par l'étude et l'expérience trouvera toujours le moyen, sans s'arrêter exclusivement à l'inspection des cavités, de distinguer l'âge, au moins très-approximatif, du cheval bégu qui lui sera présenté.

On tirera aussi des inductions de l'écornement du bord interne des cavités : nécessairement les bord des cavités des dents sorties les premières, ne doit pas être aussi net, aussi aigu que celui des autres, puisqu'il a été exposé le premier à l'action des corps durs qui se rencontrent très-souvent parmi les alimens. On doit aussi observer le changement graduel de la couleur ou de l'effacement total du germe de la fève.

Nous répéterons encore que, pour peu qu'on ait d'incertitude sur le prononcé de l'âge de toutes espèces de chevaux, il faut examiner attentivement toutes les dents de l'une et de l'autre mâchoire et des deux côtés : il s'en trouvera toujours quelques-unes sur lesquelles on pourra se baser plus précisément.

Une grande partie des chevaux ne sont pas bégus des deux mâchoires, beaucoup ne le sont que de celle inférieure : il est alors bien plus facile de reconnaître leur âge par l'inspection des dents du haut : si les pinces d'en haut sont rasées ou prêtes à l'être, et que toutes ou plusieurs des dents de la mâchoire inférieure aient conservé leurs cavités, le cheval aura huit ans et demi neuf ans, et ainsi de suite, comme nous avons dit pour les chevaux qui rasent naturellement.

On voit aussi des chevaux bégus de toutes les dents, à l'exception des coins de la mâchoire supérieure, qui se trouvent rasés : ce qui indique que le cheval a au moins douze ans ou au-delà.

On rencontre encore une espèce de chevaux bégus dont les auteurs n'ont point fait mention : ce sont ceux en qui les mitoyennes seulement ont conservé leur cavité, tandis que celle des coins est

rasée ou moindre : comme il est généralement reconnu que la disparition ou la diminution des
cavités doit suivre l'ordre régulièrement établi par
la nature, quand il n'en est pas ainsi on ne doit
faire aucun cas de la cavité qui existe, lorsque celle
de la dent qui suit indique qu'elle devrait avoir
moins de capacité ou être entièrement effacée.

On reconnaît encore que le cheval est avancé en
âge à une entaille ou espèce de cran, nommé *queue
d'aronde* ou *d'hirondelle*, que l'on remarque aux
coins de la mâchoire supérieure : les coins d'en
bas s'étant portés plus en avant que ceux d'en
haut, n'ont plus porté que sur une partie de la
surface de ceux-ci ; la partie supérieure de cette
dent vers le crochet ne portant plus, n'étant plus
frottée, ne s'usera point : il en résulte alors le cran
dont nous venons de parler.

Quant aux autres prétendus signes indicatifs de
la connaissance de l'âge, que certains charlatans
disent posséder et dont ils font un secret, tels, par
exemple, que de palper la queue, où ils prétendent
que certains changemens ont lieu avec le temps,
qu'il s'y produit un ou plusieurs coccygiens de
plus, etc. ; nous dirons seulement pour toute ré-
futation, que quand l'accroissement est complet,
ce qui a lieu dans le jeune âge, il n'est pas plus
possible qu'il se produise un os de plus à la queue
qu'à la jambe. On ne doit pas faire plus de cas des
plis qu'ils disent survenir à la lèvre inférieure,
entre son bord et le menton, où ils prétendent
qu'il s'en forme un tous les ans. Toutes ces assertions sont matériellement fausses, et prouvent

l'ignorance ou la mauvaise foi de celui qui les met en pratique.

De la Marque factice.

Lorsqu'un cheval de huit, neuf ou dix ans, et même beaucoup plus, n'a pas les dents trop longues, qu'il a conservé ses aplombs ou à-peu-près, qu'il est encore libre dans ses allures, les maquignons pratiquent sur la table des coins, et quelquefois des mitoyennes de la mâchoire inférieure, des cavités factices, afin de faire paraître le cheval plus jeune et d'en imposer aux yeux peu exercés; quelques-uns sont assez adroits pour arriver presque à l'imitation de la cavité naturelle : cette opération se nomme *buriner la dent*, ou *contre-marquer*.

Ils se servent pour cela d'un burin, avec lequel ils creusent plus ou moins exactement la dent; ils introduisent dans leur cavité soit de l'encre de la Chine ou toute autre substance propre à lui donner une couleur noire, et vendent le cheval en affirmant effrontément qu'il a six ou sept ans, tandis que l'examen de la mâchoire supérieure prouve souvent qu'il en a plus de douze.

Si les dents sont trop longues, ils les scient, les liment avant de les buriner; mais par malheur pour eux, ils ne parviendront jamais à leur rendre la courbure du jeune âge.

Ces manœuvres frauduleuses et coupables sont assez faciles à reconnaître : d'abord, quelque soin qu'ils prennent, la cavité factice n'est jamais aussi nette ni aussi régulière que celle naturelle, même quand la dent, comme dans les chevaux improprement appelés *faux-bégus*, aurait conservé un reste de cavité, qu'alors ils agrandissent ; s'il n'y a plus de cavité, une portion de substance éburnée, qui reste et persiste toujours à l'endroit où elle a existé, les empêche de buriner en cet endroit ; ils ne peuvent l'entamer aisément : ils contre-marquent alors à côté, ordinairement en avant, quelquefois ce n'est qu'un trou rond, d'autres fois ils imitent un peu mieux le naturel ; mais la fraude est toujours aisée à reconnaître : l'examen de la mâchoire supérieure et la direction des dents présenteront des argumens tellement certains, que leur friponnerie sera bientôt à découvert.

On aperçoit aussi facilement quand les dents ont été limées ou sciées : dans ce dernier cas, les incisives ne portent plus les unes sur les autres, et laissent un intervalle entre les deux mâchoires, parce que les molaires, qu'on ne peut pas rogner de même, restent plus hautes et produisent cet écartement des incisives ; ensuite les rayures faites par la lime ne peuvent s'effacer assez complétement qu'il n'en reste toujours assez de traces pour mettre sur la voie de la fraude.

Quand les maquignons présentent sur la montre un cheval contre-marqué, ils lui mettent quelquefois dans la bouche du sel ou de la mie de pain mélangée de sel, pour provoquer un afflux de salive, qui devient écumeuse, couvre les dents, empêche de les bien examiner ; s'ils sont avertis du moment où on verra leur cheval, comme par exemple dans une réception de chevaux de remonte, ils lui font manger du son mouillé avant de le présen-

ter ; la bouche se trouvant embarbouillée par ce
son, on ne peut la voir aussi bien ; ils ont grand
soin de distraire l'attention de l'acquéreur en cherchant à la porter sur d'autres parties : les moyens
de se mettre à l'abri de pareilles ruses sont faciles,
il suffit de faire nettoyer la bouche avant d'en faire
l'examen, qui, en pareil cas, doit être d'autant
plus scrupuleux.

Nous devons encore signaler une pratique frauduleuse qu'emploient plus particulièrement que
d'autres, certains herbagers qui élèvent des chevaux pour les vendre : ils arrachent ordinairement
les mitoyennes de lait aux poulains de trois ans ;
la dent d'adulte qui est au-dessous ne trouvant
plus l'obstacle qui lui était opposé par la racine de
la première, sort bientôt après, et l'animal paraît
avoir quatre ans ; ils en font ensuite de même pour
les coins, ce qui fait aussi sortir prématurément
la dent d'adulte, et fait paraître cinq ans quand le
cheval n'en a au plus que quatre. Cette ruse se
reconnaît, d'abord à la fraîcheur des pinces, et
puis à trois ans les dents étant encore assez enfoncées dans les alvéoles, on ne peut les arracher sans
enlever une portion de la gencive ; il reste alors
une cicatrice très-apercevable autour de la dent,
et qui persiste long-temps ; cela peut de même
s'apercevoir pour les coins, et souvent cet arrache-
ment présente tant de difficultés qu'ils cassent la
racine : il en reste alors des fragmens qui rendent
la tromperie plus manifeste.

Du Tic sur la mangeoire.

Certaines habitudes contre nature que les animaux contractent, soit d'eux-mêmes ou par imitation, sont désignées sous la dénomination de *tic* : nous ne traiterons ici du tic que par rapport aux dents, nous réservant de parler des autres en un autre lieu.

Le cheval tiqueur sur la mangeoire appuie fortement les pinces de la mâchoire supérieure soit sur le bord de la mangeoire, ou sur d'autres corps résistans qui se trouvent à sa portée (1), ramène fortement la tête à lui par une forte contraction des muscles de l'encolure, et quelquefois de tout son corps, fait une espèce de rot en même temps, rentre ensuite dans sa position ordinaire, recommence l'instant d'après, et ainsi de suite. Il résulte de cette action continuelle un épuisement, une grande fatigue, quelquefois une perte de salive qui nuit aux digestions et finit par débiliter l'animal. S'il tique en mangeant l'avoine, qu'il y ait d'autres chevaux à ses côtés, l'inconvénient est plus grave, parce qu'il perd une grande partie de sa ration, que les autres mangent pendant qu'il s'occupe à tiquer.

Les chevaux tiqueurs sont plus sujets aux coliques que les autres : les accidens qui s'ensuivent ont en eux plus d'intensité ; quelques-uns mai-

---

(1) On a vu des chevaux tiqueurs, étant au bivouac, démolir en une nuit la selle du cheval qui était attaché à côté d'eux.

grissent considérablement, et il est très-difficile de
leur rendre l'embonpoint : on voit à la vérité une
infinité de ces chevaux n'en être pas plus maladifs
et conserver leur bon état. Mais outre que ce vice
est désagréable aux personnes qui entourent un
pareil cheval, il peut encore, en certains cas, se
communiquer à d'autres, qui peut-être en seront
plus sensiblement affectés.

Le tic sur la mangeoire se reconnaît ordinairement à l'usure du bord antérieur des pinces, et
quelquefois des mitoyennes de la mâchoire supérieure ; il est quelques chevaux qui tiquent sur la
dent du coin seulement ; d'autres, qu'on ne déclare
cependant pas tiqueurs, frottent par une espèce
de passe-temps leurs dents au fond de la mangeoire, et les ont bientôt aussi usées que les véritables tiqueurs, sur-tout si elle est en pierre ou
en brique. Cette habitude n'est pas aussi dangereuse que l'autre, mais elle peut l'amener. On a vu
des chevaux tiqueurs avoir les dents usées jusqu'à
la racine.

La *Coutume de Paris* et de quelques pays met
le tic sur la mangeoire au nombre des cas redhibitoires, mais pour vingt-quatre heures seulement ;
encore faut-il que le bord antérieur de la table des
dents ne paraisse pas usé : si l'usure est apparente,
et que l'acheteur ait pu se convaincre du défaut
par l'inspection des dents, il n'est pas en droit
d'intenter l'action en garantie.

Du Menton, de la Barbe, de l'Auge et de la Ganache.

Le *menton* est cette éminence arrondie, charnue, située au-dessus et en arrière de la lèvre inférieure; il a pour base la symphyse ou la réunion des deux branches de l'os de la mâchoire inférieure.

Le menton ne doit être ni trop saillant, ce qui donnerait mauvaise grâce à la partie inférieure de la tête; ni trop aplati, ce qui se rencontre toujours dans les chevaux qui ont la lèvre pendante, et indique de même un état débile.

La *barbe* est cette dépression qui est au-dessus du menton, et sur laquelle on place la gourmette.

La gourmette contribue puissamment, et même dans quelques cas supplée à l'action du mors; il importe donc que la barbe ait la conformation propre à recevoir efficacement l'impression de cet instrument secondaire, par lequel le conducteur communique sa volonté à l'animal.

La base de la barbe est formée par le bord postérieur des deux branches de l'os de la mâchoire inférieure, à leur point de séparation de la symphyse du menton : ce bord présente quelquefois une crête tranchante, d'autres fois il est très-arrondi ; en cet endroit, la peau recouvre presque immédiatement l'os sans autre intermédiaire que le tissu cellulaire, des tendons assez minces, de petits vaisseaux, etc.

Si la barbe est tranchante, l'impression de la gourmette sera trop vive, et le cheval sera porté à s'armer, à se défendre pour se soustraire à la douleur : si elle est trop arrondie, elle en aura d'autant moins de sensibilité, et la gourmette n'y produira que peu ou point d'effet.

En suite de gourmettes mal appropriées ou mal placées, et le plus souvent de la dureté de la main du cavalier, la peau qui recouvre la barbe se tuméfie, prend beaucoup d'épaisseur, devient plus ou moins douloureuse, et si la cause continue, finit par perdre sa sensibilité, en restant néanmoins épaisse et dure; c'est ce qu'on entend par *barbe calleuse*. L'os participe quelquefois à ce gonflement, qui souvent est assez considérable pour que le menton en soit entièrement effacé.

De même que, par différentes modifications dans la forme des mors, on les rend propres à opérer autant que possible sur les bouches défectueuses l'impression nécessaire à l'obéissance qu'on doit obtenir d'un cheval, on peut aussi, par la forme de la gourmette, calculer avantageusement son effet sur la barbe, et y trouver certains degrés de sensibilité qui n'existent pas dans la bouche, ou qui, par une infinité de causes, ont été émoussés ou détruits.

L'*auge* est cet enfoncement situé à la partie postérieure de la tête, résultant de l'espace que laissent les branches de la mâchoire inférieure; elle est bornée supérieurement par la gorge, latéralement par les ganaches, et inférieurement par la barbe : sa forme est à-peu-près triangulaire.

Elle doit être parfaitement évidée, unie, la peau doit y être souple et un peu lâche, principalement dans le cheval adulte : dans les jeunes chevaux,

l'auge est toujours boursoufflée, pleine, sur-tout
quand ils n'ont pas jeté leur gourme. Elle est aussi
plus boursoufflée dans les chevaux entiers que
dans ceux hongres ou les jumens.

On doit porter l'attention la plus exacte à l'examen de l'auge : on ne doit sentir au-dessous de la
peau aucune de ces grosseurs qui font dire que le
cheval est *glandé*. Ce terme, si essentiel à définir,
nous conduit à expliquer ce qu'on entend par *cheval glandé*.

Dans l'état naturel et sain, il existe dans l'auge,
vers le principe des tubérosités de la mâchoire
et à leur face interne, deux petits ganglions ou
glandes lymphatiques, qui ne doivent pas être sen-
tis lorsqu'on porte la main dans l'auge. Lors de
certaines maladies de la membrane nasale, ces
glandes sont susceptibles de s'engorger plus ou
moins, deviennent apparentes, souvent douloureuses, par une communication et une sympathie
qui existe entre elles et cette membrane. Quelquefois le cheval est glandé avant que la membrane
paraisse malade ou qu'il se soit déclaré un flux par
les naseaux, presque toujours la glande se trouve
du côté malade ; cependant un cheval peut n'être
glandé que d'un seul côté et jeter par les deux naseaux, *et vice versâ*.

Dans la gourme, les glandes s'engorgent, mais
il survient ensuite une tumeur inflammatoire plus
ou moins volumineuse, qui excède ordinairement
la capacité de l'auge : si cette tumeur suit les périodes ordinaires à celles de sa sorte, c'est-à-dire
qu'elle fournisse une collection puriforme bien

complète, qu'en même temps le flux par les naseaux soit abondant, grumeleux et blanc, on pourra présumer avec raison que cette dépuration critique est entière, et que l'animal n'éprouvera plus de rechutes comme il arrive quand la constitution de l'individu n'est pas assez forte pour porter les symptômes à leur degré salutaire d'intensité.

Ainsi que nous l'avons dit en parlant des flux par les naseaux, on ne doit pas acheter un cheval glandé, telle indolente et même telle petite que soit la glande. Les maquignons ont bien soin d'observer à l'acquéreur que le cheval ne jette pas, que c'est un reste de l'engorgement gourmeux, etc.; il est prudent de présumer que si ce cheval ne jette pas actuellement, il peut jeter le lendemain ou dans quelques jours : l'expérience démontre que ces sortes d'affections, telles légères qu'elles paraissent d'abord, peuvent dégénérer en d'autres plus sérieuses, et que souvent une glande qui sera restée long-temps en état d'inertie, peut recéler cette redoutable maladie signalée sous le nom de *morve*.

On ne doit pas confondre et prendre pour une glande une éminence quelquefois assez prononcée, qui se trouve à-peu-près vers les deux tiers inférieurs et dans le milieu de l'auge : cette éminence est la base de la langue, qui est plus saillante dans certains chevaux. Il est aisé de s'en assurer : en mettant le doigt dans la bouche, on excite le cheval à remuer sa langue, on place l'autre main sur la grosseur dans l'auge, et on la sent se déplacer vivement ou disparaître; ce qui n'a pas lieu pour

les glandes, qui d'ailleurs sont ordinairement situées au-dessus.

La *ganache* (ou si l'on veut *les ganaches*, puisqu'il y en a une de chaque côté) est, en ne désignant
qu'un côté, cette partie de la mâchoire qui a pour
base le bord postérieur et la tubérosité de l'os de la
mâchoire inférieure : elle est bornée par les parotides, la gorge, la joue, l'auge et la barbe. Si la ganache est trop volumineuse, la tête paraît lourde,
massive ; on dit que le cheval *est chargé de ganache* :
cette défectuosité se rencontre dans quelques jeunes
chevaux : si elle ne tient qu'à certains empâtemens
propres à cet âge, que l'os ne soit pas trop volumineux, elle devient moindre après l'accroissement et généralement après la gourme. Le volume
de la ganache diminue aussi quelquefois après la
castration.

Il est des chevaux de race qui ont la ganache un
peu forte : on peut citer pour exemple les arabes ;
mais cette espèce de défaut, qui en eux ne nuit
qu'au coup d'œil, est compensé par la sécheresse
des parties environnantes et par la finesse de la
peau.

Le lieu le plus commode et l'endroit où l'on tâte
le plus généralement le pouls des chevaux, est la
face interne du bord de la ganache, à l'endroit où
se termine la partie charnue de la joue : l'artère
qui passe sur ce contour est la maxillaire.

On y distingue et on peut y étudier très-aisé-
ment les pulsations. Il passe aussi en cet endroit
la veine du même nom, et le conduit salivaire de
la glande parotide, nommé *canal de Stenon* : l'ou-

verture de ce canal, en suite d'un abcès ou d'un accident quelconque, produit toujours une fistule difficile à guérir ou incurable, de laquelle il s'écoule, par jets, quand l'animal mange, une quantité considérable de salive dont la mangeoire est tout inondée : cette grande déperdition occasionne souvent le dépérissement du cheval, parce que la digestion ne peut plus être aussi parfaite. Les licols et tout ce qui environne l'animal, étant constamment humectés par ce dissolvant, se pourrissent ou se putréfient bientôt : on est obligé de les renouveler sans cesse. Cette fistule est quelquefois peu apparente, le poil la recouvre ; on ne s'en aperçoit que quand le cheval est à l'écurie, qu'il mange et que la mangeoire est inondée : cependant un peu d'attention doit faire apercevoir qu'en cette partie les poils ne sont pas si unis qu'ailleurs, qu'ils sont collés ensemble ou humides ; en les écartant on voit alors l'ouverture. Pour juger si le canal est ouvert, on met un doigt dans la bouche : le cheval meut la mâchoire et la langue, et dans ce cas la salive sort de la fistule par jets, comme si l'animal mangeait.

De l'Encolure.

Ce que l'on nomme *le cou* dans tous les animaux, ou cette partie qui sert de support à la tête et établit la communication de ses organes avec le corps, est nommée, dans le cheval, *encolure* : elle a pour base les vertèbres cervicales ; c'est de sa conformation que dépend la position plus ou moins avantageuse de la tête ; sa belle forme ajoute beaucoup à la grâce de l'avant-main.

On reconnaît à l'encolure deux extrémités : l'une, antérieure, se confondant avec l'attache de la tête ; l'autre, postérieure, qui tient au corps et forme aussi l'insertion de l'encolure dans le poitrail ; deux bords, le supérieur, auquel est implantée la crinière ; l'inférieur, plus arrondi, formant le gosier ; et deux faces latérales, l'une à droite et l'autre à gauche.

On nomme *coup de hache* une dépression plus ou moins marquée en avant du garot, à l'origine du bord supérieur de l'encolure. Certaines races de chevaux ont le coup de hache tellement prononcé, qu'on peut le considérer comme une défectuosité qui nuit à la grâce de l'encolure.

Ainsi qu'il a été dit en traitant des proportions, l'encolure doit avoir une longueur de tête à partir de son principe du garot en arrière du coup de hache jusqu'à la partie postérieure de la nuque, à-peu-près à la terminaison de l'atloïde : cette mesure se trouve faible dans une infinité de chevaux. Le bord inférieur doit avoir une commissure de la pointe du bras à l'insertion de l'encolure dans l'auge.

Aux parties inférieures des faces latérales de l'encolure et suivant sa direction, sont deux légers enfoncemens, un pour chaque côté ; ces enfoncemens, nommés *gouttières des jugulaires*, ont reçu ce nom par rapport aux veines jugulaires, qui rampent en cet endroit dans toute leur longueur au-dessous de la peau : c'est à ces veines que l'on pratique le plus généralement la saignée.

On reconnaît comme belle l'encolure qui d'abord a les proportions indiquées, et qui s'élève en s'arrondissant légèrement par son bord supérieur, à partir du garot jusque près de la nuque, dont le coup de hache n'est pas trop prononcé : le bord inférieur doit répondre à-peu près à ce contour, sans qu'il y ait néanmoins de concavité sensible, et ce bord inférieur s'élever obliquement à partir du poitrail, diminuer de volume et d'épaisseur en approchant de son insertion dans l'auge : les faces latérales doivent aussi, à leur origine, se confondre avec le corps sans dépression trop sensible. On peut dire alors que le cheval a l'encolure *bien sortie* et *bien rouée.*

L'encolure est mal sortie quand le coup de hache est trop prononcé, et qu'elle présente, au pourtour de sa sortie du corps, une dépression comme si elle y était enfoncée.

Lorsqu'elle est longue, mince, et le bord supérieur par trop arrondi, on l'appelle *encolure* ou *cou de cygne.*

Si son bord supérieur, au lieu d'être roué, présente un enfoncement, et que le bord inférieur soit arrondi en contre-bas, on dit que le cheval a une *encolure de cerf,* ou *fausse* ou *renversée :* cette conformation, qui se rencontre généralement dans les animaux coureurs, est aussi assez commune aux chevaux de course ; cependant on la regarde avec raison comme un grand défaut, parce que ces sortes d'encolures sont fréquemment trop longues et trop grêles ; que la direction du ligament cervical suivant toujours celle du cou, l'espèce d'arc renversé qu'il forme alors doit raccourcir d'autant son étendue , d'où s'ensuivra nécessairement que la partie supérieure de la tête sera portée plus en arrière. D'un autre côté, cette conformation vicieuse de l'encolure changera aussi la direction des muscles extenseurs de la tête , qui sont plus nombreux et plus épais que les fléchisseurs : ils seront plus raccourcis , ils auront plus d'empire que leurs antagonistes ; leur mode de contraction sera interverti : c'est pourquoi tous ces chevaux portent au vent ; on ne peut leur placer la tête, il est impossible de maintenir en eux cette position fixe du mors sur les barres, qui doit assurer le conducteur de l'obéissance de l'animal ; ils n'ont pas la souplesse et la docilité indispensables sur-tout au cheval de selle.

Il est des encolures trop longues, trop courtes, trop épaisses, trop grêles, etc. : nous avons parlé des inconvéniens qui en peuvent résulter , dans l'article que nous avons extrait de *Bourgelat* sur la nécessité des proportions.

On nomme *encolure penchante* celle qui est chargée, sous la crinière , d'une grande quantité de graisse, qui fait tomber par l'excès de son poids cette partie supérieure , et les crins soit d'un côté, soit de l'autre, de manière que l'encolure paraît renversée : cette défectuosité est le propre des vieux chevaux entiers, qui ont cette partie courte et épaisse ; elle se rencontre bien plus fréquemment dans les chevaux de trait que dans ceux de selle. Le poids des crins, quand ils sont par trop abondans et longs, peut aussi y donner lieu.

La finesse des crins indique généralement la

pureté et la finesse des races : les chevaux arabes,
barbes, les beaux chevaux turcs, ceux anglais dits
de sang, ont, presque tous, les crins aussi fins
que des cheveux.

On ne doit pas rencontrer sur les faces de l'encolure ces espèces de cordes ou callosités allongées,
qui sont la trace des sétons : cela indique toujours
que le cheval a eu quelque maladie grave, telle que
le vertige, des flux opiniâtres par les naseaux, des
maux d'yeux, peut-être même qu'ils sont affectés
de fluxions périodiques, etc. : il faut alors redou-
bler d'attention, et la prudence exige que l'on se
fasse donner par le vendeur une garantie conventionnelle.

Il vient fréquemment dans la crinière des chevaux
qui ont le cou gras, et dont le bord supérieur présente des plis transversaux plus ou moins profonds, une espèce de gale assez rebelle, qui a reçu,
pour cette partie et le toupet, le nom de *roux-
vieux* : le défaut de soin et la malpropreté sont
les causes principales qui l'engendrent.

Quand on achète un cheval, il faut bien examiner s'il n'y a pas de cicatrice sur les gouttières des
jugulaires : cela indiquerait que l'animal a été affecté, en suite de la saignée, de cet ulcère très-
dangereux, nommé *trombus*, *thrombus*, *trombuste*,
ou *mal de saignée* : presque toujours, quoique le
mal soit guéri, la veine jugulaire se trouve détruite ; il n'en reste plus qu'une de l'autre côté
pour reporter le sang de la tête au cœur, tandis
que deux gros vaisseaux d'un ordre différent (les
artères carotides), outre quelques autres plus petits,

l'y portent ; quand la circulation, par une cause quelconque, et notamment dans l'exercice, est accélérée, il s'ensuit naturellement un engorgement au cerveau, un seul vaisseau devant reporter le sang que deux à-peu-près de même calibre apportent ; et sans de plus amples raisonnemens physiologiques, on concevra facilement qu'il doit en résulter des stupeurs, souvent des apoplexies foudroyantes, qui font périr tout à coup le cheval au milieu d'un travail un peu véhément : ces chevaux ne sont pas susceptibles de courses de longue haleine.

S'il y a des cicatrices sur les gouttières des jugulaires, le moyen de s'assurer si les veines sont intactes, est de placer le bout des doigts sur la gouttière, à la partie inférieure de l'encolure ; on doit appuyer, afin d'intercepter le cours du sang ; ensuite on secoue un peu la main, toujours en appuyant ; on la remonte doucement sans quitter le trajet du vaisseau : s'il est intact, on le voit onduler, se gonfler par les secousses, et former une espèce de corde le long de la gouttière, à mesure que l'on remonte la main ; quand le vaisseau a été détruit, ce phénomène ne peut avoir lieu.

DU CORPS.

Le Poitrail.

Le poitrail, ou la face antérieure de la poitrine, est borné supérieurement par l'encolure, latéralement par les pointes des épaules et la face antérieure du bras, inférieurement par les ars et l'inter-ars.

On y distingue deux parties : l'une, supérieure, plus large, au-dessous de l'insertion de l'encolure dans le poitrail ; et une inférieure, qui présente deux éminences séparées par une légère gouttière : ces éminences sont nommées *les mollets du poitrail ;* la gouttière répond à la pointe du sternum.

Pour être bien conformé, le poitrail doit avoir deux tiers de tête d'une pointe d'épaule à l'autre ; il doit suivre insensiblement et avec grâce l'insertion de l'encolure, les muscles doivent y être bien prononcés. Sa largeur indique l'amplitude de la poitrine, et plus elle aura d'étendue, plus les poumons auront d'aisance pour leurs fonctions. Cette largeur ne doit cependant pas dépasser les proportions prescrites : portée à l'excès, elle donnerait de la pesanteur à l'avant-main, ferait bercer l'animal, et serait un inconvénient pour le cheval de selle. C'est au contraire une espèce de qualité dans celui qui, par sa forte corpulence, est destiné à traîner lentement de lourds fardeaux : le genre de lévier n'étant plus le même, il doit présenter en force ce que l'autre doit offrir en légèreté.

La conformation opposée constitue les chevaux étroits de poitrail, *serrés du devant :* c'est un grand défaut, qui doit faire rejeter le cheval, parce que l'étroitesse du poitrail est toujours accompagnée d'une moindre capacité du thorax et du resserrement des épaules. Un tel animal ne peut être susceptible de travaux qui exigent de l'haleine : il est souvent faible, valétudinaire, plus sujet aux mala-

dies de poitrine ; le rapprochement des extrémités
fait qu'il s'entre-taille, et si à ce défaut se joint
le peu de volume de ces extrémités, sa ruine sera
bien plus prochaine.

Il est néanmoins quelques exceptions à cette
règle, sur-tout quand elle n'est pas portée à l'excès : on rencontre quelques chevaux de course,
particulièrement des anglais, qui sont étroits de
poitrail, mais cette étroitesse de la poitrine est
compensée en eux par sa plus grande hauteur de
haut en bas ; et puis leurs extrémités sont fortes,
bien fournies, les muscles de l'épaule, du bras et
de l'avant-bras sont énergiquement prononcés ; ce
qui, joint à leur extrême ardeur et à la bonté de
leur tempérament, leur donne la faculté de remplir aussi bien leur travail que s'ils n'avaient pas
ce défaut de conformation.

Le poitrail peut être trop enfoncé ; les pointes
des épaules sont alors trop saillantes : cette défectuosité dépend souvent du moindre volume des
muscles pectoraux, et peut rendre l'animal plus
faible. En d'autres chevaux, le sternum fait une
trop grande saillie ; le poitrail, au lieu de gouttière,
présente une espèce de tranchant dans son milieu :
les chevaux serrés, qui ont les épaules chevillées,
ont souvent cette conformation ; elle peut aussi
survenir accidentellement, en suite de la maigreur.

Le poitrail, comme toutes les parties recouvertes
de peau, peut être affecté de gale, de farcin, etc. ;
la partie supérieure est souvent contuse ou entamée
par le poitrail de la selle ou la bricole ; en suite
de ces contusions, il survient quelquefois une tu-

meur indolente, très-volumineuse, nommée *loupe*, dont il est souvent difficile de triompher, sur-tout quand la substance même des muscles est intéressée : la cure en est toujours longue, et met le cheval hors d'état de servir pendant long-temps.

Il se déclare aussi au poitrail, ordinairement sur le bord antérieur du sternum, une tumeur spontanée des plus dangereuses, nommée *avant-cœur*, ou *anti-cœur* : cette tumeur, assez improprement désignée sous le nom de *charbon*, commence par une petite élévation avec chaleur et douleur vive ; mais bientôt son accroissement est tellement rapide, qu'en moins de douze à quinze heures le poitrail et les parties environnantes ont acquis un volume énorme : on en triomphe rarement, et les progrès successifs de la gangrène sont si prompts, que l'animal succombe généralement dans les premières vingt-quatre heures.

De l'Inter-ars, des Ars, du Passage des sangles.

On entend par *inter-ars* l'espace qui existe de l'origine interne d'un avant-bras à l'autre. L'inter-ars sera large ou étroit selon la conformation du poitrail ; les inconvéniens en sont les mêmes. Les sétons que, dans une infinité de cas, on passe au poitrail, intéressent toujours, suivant leur longueur, une plus ou moins grande étendue de l'inter-ars : on doit veiller, si l'opérateur n'est pas vétérinaire, à ce qu'il n'approche pas son aiguille trop près des avant-bras.

Les ars, un de chaque côté, résultent du pli

formé par la réunion de la face antérieure interne des avant-bras avec la partie inférieure du poitrail et l'inter-ars. En cet endroit, passe la veine céphalique ou sous-cutanée antérieure, à laquelle on pratique dans certains cas la saignée. La peau des ars est extrêmement fine, et forme quelques plis, entre lesquels, lorsque le cheval chemine dans des terrains crayeux ou sablonneux, la poussière ou le sable s'introduisent, se combinent avec la sueur, occasionnent une irritation vive et cette excoriation douloureuse connue sous le nom de *frayement aux ars*. Le cheval frayé aux ars peut à peine sortir de sa place, et le voyageur qui, la veille, n'avait aperçu en sa monture aucun état de souffrance, se trouve fort embarrassé lorsque, voulant continuer sa route, l'animal est raide, trébuche à chaque pas, et qu'il éprouve autant de difficulté à se mouvoir que s'il était fourbu outré.

On remédie aisément à ce mal par quelques ablutions d'eau fraîche, ou mieux par un mélange de trois ou quatre blancs d'œufs battus dans environ un litre d'eau de puits, avec lequel on lotionne très-souvent les parties malades; on fait promener l'animal en main, doucement et à plusieurs reprises; bientôt l'inflammation cesse et la douleur disparaît. Il n'en est cependant pas toujours de de même; les accidens persistent; alors les moyens que nous venons d'indiquer deviendraient plus nuisibles qu'utiles; il faut appeler un homme de l'art.

Le *passage des sangles*, ou la partie du dessous de la poitrine qui répond à l'extrémité postérieure du sternum, est en arrière des coudes. Quelquefois les sangles occasionnent en cette partie des contusions ou des plaies, qui ne deviennent dangereuses que par le défaut de soin. Les modifications raisonnées qu'on fait subir aux sangles en ce cas, suffisent le plus ordinairement pour remédier au mal.

Le Garot.

Le garot est cette partie antérieure et supérieure du corps, qui a pour base les cinq à six premières apophyses épineuses des vertèbres dorsales; il est borné antérieurement par le coup de hache, postérieurement par le dos, latéralement par le bord supérieur des épaules.

Le garot bien conformé est élevé, apparent, bien évidé sur ses faces latérales; son élévation, relativement au milieu du dos, doit être de deux secondes.

Il est des chevaux dont le garot n'est presque pas apparent; on les désigne vulgairement comme *bas du devant* : c'est un défaut assez grave, particulièrement pour le cheval de selle, et qui ne peut avoir lieu sans que la colonne vertébrale ait elle-même une fausse direction de derrière en avant; cette direction change celle de la ligne des reins et du dos, qui doit être parfaitement horizontale, en une ligne dont l'obliquité est en raison de l'abaissement du garot : il s'ensuit que l'avant-main est bien plus surchargée; les extrémités antérieures, ayant à supporter un poids plus considérable, sont plutôt ruinées : par cette même raison, leur mouvement n'est pas aussi libre, elles ne peuvent se dégager assez promptement, ce qui rend l'animal peu propre aux allures précipitées ; il est lourd, pesant à la main ; il butte souvent, forge, etc. Dans les chevaux bas du devant, il est difficile d'empêcher que la selle ne revienne toujours trop en avant ; les pointes de l'arçon gênent le mouvement des épaules, le poids du cavalier ajoute encore à la surcharge de l'avant-main. Cette position de la selle, quelle que soit la forme avantageuse qu'on ait cherché à lui donner, lui fait faire une espèce de bascule qui la fait porter ou sur le garot ou sur les parties environnantes : de là des contusions, des blessures, qui sont plus graves dans ces chevaux que dans d'autres.

On rencontre beaucoup plus de jumens basses du devant que de chevaux, principalement dans les races communes. Quelques-uns pensent que si cet inconvénient n'est pas en elles porté à l'excès, il n'a pas aussi rigoureusement les mêmes conséquences, puisque cette conformation leur est généralement particulière, et que celles dont le garot est bien conformé font presque exception à la règle. L'expérience cependant n'a pas démontré assez positivement cette opinion pour qu'elle puisse faire autorité.

Quand le garot est trop charnu, il est bien plus exposé à être meurtri ou blessé par la selle. Les maux de garot sont toujours à redouter ; souvent le plus léger mal y devient grave ; il s'ensuit des tumeurs, des abcès, des ulcères longs et difficiles à guérir : on en a vu entraîner la perte du sujet.

Du Dos.

Le dos est situé en arrière du garot, en avant du rein, et borné latéralement par les côtes; il a pour base les apophyses épineuses des dix à douze dernières vertèbres dorsales, et les muscles qui s'étendent le long de ces apophyses et du corps de ces mêmes vertèbres. Le dos doit être arrondi sur ses parties latérales et sur une ligne parfaitement horizontale, à partir de son origine à sa terminaison; l'épine ne doit pas être trop saillante. Quand, soit en raison de l'épaisseur des muscles ou de l'embonpoint, cette épine présente une gouttière longitudinale dans son milieu, que cette gouttière se continue jusqu'au-delà du rein, on dit assez improprement que le cheval a *le rein double*.

Si le dos présente une courbe en contre-bas, qu'il soit enfoncé, le cheval est dit *ensellé* : ces sortes de chevaux ont ordinairement le garot très-saillant, l'encolure relevée, leur avant-main a plus de grâce, leur trot est plus doux; mais cette courbure de l'épine est aussi accompagnée de son trop de longueur; elle intervertit la direction des surfaces articulaires du corps des vertèbres, qui, au lieu de porter réciproquement sur toute leur étendue, ne portent plus que par leur bord supérieur; les points d'appui que les vertèbres ont entre elles étant diminués, les muscles n'y trouveront pas non plus, à leur attache et à leur terminaison, ce degré de fixité qui fait toute leur force; l'épine sera trop flexible et par conséquent trop faible;

de cette faiblesse suivra principalement celle de l'arrière-main : aussi voit-on tous les chevaux ensellés se bercer, être peu solides et bientôt ruinés. Un tel cheval peut être agréable à certains cavaliers, que des réactions trop sèches pourraient incommoder ; mais il ne convient nullement pour la guerre et pour tout service qui exige de la continuité et de la force.

Le défaut contraire, c'est-à-dire la voussure ou la convexité de l'épine, constitue le *dos de carpe* ou *de mulet* : le cheval en est bien plus fort, et cette conformation convient parfaitement pour les chevaux de bât, mais ses réactions sont dures, il est rare de rencontrer en lui la souplesse et le liant qu'on doit raisonnablement rechercher dans les chevaux destinés à être montés.

Nous avons dit que l'abaissement du dos, par rapport à une horizontale tirée du sommet du garot et se portant directement au-dessus de la croupe, devait être de deux secondes : par rapport au sommet de la croupe, il doit être de trois quarts d'une seconde, ou dix-huit points.

Il doit aussi y avoir, du sommet du garot au milieu du dos, la longueur de deux tiers de tête, et de ce point à la pointe de la croupe même mesure.

Si le cheval est trop long, il sera plus faible et les inconvéniens seront à-peu-près les mêmes que s'il était ensellé. Si au contraire il est trop court, il en sera d'autant plus fort, mais on ne trouvera en lui aucune de ces qualités agréables que l'on désire rencontrer dans les chevaux de selle.

Le dos est souvent blessé par la selle : les chevaux ensellés, ceux qui ont le dos de carpe y sont, plus sujets que les autres. Il se forme quelquefois, sur les extrémités des apophyses épineuses, des exostoses qu'il est difficile de détruire, et qui ajoutent à la difficulté de bien ajuster la selle.

Du Rein.

On a toujours vulgairement dénommé cette partie de l'extérieur du cheval par le pluriel, et tout le monde dit *les reins*; cependant la véritable acception de ce terme désigne ces deux corps glanduleux situés, un de chaque côté, dans la cavité abdominale, au-dessous du corps des vertèbres lombaires, et dont la fonction est de sécréter l'urine : le terme de *lombes* conviendrait mieux, puisque son étymologie désigne la région supérieure du tronc, depuis le dos jusqu'aux hanches; mais cette dénomination, quoique bien plus convenable, n'étant employée que par les anatomistes, nous avons cru devoir nous rapprocher du nom vulgaire, en observant toutefois que, relativement à cette région, le pluriel est au moins de trop, et qu'on ne doit pas plus dire *les reins* qu'on ne dit *les garots*, *les dos*, *les croupes*, etc.

Le rein, ou les lombes, a pour base les vertèbres lombaires; il est borné en avant par l'extrémité du dos et la partie supérieure de la dernière côte, latéralement par les flancs, et en arrière par la croupe.

Une partie du dos, mais plus particulièrement le rein, étant le point central de tous les mouvemens, il importe que sa conformation présente le degré de force et de solidité indispensables à l'action de toutes les parties, auxquelles il sert de point d'appui; c'est pourquoi il doit être court, large et suffisamment flexible. C'est de sa bonne conformation que résultent en général les bons services qu'on peut espérer d'un cheval. Il doit être sur la même ligne que le dos : trop enfoncé, il est faible, le défaut est aussi grave que quand le dos est ensellé, souvent il l'accompagne; il en est de même de son trop de longueur. Le rein doit être souple sans néanmoins présenter trop de flexibilité, ce qui indiquerait encore la faiblesse.

Le rein court est toujours une qualité à laquelle doit se joindre cependant la souplesse; et quand, avec une telle conformation, se rencontre la bonté de celle des membres, leur aplomb et le tride des allures, on peut être assuré des bons et longs services qu'on obtiendra du cheval qui les réunit.

On s'assure de la souplesse du rein en le pinçant sur l'épine par le pouce et l'index : l'animal doit le fléchir sur-le-champ sans trop l'abaisser; s'il ne le fait pas, cela indique l'insensibilité (1), la raideur de cette partie, ou la soudure des vertèbres.

La selle blesse souvent les chevaux sur le rein : cette blessure, improprement nommée *mal de rognon*, peut avoir des suites graves, qui mettent pour long-temps l'animal hors d'état d'être monté.

---

(1) Dans la plupart des maladies graves, les chevaux ne fléchissent pas le rein : on augure favorablement quand la sensibilité leur revient.

Dans la vieillesse, quelquefois avant, les vertèbres lombaires se soudent entre elles, et la dernière contracte aussi adhérence avec le sacrum :
cette ankylose commence d'abord par les apophyses
transverses des dernières. Nous avons vu plusieurs
fois les six vertèbres lombaires et le sacrum unis
ensemble par leurs apophyses transverses et leur
corps, de manière qu'ils paraissaient ne plus former qu'un seul os. L'ankylose entière ou partielle
des vertèbres donne lieu, dans le premier cas, à
l'inflexibilité complète ; dans l'autre, la flexion du
rein est d'autant plus bornée qu'il y a plus de
vertèbres soudées entre elles.

Les chevaux sont très-exposés aux efforts du
rein : plusieurs causes, mais principalement des
chutes, peuvent les occasionner ; alors, suivant la
violence du mal et l'importance des parties affectées, l'animal traîne plus ou moins son arrière-
main, se berce, chancelle ; la croupe éprouve un
mouvement de vacillation pénible, et chaque pas
la porte de côté et d'autre. Il en est qui ne peuvent
plus se soutenir sur leur derrière, et lorsqu'ils es-
saient de se lever, ils restent dans l'attitude de chiens
assis. Quand le mal est porté à ce degré de violence, il est rarement curable. En général, les efforts de rein, quel que soit leur degré d'intensité,
sont longs à guérir, et souvent le cheval conserve
long temps une faiblesse, un bercement nommé
vulgairement *tour de bateau* ; d'autres le conservent
toute leur vie.

Les vertèbres lombaires peuvent être luxées,
fracturées : les symptômes sont à-peu-près les

mêmes que ceux des violens efforts de rein : le mal est presque toujours incurable. Nous omettrons de parler des autres maladies auxquelles le rein est sujet, leur description ne se rapportant plus à l'extérieur.

C'est ici le lieu de parler d'une affection très-grave, nommée très-improprement *immobilité* : quoique son siége ne soit pas positivement au rein, c'est cependant en cette région que plusieurs de ses principaux symptômes se manifestent.

L'immobilité présente une infinité de variétés dans ses symptômes, selon les causes qui l'ont produite, et selon les tempéramens des chevaux qui en sont affectés : elle s'annonce quelquefois par accès périodiques ; tel cheval est immobile pendant un certain temps, et dans d'autres ne paraît pas s'en ressentir : pendant les chaleurs de l'été, par exemple, il en est qui y sont plus sujets ; d'autres au printemps, etc. ; elle ne se décèle en certains qu'après un travail un peu soutenu ; le plus souvent elle est continue, et peut aussi bien être reconnue dans le repos que dans l'exercice.

Les symptômes qui caractérisent plus particulièrement cette affection, sont : d'abord la difficulté ou l'impossibilité de reculer : quelque force que l'on emploie pour obtenir ce mouvement, l'animal s'y refuse, ou recule deux ou trois pas, s'arrête ensuite, et si on persévère, il se cabre, se renverse, se jette de côté ou d'autre ; quand on a croisé les extrémités antérieures l'une sur l'autre, le cheval ne peut les décroiser qu'avec beaucoup de peine et par une espèce de saut ; il en est qui, si on ne les décroise pas, resteront plus d'un quart d'heure dans cette position ; la bouche est insensible, et le mors ne paraît opérer aucune action sur les barres ; dans d'autres cas, la sensibilité sera extrême. Le cheval, immobile, paraît stupide, rêveur, reste long-temps dans la même position ; son œil est ou triste, ou égaré ; il paraît regarder en l'air ; si on fait quelques mouvemens de la main devant ses yeux, le corps clignotant s'avance bien plus sur la cornée lucide que dans l'état de santé. Quelques-uns sont d'abord insensibles à tous les châtimens dont on se sert pour les porter en avant, puis partent tout-à-coup avec fureur sans qu'il soit possible de les arrêter. D'autres se portent tout d'un côté, et ne veulent pas obéir à l'action qui les remet en ligne directe ou qui les porte du côté opposé. Presque tous font entendre dans leurs articulations, quand ils changent de position, une espèce de craquement pareil à celui qu'on peut produire en se tordant les doigts. En général, tous ces chevaux mangent lentement ; on en voit qui gardent quelquefois une portion de fourrage dans leur bouche pendant des heures entières.

Un cheval immobile, tel beau et tel jeune qu'il soit, a perdu toute sa valeur : on ne peut espérer d'en tirer aucun bon parti ; il est dangereux de s'en servir.

Cette maladie ne se guérit que très-rarement : le marasme ou d'autres affections qui surviennent en suite des lésions que la première a occasionnées, terminent la vie de l'animal.

L'immobilité est au nombre des cas redhibitoires dans presque tous les pays.

Des Côtes.

Nous avons vu, dans le squelette, que les côtes, au nombre de trente-six, dix-huit de chaque côté, forment une espèce de cage osseuse, d'où résulte la plus grande partie des parois de la poitrine, et la base des parois latérales antérieures de l'abdomen ou le bas-ventre.

En extérieur, les côtes et les flancs constituent les faces latérales du corps : les côtes sont bornées supérieurement par le dos, antérieurement par l'épaule, inférieurement par le ventre, et en arrière par le flanc.

Nous savons aussi que les côtes n'ont pas toutes le même degré de contour; que celles antérieures sont moins arrondies que celles qui sont en arrière, par conséquent les côtes vers l'épaule forment à-peu-près un demi-ovale de chaque côté, qui va s'arrondissant à mesure qu'elles se portent en arrière: ainsi les côtes, pour être bien conformées, doivent être suffisamment arrondies suivant leur position : les viscères qui sont contenus dans les cavités qu'elles concourent à former, pourront alors jouir du libre développement nécessaire à leurs importantes fonctions.

On s'assure de la juste proportion des côtes en mesurant l'espace que laissent entre elles deux perpendiculaires touchant chacune de chaque côté des côtes : cette mesure doit être d'une tête.

Si elles ne sont pas suffisamment arrondies, on

dit que le cheval a *la côte plate* : la capacité de la poitrine est moindre, les viscères qu'elle contient seront trop à l'étroit , il pourra en résulter que l'animal ne sera pas d'un aussi bon service , aura peu d'haleine. Cette étroitesse de la cavité thoracique refoulera en arrière les viscères abdominaux, ce qui augmentera le volume du ventre et lui donnera plus d'amplitude. Ces sortes de chevaux sont plus exposés aux maladies de poitrine et à la pousse que d'autres.

Les côtes trop arrondies sont aussi un défaut, qui est ordinairement accompagné du retroussement du ventre et des flancs : ces sortes de chevaux sont en général trop ardens et se fatiguent bientôt , ne sont pas mangeurs, et ne sont nullement propres à un exercice continu.

Il survient sur les côtes, en suite de la pression de la selle, des tumeurs, des blessures, et souvent une espèce de croûte parcheminée, épaisse, noirâtre, résultant de la désorganisation de la peau, nommée *cors* : les cors poussent quelquefois leurs racines ou cette portion de tissu cellulaire désorganisée qui est en dessous, jusque sur les côtes, les carient, et peuvent occasionner des désordres graves ; ils se guérissent rarement sans les extirper : on peut néanmoins les faire tomber par quelques onguens irritans. Dans l'un ou l'autre cas, il reste en dessous une plaie simple dont la cicatrisation est relative à son étendue.

Des coups, des chutes peuvent fracturer les côtes : si la fracture n'est pas compliquée , c'est-à-dire que l'os ne soit pas cassé en plusieurs parties, dont quelques unes présentant des pointes ou des aspérités qui, s'introduisant dans les parties molles intérieures, peuvent occasionner des lésions graves aux viscères, ou des collections purulentes ; si enfin la fracture est simple, les abouts fracturés, restant en contact, en raison de la composition des muscles inter-costaux, de la situation des autres côtes, de leur action simultanée, du gonflement naturel et régulier des cavités, ont bientôt contracté une nouvelle adhérence : le cal se forme et la côte reprend son état naturel. Nous avons vu des chevaux avoir plusieurs côtes cassées à-la-fois, ne souffrir que des accidens consécutifs, et reprendre leur état naturel dès qu'ils étaient cessés, même avant que les fractures fussent entièrement consolidées.

On reconnaît la fracture des côtes à une tuméfaction plus ou moins considérable et circonscrite à l'endroit fracturé, aux mouvemens contre nature qu'on peut faire produire en divers sens à la côte en appuyant au-dessus et au-dessous de la tumeur. Souvent il y a toux, difficulté de respirer, fièvre, etc.

Du Ventre.

C'est la partie inférieure du corps formée par les muscles qui servent de paroi à l'abdomen : il est borné en avant par l'extrémité postérieure du sternum, latéralement par les côtes, et en arrière par les cuisses.

Le ventre doit être en rapport de conformation avec le contour des côtes sans présenter de saillie extraordinaire, ni le retroussement qui accompagne les côtes trop arrondies.

Si le ventre est trop volumineux, il est dit *ventre avalé*, ou *de vache* : ce défaut rend le cheval lourd, peu agile ; le volume de la masse intestinale gêne le mouvement de la poitrine, qui déjà est trop resserrée, puisque le cheval a presque toujours les côtes plates. Les chevaux qui ont cette conformation ne sont point propres à la selle : ils sont essoufflés à la plus légère course, plus disposés à devenir poussifs, et aussi très-sujets aux coliques.

Les jumens qui ont porté plusieurs poulains ont généralement le ventre avalé : ce volume accidentel du ventre leur reste quelquefois toujours ; il en est cependant, sur-tout celles qui sont fines, en qui les muscles de l'abdomen reprennent leur ressort et leur état naturel.

La rétraction et le resserrement des muscles abdominaux constitue le *ventre retroussé* ou *levretté* : cette très-mauvaise conformation indique toujours que le cheval est hors d'état de résister à un travail soutenu, que si la nécessité oblige de l'y soumettre, il ne mangera pas après, et qu'il succombera promptement si on le force à continuer. En général, les chevaux levrettés sont trop ardens, se vident beaucoup ; mais cette vigueur outrée ne doit pas en imposer : elle est de peu de durée, elle amène bientôt un état de faiblesse qui, joint à la mauvaise constitution de l'animal, rend sa ruine très-prochaine. On exprime vulgairement encore cet état en disant que le cheval est *étroit de boyaux*.

En suite du séjour trop prolongé dans l'écurie, de quelque coup ou de quelque blessure, il peut survenir sur le ventre une tumeur étendue, molle, conservant l'impression du doigt qui la comprime un peu fortement ; elle embrasse souvent toute l'étendue du ventre , et se propage jusque sous la poitrine : cette enflure , nommée *œdème* , est quelquefois de peu de conséquence , se dissipe par l'exercice et quelques moyens simples ; elle n'est cependant pas toujours aussi bénigne et les accidens s'aggravent. Souvent encore elle est le symptôme d'une désorganisation intérieure : dans ce cas, la tumeur suit les chances de la maladie qui l'a produite, guérit, ou entraîne la perte du sujet avec elle.

Quand l'œdème du ventre est une suite de la castration, et que ses progrès ne se bornent pas bientôt, cette complication est de mauvais augure, et l'animal succombe assez généralement.

Les hernies qui se présentent sur les diverses parties du ventre forment des élévations molles, circonscrites, que l'on peut faire rentrer pour le moment où on y appuie les doigts. Une des plus fréquentes est l'*exomphale*, ou hernie ombilicale : les jeunes poulains y sont plus sujets que les chevaux adultes. Les hernies produisent souvent des coliques très-dangereuses, qui se terminent fréquemment par la mort.

On donne le nom de *borborygme* à un bruit semblable à celui que rendrait un tonneau à moitié plein qu'on agiterait fortement : ce bruit se fait entendre dans le ventre de certains chevaux pendant le trot et quelquefois le galop , il ne paraît pas leur nuire sensiblement. On dit que les chevaux qui ont des borborygmes sont plus sujets aux coliques ; cependant on en voit beaucoup dans lesquels ce bruit désagréable se fait entendre très-fortement, et qui, pour cela, ne sont pas plus sujets aux coliques que d'autres.

Des Flancs.

Les flancs (un de chaque côté), situés aux parties latérales du corps, ont, ainsi que le ventre, pour base les muscles qui forment les parois de l'abdomen ; ils commencent à l'extrémité des apophyses transverses des vertèbres lombaires, sont bornés en avant par la dernière côte, en arrière par la hanche et la cuisse, et finissent au contour du ventre vers le grasset.

Le flanc a toujours la même largeur que la longueur du rein ; il doit être court et suivre, sans présenter aucun enfoncement, le contour des parties environnantes.

Si le flanc est trop long, le rein l'est aussi, et nous avons dit que l'animal avait moins de force. Le flanc creux est une défectuosité qui accompagne toujours le ventre de vache. Le flanc retroussé suit aussi le ventre levretté ; les inconvéniens pour l'un et l'autre sont les mêmes. Une infinité de maladies, particulièrement celles qui sont longues, douloureuses, les privations, les travaux outrés, enfin tout ce qui peut causer l'épuisement, rendent un cheval efflanqué ; on dit aussi qu'*il a le flanc coupé*. Dans ces cas, l'état maladif de l'animal, indiqué encore par d'autres symptômes, fait assez connaître que le retroussement du flanc est accidentel, et qu'il cessera avec les causes qui l'ont produit.

Il n'en sera pas de même si le cheval et levretté par conformation, et quelque moyen qu'on emploie pour lui donner du corps, aucun ne sera assez efficace pour l'amener à cet état, qui empêcherait de reconnaître le défaut.

Quand au retroussement du flanc se joint une espèce de corde douloureuse qui part de la hanche, règne à la partie inférieure du flanc et se termine au bas des dernières côtes, on dit que le cheval a *le flanc cordé* : c'est ordinairement un des symptômes d'une maladie assez grave, causée par l'excès de travail : on nomme cette maladie *fortraiture*, ou cheval *fortrait*.

On doit porter l'attention la plus sévère à l'examen du flanc : l'intégrité et la régularité de ses mouvemens sont très — essentielles à considérer pour s'assurer de la santé de l'animal.

Dans presque toutes les maladies aiguës, et dans quelques-unes chroniques, mais plus particulièrement dans celles de la poitrine, le flanc est plus ou moins agité, ses mouvemens sont irréguliers, etc. On dit vulgairement, mais avec beaucoup de raison, que *le flanc est le miroir de la poitrine*.

Dans l'état de santé, le cheval étant en repos, le mouvement du flanc doit être peu apparent, régulier ; son élévation, qui a lieu dans l'inspiration, et son abaissement, qui accompagne l'expiration, doivent être lents et parfaitement égaux ; c'est-à-dire qu'il ne doit pas y avoir plus d'intervalle pour un temps que pour un autre.

La précipitation des mouvemens du flanc s'exprime par le terme de *battre des flancs*. Il est des chevaux qui, après une course légère, ont les flancs très-agités : on dit qu'ils sont *courts d'haleine*. Si l'animal a la poitrine faible, l'inspiration est plus profonde, plus prolongée ; l'expiration se fait plus promptement.

On reconnaît que le cheval a une bonne poitrine quand, après un exercice rapide et prolongé, le flanc reprend bientôt son état calme ; si au contraire la poitrine est faible ou altérée, la respiration ne revient à son état ordinaire que bien long-temps après, et au bout d'un quart d'heure, même d'une demi-heure, le flanc est encore fortement agité.

Une affection ordinairement chronique et continue de la poitrine, qui se distingue particulièrement aux mouvemens du flanc, est *la pousse*.

On n'est pas d'accord sur l'organe affecté dans la pousse : la plus grande partie pensent qu'elle est due au desséchement du poumon ; d'autres, à l'affaissement des vésicules bronchiques ou à une mucosité trop épaisse qui les enduit, et gêne la fonction du viscère. On a encore placé son siége au diaphragme ; enfin une dernière opinion, assez plausible, l'établit comme une affection du cœur ou des gros vaisseaux artériels qui en dérivent immédiatement : plusieurs ouvertures et quelques expériences nous porteraient à être de cet avis, qui cependant est loin d'être généralement adopté ; c'est pourquoi nous nous contenterons de l'indiquer seulement, en attendant que l'expérience et le temps l'aient appuyé de résultats plus nombreux et plus positifs.

Nous devons encore observer que , malgré les assertions de nombre d'auteurs , la maladie véritablement caractérisée sous le nom de *pousse* a été jusqu'ici incurable ; que , quand elle n'a pas encore atteint toute son intensité , on peut , par le régime , le repos , et quelques moyens appropriés , en diminuer les symptômes , mais non les faire disparaître entièrement. Et ceux qui prétendent l'avoir guérie , l'ont confondue avec d'autres affections chroniques dont le poumon , ou même le foie , sont assez fréquemment le siége.

Nous avons dit que , dans l'état de santé , les mouvemens d'inspiration et d'expiration devaient être parfaitement égaux , lents et peu apparens : dans la pousse , au contraire , l'inspiration est profonde , pénible , et l'expiration , c'est-à-dire le moment où le flanc s'abaisse , est entrecoupée par un intervalle qui forme une espèce de soubresant bien marqué : il est des chevaux poussifs en qui ce soubresant a lieu pendant l'inspiration.

Tous les chevaux poussifs toussent plus ou moins , mais après la toux ils ne s'ébrouent pas (ce qu'on exprime par le terme de *rappeler*) ; cette règle offre néanmoins quelques exceptions : il se rencontre des chevaux poussifs qui rappellent aussi bien et avec autant de force que s'ils avaient la poitrine en bon état.

Il en est aussi quelques-uns qui jettent par les naseaux un mucus blanc , assez consistant , s'écoulant ordinairement par flocons quand l'animal boit : ce flux , qui ne s'attache pas à l'orifice des cavités , coule quelquefois par intervalles ; d'autres

fois il est continu : nous pensons que cet état ca-
tarrhal peut exister sans la pousse, et qu'il n'en
est point caractéristique.

Dans le principe de la pousse, les symptômes
sont légers, l'irrégularité du flanc est à peine apercevable et ne se montre pas dans tous les temps
de la respiration ; il faut beaucoup d'attention et
de pratique pour l'apercevoir. On est dans l'habitude d'exercer plus ou moins vivement ces sortes
de chevaux avant l'examen ; on leur fait aussi manger l'avoine : cette manière peut avoir des avantages dans certains cas, pour confirmer plus certainement au vulgaire ce que l'artiste a dû apercevoir sans cela ; mais elle ne doit être employée
qu'après avoir examiné attentivement non-seulement le flanc, mais encore les parties inférieures
du ventre qui le suivent, sur-tout le long du cartilage des dernières côtes, l'animal étant dans le
repos. Une quantité de chevaux ont les mouvemens du flanc très-irréguliers quand ils sont essoufflés, sans pour cela être poussifs : nous ne pré-
tendons pas néanmoins dire qu'ils en aient la poitrine meilleure.

La pousse se déclare à tous les âges, mais plus
généralement dans la vieillesse. Les chevaux trop
ardens, ceux qui ont la poitrine mal faite, qui ont
le ventre de vache ou qui sont levrettés, y sont
plus disposés. On dit qu'elle est héréditaire : quelques exemples viennent à l'appui de cette assertion,
que d'autres s'obstinent à nier. Nous conseillerons,
dans le doute, de s'abstenir, de ne pas chercher à
tirer race d'un cheval ou d'une jument poussifs,

pour ne pas s'exposer à perdre, après trois ou quatre années, le fruit de ses dépenses et de ses soins.

Un cheval poussif, quels que soient son âge, sa conformation et ses qualités, a perdu la plus grande partie de sa valeur; il n'est plus propre aux travaux qui exigent de l'haleine et de la force, par conséquent au service de la guerre : si on l'y soumet, on court le risque de le voir tomber suffoqué et mourir au milieu du travail.

La pousse est au nombre des cas redhibitoires: il suffit du plus léger symptôme qui la caractérise, pour donner lieu à l'action en garantie.

Des Hanches et de la Croupe.

La hanche, située en arrière du flanc, à la partie latérale de la croupe, a pour base l'angle externe de l'os ilium.

La hanche ne doit point être trop saillante ; il faut au contraire, à moins que le cheval ne soit très-maigre, qu'elle se confonde avec les parties environnantes. Les hanches doivent être distantes l'une de l'autre d'une commissure.

Si les hanches forment une saillie considérable, le cheval est dit *cornu :* ce défaut, particulier aux chevaux qui ont la croupe trop large et mal conformée, fait paraître le flanc creux et nuit à la beauté de l'animal.

En suite d'un accident qui aura fracturé l'angle de l'ilium, et quelquefois d'un vice de conformation, une hanche est enfoncée ou plus basse que l'autre; on dit que le cheval est *épointé* ou *éhanché:*

cette défectuosité peut nuire au mouvement de l'extrémité, et quelques chevaux en sont toujours boiteux. Quelques poulains naissent ainsi : ce défaut diminue considérablement leur apparence et leur valeur. La fracture de la hanche est très-difficile à réduire par rapport aux muscles qui y prennent leur attache, dont l'action déplace continuellement la partie fracturée.

Dans certaines claudications de causes occultes, les maréchaux et le vulgaire en indiquent toujours le siége à la hanche : il suffit de connaître la composition des os coxaux pour apprécier leur raisonnement. En effet, ces os, n'en formant qu'un seul, servent de point d'appui à l'extrémité postérieure de la colonne et principalement aux membres postérieurs ; n'ayant par eux-mêmes aucun mouvement, ils ne peuvent être une cause aussi fréquente de claudication qu'on le croit.

La *croupe*, qui a pour base les os ilium, le sacrum et partie des ischions, constitue la région postérieure du tronc : sa forme est déterminée par la direction et la configuration de cet os, et par celle des muscles fessiers. Cette partie présente, plus qu'aucune autre, des diversités de conformation, suivant les espèces et les races de chevaux.

Pour être bien conformée, la croupe doit former, de devant en arrière, à-peu-près la cinquième partie de la circonférence d'un cercle. Nous savons que d'une hanche à l'autre il doit y avoir une commissure, ainsi que de la pointe de la croupe à celle de la fesse.

Si la première de ces dimensions est excédée,

la croupe sera trop large; les muscles qui forment
sa rotondité seront plus épais, et par conséquent
plus forts; la croupe présentera dans son milieu
une gouttière profonde, que n'accompagnera pas
toujours le rein double; mais aussi cette conformation, qui est une qualité ordinaire aux gros chevaux de trait, occasionne une espèce de bercement
qui n'est nullement convenable au cheval destiné
à la selle: elle le rend plus lourd, moins agile, et
quelle que soit la perfection des autres parties, une
croupe trop volumineuse nuit toujours essentiellement à l'ensemble de la beauté.

La hauteur trop considérable du sommet de la
croupe l'a fait appeler *pointue*; elle dépend de la
trop grande saillie des angles internes de l'ilium,
ou de celle des apophyses épineuses du sacrum :
cette défectuosité ne nuit pas aux qualités du cheval, s'il est bien conformé d'ailleurs, mais elle le
fait paraître ensellé.

La dépression de ses faces latérales la fait paraître
tranchante; on l'appelle aussi *croupe de mulet*. Les
chevaux espagnols, napolitains, et les toscans, ont
presque tous cette conformation, qui peut ne dé-
plaire qu'à la vue quand elle n'est pas portée à
l'excès, mais qui n'est pas toujours un défaut, parce
que souvent elle est rachetée par la force des reins
et des jarrets, la souplesse et le liant de toutes les
parties qui composent l'arrière-main. Cependant,
quand à l'étroitesse de la croupe se joignent celle des
cuisses et des jambes, le peu d'épaisseur de leurs
muscles, l'animal est trop serré dans son derrière,
ses mouvemens sont gênés, il se coupe, s'entre-

taille ; il est faible et peu propre à aucun genre de fatigue.

La croupe *coupée* est oblique de derrière en avant et n'a pas la longueur proportionnée ; la croupe *avalée* est plus oblique et plus courte encore. Ces vices de conformation, particulièrement le dernier, ôtent à l'animal toute sa grâce, intervertissent les degrés naturels d'obliquité des rayons qui composent les extrémités postérieures : ces extrémités sont trop rapprochées du centre de gravité, ce qui occasionne de la gêne dans les mouvemens de l'arrière-main, diminue la force des détentes, par conséquent la vitesse des allures. De tels chevaux sont rarement propres à être montés ; il est impossible d'en obtenir la justesse et la cadence qui doivent principalement caractériser le cheval de selle.

La *fesse*, dont la démarcation ne peut être bien précisée que vers sa pointe, qui a pour base la tubérosité de l'ischium, est formée par la partie latérale inférieure de la croupe et la termine : elle doit être bien fournie et ne point présenter d'enfoncement. Dans les chevaux fins, les interstices des muscles sont apparens au travers de la peau.

De la Queue.

La queue a pour base les os coccygiens : on y reconnaît l'origine, le tronçon et les crins ; elle sert d'ornement à l'animal, et son principal usage, dans ceux qui l'ont garnie de crins, est de chasser, par ses mouvemens, les insectes ailés qui les incommodent.

Quand la croupe est bien conformée, que sa partie supérieure suit une ligne à-peu-près horizontale, la queue est ordinairement bien attachée. Les chevaux qui ont la queue placée un peu haut la portent généralement mieux et avec plus de grâce. On peut donner pour exemple les chevaux arabes, les beaux chevaux anglais, quelques chevaux limousins, etc. ; enfin ceux de tous les pays qui sont remplis de vigueur et d'énergie, qui ont de la race, la détachent toujours mieux que d'autres. Dans les chevaux fins, le tronçon est moins gros que dans ceux communs.

Si la queue est placée trop bas, c'est une défectuosité qui nuit à la grâce et à la beauté de l'arrière-main, mais qui n'influe en rien sur les qualités du cheval, s'il est bien conformé d'ailleurs.

Elle doit être suffisamment pourvue de crins ; ceux-ci doivent être tous de la même longueur ou à-peu-près, ce qui s'exprime en disant que le cheval a *un beau fouet de queue*. On ne doit pas les laisser tomber plus bas que le fanon : autrement le cheval serait exposé, dans certaines actions du reculer, à mettre les pieds dessus, ce qui pourrait occasionner sa chute ; et encore, quand la queue est trop longue, elle est constamment salie par la boue, la poussière, etc., qui est ensuite rejetée sur le cavalier ou sur le harnachement, par les mouvemens continuels que certains chevaux font opérer à leur queue.

On dit que le cheval a la queue *en balai*, si les crins seulement en ont été coupés à quelque distance du tronçon, de manière à ce que ceux-ci ne

17*

descendent que jusqu'un peu au-dessus des pointes des jarrets. On coupe ainsi les crins à beaucoup de chevaux de race, ce qui diminue le poids de la queue et leur donne plus d'aisance pour la porter.

Si la queue n'est couverte que de quelques crins clair-semés, de telle manière qu'on en aperçoit la peau, on l'appelle *queue de rat :* cette absence de crins peut être naturelle, inhérente au sujet, ou elle peut être accidentelle. Dans le premier cas, qui est aisé à reconnaître, en ce qu'on n'aperçoit aucune trace ni bulbe de crins entre ceux qui existent, jamais la queue ne sera plus fournie, quels que soient les moyens multipliés que la charlatanerie indique pour produire des crins ou des poils; dans le second, si les crins ont été usés, arrachés, parce que le cheval s'est frotté la queue, ou par toute autre cause, la queue se regarnira de nouveau, dès qu'on aura empêché l'animal de se frotter, en faisant d'abord cesser les démangeaisons et en l'isolant de toutes les surfaces contre lesquelles il pourrait s'arracher les crins.

Le cheval qui n'a pas eu la queue coupée est dit *à tous crins ;* si on en a retranché une partie, il est dit *courte-queue, écourté, courtaudé,* ou *écoué ;* quand elle est coupée très-courte, on l'appelle queue *en catogan.*

Nous avons dit que les chevaux arabes, les chevaux anglais dits *de sang,* généralement tous ceux qui ont beaucoup de vigueur et d'énergie, détachent et portent, quand ils sont en action, leur queue sur la ligne horizontale de la croupe, même un peu plus haut, et le bout retombant avec

les crins en espèce de cou de cygne ; ce qui ajoute
beaucoup à leur grâce et à leur beauté. C'est pour
imiter cette belle manière de porter la queue que
les Anglais ont inventé l'opération dite de *la queue
à l'anglaise* (ou *nicter*) : cette opération se pratique
de plusieurs manières ; mais quelle que soit la méthode, elle consiste à couper en travers et dans
toute leur épaisseur les muscles abaisseurs de la
queue, de telle sorte qu'ils n'aient plus d'action ;
les muscles releveurs, n'étant plus alors contre-
balancés par leurs antagonistes, ont plus de force
et relèvent la queue beaucoup plus haut ; néanmoins elle n'est jamais relevée comme quand le
cheval la porte naturellement, et forme plus ou
moins une espèce de trompe.

On mentionne toujours l'état de la queue dans
les signalemens.

Le degré de résistance que le cheval oppose
quand on lui soulève la queue peut, jusqu'à certain point, indiquer son état de force ou de faiblesse : si, par exemple, l'animal raidit fortement
sa queue, ce sera une preuve de l'énergie de ses
moteurs ; cette énergie devant être la même pour
les muscles de toutes les autres parties, on pourra
en déduire un commencement d'indication favorable. Le cas contraire doit nécessairement aussi
porter à un jugement opposé.

La queue est exposée à être blessée, souvent dan-
gereusement, par la longe d'un autre cheval qu'on
aura attachée après. La croupière peut aussi l'entamer au-dessous de son origine ; ce qui arrive
ordinairement quand on est obligé de la raccourcir

pour éloigner la selle du garot, dans le cas où
il est blessé : la plaie de la queue devient quelquefois profonde; il y survient de l'inflammation,
de l'engorgement, des fistules, etc., qui peuvent
mettre pour long-temps le cheval hors de service.

On doit toujours l'entretenir dans la propreté,
en bien nettoyer la peau, la laver souvent, pour
éviter les démangeaisons auxquelles elle est sujette:
le cheval se frotte à tous les corps qu'il rencontre
à sa portée, s'arrache les crins et rend sa queue défectueuse.

Nous devons signaler ici une ruse des marchands
pour faire porter la queue haut aux chevaux qu'ils
présentent à la montre : ils introduisent, le plus
adroitement qu'ils peuvent, en évitant d'être aperçus, un morceau de gingembre ou du poivre dans
l'anus : l'irritation occasionnée par ces substances
force le cheval à lever sa queue très-haut; l'inquiétude qu'il en éprouve le fait aussi paraître plus
éveillé, plus vigoureux; mais cette vigueur factice
et le port de la queue cessent aussitôt que la cause
qui les produit a cessé d'agir.

De l'Anus.

On distingue, sous le nom d'anus, l'orifice postérieur du canal intestinal, par lequel sont expulsés les résidus des substances alimentaires qui ont
servi à la digestion.

Ce bourrelet circulaire, protubérant, très-dila-
table, est formé par des trousseaux de fibres charnues qui proviennent des muscles qui lui sont
propres, et particulièrement du *sphincter*, dont

l'usage est de tenir l'anus constamment fermé hors
le temps de la sortie des excrémens.

L'anus doit plutôt être saillant qu'enfoncé, il
faut, dans le cheval, qu'il dépasse la ligne du raphé
et dans la jument celle de la vulve.

Dans presque tous les chevaux qui ont le ventre
de vache ; dans quelques vieux chevaux et dans
ceux qui sont épuisés, soit par la fatigue ou par la
maladie, l'anus est enfoncé; c'est toujours un signe
de faiblesse, en suite de diarrhées, de quelques
autres cas maladifs, de travaux outrés, de privations, enfin de tout ce qui peut amener un épuisement total; l'anus reste béant, présente une
ouverture quelquefois si grande, qu'on y introdui-
rait facilement le poing : les chevaux faibles ou de
mauvaise santé y sont plus sujets que d'autres,
il peut en résulter des inconvéniens graves : ce cas
est très-fréquent aux armées.

Il survient aussi autour de l'anus des verrues ou
des excroissances polypeuses, noirâtres, dures, qui
le déforment et dépassent quelquefois l'origine de
la queue; on y rencontre encore des fistules profondes. Les uns et les autres de ces maux sont
très-longs, très-difficiles à guérir, et peuvent entraîner la perte du sujet ; c'est pourquoi on doit
rejeter tout cheval qui en est atteint.

Les maréchaux ignorans et quelques maquignons
pratiquent au-dessus de l'anus un trou, qui pénètre
de dehors en dedans dans l'épaisseur de sa substance au travers de l'intestin rectum, ils introduisent dans ce trou un anneau de plomb pour l'em-

pêcher de se refermer : ils appellent cette ouverture *sifflet* ou *rossignol*, et prétendent par cette opération soulager ou guérir les chevaux poussifs. L'absurdité de cette pratique démontre parfaitement l'ignorance de ceux qui la mettent en usage : les plus légères notions en anatomie leur feraient connaître qu'il n'y a aucune communication directe entre la poitrine, où est le siége de la pousse, et le canal intestinal ; le but qu'ils se proposent en voulant établir une issue artificielle pour la sortie de l'air qu'ils disent étouffer le cheval poussif, est complétement manqué et ne peut le soulager. Les flatuosités qui sont expulsées par l'anus de ces chevaux toutes les fois qu'ils toussent, ne sont que le produit des efforts et de la secousse générale que cette toux occasionne : cette secousse, comprimant et agitant avec violence les intestins, force les gaz qu'ils contiennent à s'échapper par l'anus, et les chevaux qui ont des rossignols n'en rendent pas moins que ceux qui n'en ont pas. Il est encore bien essentiel de faire remarquer que la pousse n'est plus cas redhibitoire, et ne donne lieu à aucune garantie si le cheval a un rossignol.

Le *périné* est cet espace dénué de poils qui s'étend de l'anus aux parties sexuelles du mâle et de l'anus aux mamelles de la jument. Il est borné de chaque côté par les parties postérieures des fesses et des cuisses.

Le *raphé* est la couture ou ligne médiane qui sépare, suivant sa longueur, le périné du cheval en deux parties égales ; cette couture se prolonge dans

celui-ci sur le scrotum jusqu'à l'extrémité du fourreau : tandis que, dans la jument, il se termine à
la commissure supérieure de la vulve.

Des Parties sexuelles externes.

Du Mâle.

Le scrotum, nommé vulgairement *les bourses*,
est un prolongement de la peau qui forme l'enveloppe extérieure des testicules; il est situé à l'extrémité postérieure du ventre au-dessous du pubis.

A la face interne du scrotum, est une production membraneuse nommée le *dartos*; ce dartos, intimement uni au scrotum, se replie dans son milieu
à l'endroit du raphé et forme ainsi deux poches ou
bourses renfermant chacune un testicule; de l'a-
dossement de ces deux poches résulte une cloison
nommée *septum medium*.

Cette réunion du scrotum et du dartos constitue
ce qu'on entend par *les enveloppes communes* des
testicules.

Recouvert seulement d'un léger duvet, le scrotum doit être mince, présenter une surface lisse,
et laisser bien apercevoir le contour et la forme
des testicules.

Quand on examine un cheval entier, il faut s'assurer, en palpant le scrotum à pleine main, si la
peau qui le forme n'est pas engorgée, si elle ne
conserve pas l'impression du doigt qui l'a com-
primée, si le testicule est bien libre dans son enveloppe. Plusieurs maladies de ces parties peuvent
exister sans que l'animal paraisse malade, et par

la suite devenir assez graves pour obliger à des opérations ou compromettre la vie du sujet.

Les maladies qui affectent ces organes sont assez multipliées ; mais les plus fréquentes sont, 1°. *l'hydrocèle*, qui consiste dans un épanchement séreux entre le testicule et ses enveloppes communes ; quand la collection séreuse est légère, une main exercée peut seule la reconnaître ; mais quand elle est plus conséquente, il est facile d'en juger par le gouflement plus ou moins considérable du scrotum, par l'engorgement de ses membranes, qui conservent l'impression du doigt quand on les comprime. Si les deux côtés sont affectés, la ligne médiane ou le raphé se trouve effacé. Le tact fait encore très-bien distinguer le liquide existant entre le testicule et la bourse. Ce mal, peu dangereux dans le principe, cède ordinairement à l'action des moyens appropriés ; abandonné à lui-même, il finit toujours par se compliquer de lésions plus conséquentes. 2°. Le *sarcocèle*, dont assez souvent l'hydrocèle est le précurseur, est une tuméfaction carcinomateuse ou squirrheuse du testicule, qui bientôt désorganise sa substance, la transforme en une masse charnue, inégale, adhérant très-intimement au scrotum, et quelquefois aux muscles abdominaux ; ses progrès sont lents, mais continuels. Cette tuméfaction acquiert un volume considérable : alors les accidens se communiquent au cordon spermatique et aux parties environnantes ; l'animal perd ses forces, tombe dans le marasme et finit par succomber.

On a vu des sarcocèles occuper tout l'intervalle

que les cuisses laissent entre elles, et pendre jusque
vers les plis des jarrets.

Un seul testicule peut en être affecté et l'autre
demeurer sain : le seul moyen curatif est la castration du testicule malade, avant que les progrès
soient portés à leur dernier degré d'intensité.

On reconnaît le sarcocèle à l'engorgement et à
la déformation du scrotum. Dans l'état sain, on
doit sentir ce testicule très-mobile, libre, et s'échap-
pant en quelque sorte des doigts qui veulent le
presser. Dans cet état maladif au contraire, il adhère à ses enveloppes, qui sont engorgées, dures,
et ne forment plus qu'une masse informe avec l'organe.

Un cas accidentel plus grave encore que ceux-
ci, qui s'annonce tout-à-coup, et contre lequel
les secours les plus prompts et les mieux adminis-
trés ne sont pas toujours efficaces, est la *hernie
inguinale* : elle est produite par une portion d'intestin qui s'est introduite par l'anneau spermatique
dans la bourse ou enveloppe des testicules.

Cette hernie se déclare par les coliques les plus
violentes ; l'animal se tourmente, n'a pas un instant de repos ; se couche, se relève sans cesse, et
ne paraît soulagé que lorsqu'il est couché sur le
dos, les quatre pieds en l'air. On la reconnaît encore plus particulièrement au gonflement douloureux du cordon spermatique, à l'engorgement du
scrotum et à la douleur que l'animal exprime lorsqu'on presse l'une ou l'autre de ces parties.

La hernie inguinale est particulière aux chevaux
entiers. Elle survient le plus ordinairement à la

suite de grands efforts, de chutes, de courses violentes, etc. : les étalons y sont plus sujets. Nous ne
pensons pas que les chevaux hongres puissent en
être atteints. Elle est toujours très-dangereuse, et fait
souvent périr l'animal en très-peu de temps. Quand
les premiers moyens employés n'ont pas réussi
promptement, la castration faite par une main
habile est le seul qui laisse quelque espoir de
succès.

Si on n'était pas à portée d'un vétérinaire, on
pourrait essayer de soulager le cheval en le plaçant de manière que le devant soit très-bas : par
exemple, les pieds antérieurs dans une espèce de
fossé, et l'arrière-main très-élevée, en faisant ensuite remonter avec la main le testicule dans le
pli de l'aine jusqu'à l'orifice de l'anneau spermatique, en s'assurant bien qu'on n'a rien laissé au-
dessous de l'organe, et le maintenant dans cette
position le plus de temps possible : nous avons vu
par cette manœuvre les accidens cesser tout-à-coup,
la portion d'intestin replacée dans l'abdomen reprendre probablement sa position ordinaire, et
l'animal être soulagé comme par enchantement.
Nous devons cependant prévenir qu'il s'en faut de
beaucoup que ce moyen réussisse toujours, que
le plus sûr est d'appeler une personne de l'art, et
qu'il ne doit être employé qu'en attendant son arrivée.

C'est par une incision longitudinale faite à
chaque bourse, que l'on extrait les testicules : cette
opération, qui prive l'animal de la faculté de se
reproduire, se nomme *castration* ; on la pratique

de diverses manières : ses suites immédiates peuvent être dangereuses, même occasionner la mort. Son résultat rend non-seulement le sujet impuissant, mais encore diminue sa vigueur, sa force et son énergie, change son tempérament, cause par la suite un embonpoint qui dérobe la finesse des formes, altère le poli, le brillant du poil, et change aussi sa teinte. Le cheval châtré est appelé *hongre*.

Il survient quelquefois, à la suite de la castration, une tuméfaction squirrheuse du cordon spermatique, que l'on nomme *champignon* : on la reconnaît à une excroissance charnue qui paraît dans la plaie faite au scrotum pour extraire le testicule, à la dureté des parties environnantes, à une plus abondante suppuration, à la tristesse et au dépérissement de l'animal, etc. Le champignon nécessite toujours une ou des opérations ; les suites peuvent en être fâcheuses, ou mettre pour long-temps le cheval hors de service. C'est pourquoi, quand on est obligé d'acheter un cheval nouvellement châtré, on doit examiner attentivement l'état de la castration, et la prudence doit porter à exiger du vendeur une garantie conventionnelle.

Le *fourreau*, qu'on peut comparer au prépuce de l'homme, est formé d'un tissu particulier, recouvert de la peau, qui, ainsi qu'au scrotum, dont elle est la suite, est dénudée de poils et plus mince : il constitue une espèce de gaîne, qui soutient le membre et lui sert de loge hors l'état d'érection ; la peau, arrivée à la terminaison du fourreau, se replie en dedans pour former un enfoncement circulaire assez profond, dans lequel flotte l'extrémité du membre. Dans cet enfoncement se sécrète une humeur sébacée, épaisse, grisâtre; cette humeur, par son séjour, acquiert une plus grande consistance, devient noire et ressemble absolument à du cambouis.

Pour être bien conformé, il faut que le fourreau soit suffisamment ample pour laisser au membre la libre facilité d'en sortir; ce qu'on exprime vulgairement en disant que le cheval a *le fourreau bien pendu*.

Le fourreau trop serré est un défaut, en ce qu'il resserre trop le membre, empêche sa sortie pour uriner : on dit alors que le cheval *pisse dans son fourreau*; il peut en résulter des rétentions d'urine, des irritations, d'où suivent des engorgemens, des ulcérations, produits encore par l'âcreté de l'humeur sébacée, qui, vu le resserrement du fourreau, ne peut être facilement réjetée au dehors, change alors de nature, devient corrosive et donne lieu à plusieurs maladies.

Les chevaux dont le ventre est naturellement levretté, ont en général le fourreau trop serré. Dans quelques-uns, il est à peine apparent; d'autres, surtout ceux qui sont trop ardens, pissent dans leur fourreau après un exercice prolongé ou trop véhément qui les aura fatigués : c'est toujours un signe d'épuisement, dont on ne doit pas tirer un augure favorable.

On a aussi nommé le resserrement du fourreau *phimosis naturel*; l'engorgement maladif qui rétrécit son ouverture au point d'empêcher la sortie du membre, s'exprime par la même dénomination.

Si le membre est sorti et que cet engorgement le resserre au point d'empêcher sa rentrée, on dit que le cheval a un *paraphimosis* : ce mal peut être dangereux, en ce que le membre s'engorge considérablement ; la gangrène peut survenir et nécessiter l'ablation complète de toute la partie de cet organe qui est atteinte de mortification.

On ne doit pas négliger, à chaque pansement de la main, d'éponger l'intérieur du fourreau pour le nettoyer de l'humeur sébacée, dont on sait que le séjour trop prolongé ne peut être que pernicieux.

Le *membre génital ou le pénis* est renfermé, dans son état ordinaire, dans l'intérieur du fourreau, ce n'est que lors de l'érection, ou pour uriner, qu'il est porté au dehors. Ce n'est pas ici le lieu d'en faire une description détaillée, nous dirons seulement que, dans le cheval qui a été châtré, le pénis devient beaucoup plus mince et plus court, qu'il n'est plus susceptible que de quelques légers mouvemens d'érection momentanés.

Si une partie du membre reste constamment en dehors et pendante, que le cheval ne puisse la rentrer, cet état de paralysie, sans enflure ni douleur, constitue ce qu'on appelle *la chute du membre*: cette situation du membre ne parait pas beaucoup incommoder l'animal, et se rencontre assez fréquemment dans les vieux chevaux entiers ; cependant s'il en sort une portion tellement longue qu'elle ballotte et frappe sur les jambes, le paraphimosis peut survenir et obliger de pratiquer l'amputation.

Parties sexuelles et externes de la jument.

La *vulve*, orifice des parties génitales de la femelle, est cette ouverture oblongue, dénudée de poils, placée un peu au-dessous de l'anus ; deux lèvres assez épaisses, constamment rapprochées l'une de l'autre dans l'état ordinaire, ferment cet orifice ; la réunion de ces deux lèvres forme deux commissures, l'une, supérieure, à angle aigu, où se termine le raphé ; l'autre, inférieure, plus arrondie, porte à sa face interne, dans une espèce de cavité, un petit corps noirâtre, nommé *le clitoris* : ce corps est absolument caché quand les lèvres de la vulve sont rapprochées.

La vulve est sujette à être affectée de poireaux ou verrues, souvent assez nombreux, dont quelques-uns se propagent jusque dans l'intérieur : les jumens qui ont ce mal sont exclues des haras, parce qu'on a remarqué qu'il se communiquait souvent aux parties génitales de l'étalon.

Quand on veut empêcher les jumens de recevoir l'étalon, on passe au travers de l'épaisseur des lèvres de la vulve, trois ou quatre brins de fil de laiton traversant chacun de l'une à l'autre, et que l'on arrête de chaque côté par une anse dans laquelle on introduit un petit anneau, ou par des plaques de métal percées d'autant de trous qu'il y a de fils. Cette opération se nomme *boucler*.

Les *mamelles*, au nombre de deux, situées à l'extrémité postérieure du ventre, au-dessous du pubis, sont deux corps glanduleux destinés à la sécrétion du lait.

Dans la jument qui n'a pas porté, les mamelles ne sont pas apparentes, on n'en aperçoit que deux petits prolongemens, qui sont les *mamelons* : ils sont séparés par une gouttière assez profonde, dans laquelle est sécrétée une humeur sébacée, qui paraît être de même nature que celle de la cavité du fourreau. Quand la jument est près de mettre bas, c'est alors que, par l'afflux des liqueurs qui doivent composer la première nourriture du jeune sujet, les mamelles se gonflent, acquièrent un volume plus ou moins considérable, suivant la constitution et l'état de la jument. Cette espèce de gonflement dure jusqu'à la fin de l'allaitement, ensuite les mamelles reviennent peu-à-peu à leur premier état ; mais les mamelons demeurent toujours plus longs et plus gros, et le sont d'autant plus que la jument a été plus de fois nourrice.

DES EXTRÉMITÉS.

De l'Épaule et du Bras.

L'épaule, premier rayon de l'extrémité antérieure, a pour base le scapulum. Appliquée sur la face latérale du thorax, l'épaule est obliquement inclinée de derrière en avant ; elle est bornée supérieurement par le garot, inférieurement par le bras, en avant par l'encolure, et en arrière par les huit ou neuvième côtes. Au moyen des muscles qui lui sont propres, les principaux mouvemens de l'épaule sont ceux d'élévation ; elle peut aussi être portée en bas, étendue et fléchie.

Le bras a pour base l'humérus : nous avons vu, dans la *Squélétologie*, que ce gros os long, comme tordu, portait à sa partie supérieure une large tête superficielle, qui s'articule dans la cavité glénoïde du scapulum : cette articulation, nommée *par genou*, permet à ce second rayon de l'extrémité des mouvemens en tous sens, ceux de rotation étant cependant ici peu étendus.

La direction de l'humérus est opposée à celle du scapulum, c'est-à-dire qu'il est situé obliquement de devant en arrière, et forme avec celui-ci un angle obtus dont la pointe répond à l'encolure, de manière que ces deux os, qui ont chacun leurs muscles particuliers, se meuvent en sens opposé : quand l'épaule est étendue ou portée en avant, le bras au contraire est fléchi, son extrémité inférieure est remontée, et l'angle devient plus aigu.

Dans tous les quadrupèdes, principalement dans le cheval, l'épaule et le bras sont accolés au corps et recouverts de la peau ; ils paraissent ne faire qu'une seule et même partie, c'est pourquoi beaucoup d'auteurs, et même *Bourgelat*, en ont confondu ensemble la description.

L'épaule du cheval de selle doit être plate sans être décharnée ; on ne doit pas y apercevoir cette crête ou éminence longitudinale nommée *acromion*, qui partage la face externe du scapulum en deux parties, ce qui indiquerait le peu d'épaisseur des muscles logés à ses côtés : ceux-ci étant minces, les autres participeront de ce peu de volume : tous seront plus faibles, et la franchise de la progres-

sion dépendant principalement du libre mouvement de l'épaule et du bras, les allures seront plus
raccourcies, l'animal n'aura point de solidité sur
son devant, et sa ruine en sera la conséquence
inévitable.

Le bord antérieur de l'épaule doit former un
contour insensible à sa partie inférieure, qui se
confonde avec l'origine de l'encolure sans qu'il y
ait de dépression trop sensible; le bord postérieur
doit se confondre avec les parties environnantes.

Le bras doit être un peu plus prononcé que l'é-
paule; en arrière et au bas de ce rayon, les muscles forment un léger renflement dont les interstices sont assez distincts dans les chevaux fins.

Les mouvemens de l'épaule consistent principalement en ceux d'élévation, puis d'extension,
ses muscles releveurs, dont quelques-uns sont en
même temps extenseurs, étant plus nombreux,
plus courts et plus forts que ceux destinés à l'abaissement et à la flexion; néanmoins ces mouvemens,
relativement à la position du scapulum, qui est
en quelque sorte fixé sur les parois du thorax,
sont moins étendus que ceux du reste de l'extrémité: cependant ils sont de la plus grande importance pour l'action du membre. En effet, quelles
que soient la force et la bonne conformation des
autres parties, l'extrémité ne peut opérer aucun
mouvement de progression qu'au préalable elle
n'ait été soulevée : donc si l'épaule, dont la fonction principale est de soulever le membre, et dont
le degré d'extension est en quelque sorte la mesure
l'extension des autres rayons, éprouve la moindre

douleur, la moindre gêne, ou n'est pas suffisamment forte, il est facile de concevoir que la franchise de la progression et la solidité en seront d'autant diminuées : ce défaut dans le jeu des épaules ne peut être remplacé par aucune autre flexion des parties inférieures ; et le cheval de selle dont l'épaule et le bras ne se développeront pas avec assez d'énergie et avec facilité, ne pourra jamais être d'un bon service.

Les chevaux étroits de poitrail, dont les épaules sont serrées, éprouvent une gêne dans leurs mouvemens, ce qui fait dire qu'ils ont les épaules *chevillées* : les chevaux qui ont les épaules décharnées, amaigries, sont plus sujets à ce grand défaut, qui indique leur ruine, et auquel on ne peut pas remédier.

Le séjour trop prolongé dans l'écurie, ou la faiblesse et l'amaigrissement qui surviennent aux épaules, en suite de quelques maux douloureux et de longue durée, peuvent aussi en occasionner l'engourdissement et la raideur : ces cas accidentels cèdent ordinairement avec le temps à un exercice modéré : l'exercice en cercle, à la plate-longe, exécuté raisonnablement et avec méthode, peut être préféré en certains cas ; mais on ne saurait user de trop de précautions pour rendre cette leçon profitable, et en cette occasion, aller au-delà des bornes aggraverait le mal plutôt que d'y remédier.

L'écart, dont les maréchaux et le vulgaire gratifient si souvent les chevaux affectés de claudication dont la cause est occulte, consiste dans la distension plus ou moins violente des muscles qui maintiennent l'épaule, mais plus particulièrement le bras, accolés sur le thorax; cette distension est quelquefois telle que plusieurs vaisseaux peuvent en être rompus : il y a en ce cas épanchement sanguin ou séreux dans le tissu cellulaire, très-abondant, qui se trouve entre le scapulum et les côtes : le mal est alors très-grave, et peut causer à l'animal un préjudice dont les soins et le temps ne parviennent pas toujours à triompher.

Le bras est plus souvent affecté que l'épaule dans l'écart, parce qu'il se meut en quelque sorte de tous sens, qu'il est plus mobile, qu'il est placé plus obliquement, qu'il est moins près du thorax, et par conséquent moins affermi, et encore par la position des muscles qui le portent en dedans : ces muscles, disposés transversalement, sont plus exposés à être tiraillés au delà de leur élasticité dans les violentes distensions en dehors, et dans certains mouvemens de rotation.

L'écart se reconnaît à une forte claudication : la douleur qui affecte l'épaule et le bras, s'opposant à leur mouvement d'élévation, l'animal traîne son extrémité pour opérer la progression; il lui fait décrire un demi-cercle en dehors (fauche); ne pouvant la raccourcir pour la porter en avant (1),

____

(1) Le mouvement en demi-cercle que l'on désigne par le terme de *faucher*, n'est pas toujours particulier à l'écart : dans certains maux des parties inférieures de l'extrémité, sur-tout quand la douleur est à la face interne, l'animal fauche peut-être plus encore que lorsqu'il a un écart. Ce qui différencie l'un de l'autre, c'est que, dans ce dernier cas, l'épaule n'éprouvant pas de douleur, l'extrémité est soulevée.

l'épaule est quelquefois abaissée, amaigrie surtout, si l'accident est un peu ancien.

L'entre-ouverture est le même mal que l'écart, mais porté à un plus haut degré; souvent des fibres charnues ont été déchirées; il se forme des épanchemens entre l'épaule et le thorax, le cheval ne peut prendre le plus léger point d'appui sur l'extrémité; la force de la douleur produit une fièvre générale, d'où suit la fatigue des autres extrémités; au moment où l'animal cherche à changer de position, elles fléchissent, il chancelle ou tombe, et les efforts qu'il fait pour se retenir ou se relever ne peuvent qu'aggraver les accidens.

Il est rare de guérir parfaitement l'entre-ouverture, presque tous les chevaux succombent, ou demeurent tellement boiteux qu'on ne peut guère en tirer de service.

L'écart est aussi difficile à bien guérir: le membre reste faible long-temps, quelquefois toujours; le cheval porte son extrémité en avant lorsqu'il est en station, ce qu'on appelle *montrer le chemin de Saint-Jacques*, il redevient boiteux à la première fatigue; d'autres fois, il est boiteux en sortant de l'écurie, et ne boite plus après qu'il a été plus ou moins exercé.

Dans ce dernier cas, si les maquignons possèdent un tel cheval, ils ont bien soin de le faire promener, de l'échauffer avant de le présenter en vente, et l'acquéreur qui n'est pas au fait de cette ruse, en est ordinairement la dupe. C'est pourquoi il est toujours bon pour ce cas, comme pour un infinité d'autres, quand un cheval est amené dans une maison par quelqu'un qui n'y est pas connu, ou dont on doit se méfier, de le garder chez soi pendant un certain temps, du jour au lendemain par exemple, afin d'avoir le temps de l'examiner dans tous ses détails, et surtout de pouvoir l'examiner à froid. Si le vendeur se refuse à cette condition, c'est presque toujours une preuve que l'animal a des défauts cachés que la pratique ferait bientôt connaître.

L'épaule peut être affectée de rhumatisme sans aucune douleur sensible à l'extérieur : alors le cheval marche à petits pas, trébuche souvent et ne développe son extrémité qu'après avoir été exercé pendant quelque temps ; en cet état, les chevaux de trait refusent de donner dans la bricole ou le collier, emploient toutes sortes de moyens de défense, avant de se déterminer à partir, ne se livrent que quand par ces défenses leurs épaules se sont échauffées et sont devenues moins douloureuses. Cette affection s'exprime par le terme de *froid des épaules*.

Un cheval boiteux avant l'exercice et qui paraît droit après, ou celui qui ne boite pas en sortant de l'écurie et devient boiteux après avoir travaillé, est dit affecté de *claudication de vieux mal*, soit que l'affection provienne de l'épaule ou de toute autre partie du membre ; il en est de même pour les extrémités postérieures. La claudication de vieux mal est au nombre des cas rédhibitoires.

Les claudications de l'épaule sont loin d'être aussi fréquentes qu'on le croit généralement. Ce rayon, dont les mouvemens sont très-bornés relativement à ceux des autres parties de l'extrémité,

étant pourvu de muscles assez forts, dont le trajet de presque tous est court; se trouvant soutenu
par les parois du thorax; étant par sa position,
oblique et par sa situation au-dessus de tous les
autres, à l'abri de l'effet des réactions imprimées à
l'extrémité par le sol, ne doit pas être à beaucoup
près aussi souvent lésé qu'on le croit généralement.
Cependant dès qu'un cheval est boiteux, que la
cause n'en est pas apparente, on entend tous les
jours des gens qui n'ont aucune idée de la composition et du mécanisme des parties, prononcer
de suite que le mal est à l'épaule, sans se donner
la peine d'examiner plus attentivement les autres
parties du membre; et bien souvent après l'emploi sur l'épaule de remèdes plus absurdes les uns
que les autres, l'homme éclairé, consulté alors,
découvre le mal au pied, ou dans quelque autre
région de l'extrémité.

De l'Avant-Bras et du Coude.

L'avant-bras, troisième rayon de l'extrémité antérieure, est la première partie du membre qui se
détache du corps; il a pour base le cubitus, en
arrière duquel est une forte éminence qui le surmonte; cette éminence, détachée de l'os par sa partie supérieure, est nommée *apophyse olécrâne* et
forme la base du coude.

L'avant-bras doit être bien fourni; les muscles
qui entourent sa partie supérieure doivent être
épais, saillans, bien distincts au travers de la peau;
un avant-bras mince, trop grêle, est une indication assurée de faiblesse, et se rencontre presque

toujours avec les jarrets trop étroits : un tel cheval, quelque beau qu'il paraisse d'ailleurs, ne résistera pas à la fatigue, ne tardera pas à être usé et hors de service. Le défaut sera encore plus grand si l'avant-bras est trop long.

Pour avoir la juste proportion de la longueur de l'avant-bras, on mesurera, par une perpendiculaire, la distance qu'il y a de la pointe du coude à terre ; elle doit être d'une tête et demie : la moitié ou le milieu de cette mesure doit donner la longueur de l'avant-bras, prise de la pointe du coude au pli du genou.

Un peu de longueur dans l'avant-bras n'est pas toujours un défaut, s'il est bien musculeux du reste : la mesure du terrain que l'extrémité doit embrasser étant toujours en raison de la longueur des rayons supérieurs, mais plus particulièrement de celui-ci, le membre gagnera, à chacune de ses flexions, une étendue de terrain proportionnée à la longueur de l'avant-bras, en admettant toutefois que les flexions et les extensions s'exécuteront dans leur juste mesure, que l'animal ne troussera pas trop, ou que, par défaut de moyens, il ne rasera pas trop le tapis.

Il sera maintenant facile de déduire les inconvéniens d'un avant-bras trop court : la brièveté de ce rayon étant alors compensée par une plus grande longueur du canon, il sera nécessité à des flexions plus étendues pour dégager suffisamment la partie inférieure de l'extrémité ; le cheval relevera, troussera beaucoup, s'acheminera d'autant moins, perdra ainsi en mouvemens superflus pour

la progression, une partie de la contraction mus-
culaire, et sera plus tôt fatigué ; une infinité de chevaux espagnols sont ainsi conformés. En général
les chevaux qui troussent haut paraissent avoir plus
de grâce dans leurs allures, et sont recherchés pour
certains airs de manége ; mais ce qu'ils gagnent en
agrément se trouve pris sur la vitesse de la progression.

La *châtaigne* est une production oblongue, de
nature cornée, qui se trouve vers le milieu de la
face interne de l'avant-bras ; dans les chevaux fins,
elle est ordinairement plus petite ; elle manque
dans quelques-uns : on n'en connaît pas l'usage.
Quand elle a trop de volume, les palefreniers la
coupent en même temps qu'ils font les crins : on
doit leur recommander de ne pas la raser trop près ;
nous avons vu des chevaux à qui on l'avait rognée
jusqu'au sang, en éprouver de grandes douleurs
et rester boiteux jusqu'à la cicatrice de la plaie.

Le *coude* est cette saillie assez prononcée, située
en arrière et au-dessus de l'avant-bras, dont il
forme une partie de la face postérieure.

Une perpendiculaire tirée du garot à terre doit
toucher la pointe du coude ; il ne doit pas être porté
trop en dedans ou en dehors, et doit correspondre
à la direction du grasset.

Si le coude est porté trop en dedans, son mouvement est gêné par les côtes ; l'avant-bras, suivant
cette direction, sera plus ou moins contourné en
dehors ; le reste de l'extrémité et le pied participant
de cette contorsion, la pince sera portée aussi en
dehors, ce qui constitue le cheval *panard* : ce défaut,

très-important, nuit à la solidité de l'animal, à la justesse de la progression, et rend sa ruine plus prochaine.

Le défaut opposé, c'est-à-dire le coude trop en dehors, donne à l'extrémité une direction contraire, porte le pied trop en dedans : le cheval est alors dit *cagneux*.

Dans l'un et l'autre cas, que l'animal soit panard ou cagneux, il ne peut en résulter que des inconvéniens dont la gravité sera en proportion de celle du défaut. En effet, si la ligne d'aplomb de l'extrémité est intervertie en dedans ou en dehors, les abouts articulaires de chacun des rayons qui composent le membre porteront plus immédiatement d'un côté de leur surface que de l'autre : de là des tiraillemens et une plus grande fatigue des ligamens qui entourent et maintiennent le côté opposé de l'articulation ; des exostoses autour des points de ces articulations qui portent le plus, et qui sont en quelque sorte comme écrasés, refoulés ; les muscles mêmes, suivant la direction de l'extrémité, seront plus allongés ou plus raccourcis d'un côté que de l'autre, ne contre-balanceront plus leur action : c'est pourquoi aussi le cheval panard *fauche*, *billarde* presque toujours, tandis que le cheval cagneux, au contraire, *se chevauche*, *s'entre-croise* ordinairement.

Le pied éprouve aussi des altérations dans sa forme, qui nuisent beaucoup à la fermeté de l'appui : quand le cheval est panard, le quartier interne supporte presque seul le poids de la masse, le talon en est souvent écrasé, il survient des bleimes, le quartier lui-même ou s'évase trop, ou se déprime; il en résultera des douleurs ou claudications qui se renouvelleront sans cesse, puisqu'il sera impossible de remédier à la cause première qui les aura produites, et que la ferrure la mieux appropriée ne peut que pallier pendant un certain temps. Il est inutile de démontrer que, relativement au cheval cagneux, les accidens auront lieu du côté opposé.

Les chevaux ne sont pas toujours panards ou cagneux par suite de la fausse direction de l'avant-bras seulement; ce défaut peut aussi résulter de celle du genou ou des articulations inférieures, sans que la position régulière de l'avant-bras en soit intervertie.

Quand les chevaux se couchent *en vache*, c'est-à-dire les extrémités antérieures ployées sous eux, de manière que l'extrémité du talon, ou l'éponge de fer, vient s'appuyer sur la pointe du coude, la contond, il en résulte une tuméfaction qui acquiert quelquefois un volume considérable: on la nomme *éponge*, ou *loupe au coude*. Cette tumeur n'est pas toujours très-douloureuse, et généralement les chevaux n'en boitent pas; il est cependant de ces loupes dont l'accroissement continuel finit par gêner la marche; la tumeur elle-même, par les frottemens et les secousses, devient inflammatoire et fait boiter l'animal.

Les loupes au coude nécessitent presque toujours une ou des opérations pour les guérir; on y parvient néanmoins quelquefois par des moyens préservatifs, qui consistent à garantir le coude du

contact immédiat du pied ou du fer, quand l'animal
est couché : un des plus simples est d'envelopper
le pied avec de vieux linges ou de vieux morceaux
de couverture, jusqu'à ce que le cheval ait changé
sa manière de se coucher ; ce qui, dans quelques-
uns, n'est pas très long. Par une autre méthode,
qui ne demande pas autant de sujétion , on rac-
courcit jusque près du dernier trou la branche du
fer du côté où on a remarqué que l'animal s'ap-
puyait (ordinairement c'est l'interne) ; en même
temps on abat le talon autant que possible, de manière à ce qu'il ne puisse porter sur le coude. On
pratique encore un trou taraudé à l'extrémité de la
branche du fer, dans lequel trou on visse, quand
le cheval est à l'écurie, une espèce de tête de clou
assez haute , que l'on a rendue aiguë : la pointe
s'enfonçant dans le coude lorsque l'animal se
couche, la douleur l'oblige à changer de position.
Nous avons aussi fait entraver le cheval des extrémités antérieures ; ce moyen nous a réussi quand
les autres avaient échoué , le cheval ne pouvant
alors choisir aussi facilement sa manière de se
coucher.

Du Genou.

Le genou a pour base cette articulation compliquée intermédiaire entre l'avant-bras et le canon ;
il est presque uniquement formé d'os, de ligamens
et de tendons recouverts par la peau ; ces os sont
étroitement unis entre eux et avec le cubitus et le
canon par de forts ligamens épais, courts, qui ne
leur permettent que des mouvemens bornés ; ils

servent en quelque sorte de charnière aux mouvemens du canon, dont ceux d'extension se font
en avant, et ceux de flexion en arrière.

Le genou doit être sur la même ligne que l'avant-
bras; sa face antérieure, plane, un peu arrondie
sur ses côtés, doit être sèche et suffisamment large;
à sa face postérieure, l'os crochu doit former une
saillie assez prononcée, sans qu'il y ait en dessous
une dépression trop sensible, qui fait paraître le
genou comme étranglé à sa partie inférieure.

En général toutes les faces du genou doivent
être bien prononcées sans empâtement; la peau
doit y être fine sans former de plis postérieurement;
on doit apercevoir au travers le trajet de quelques
tendons qui passent sur les faces latérales.

La dimension de la face antérieure du genou
doit être d'une seconde et demie d'un côté à l'autre,
et la face latérale, prise du devant au point le plus
saillant du pli du genou, doit avoir un peu plus
de cette mesure (deux points.)

Nous avons déjà vu, à l'article des aplombs,
qu'il fallait qu'une ligne qui remonterait vertica-
lement du milieu de la pince, partageât la face antérieure du paturon, du boulet, du canon et du
genou en deux parties égales, pourvu toutefois,
que ce milieu de la pince répondît au milieu de la
pointe de l'épaule. Nous savons aussi qu'une autre
verticale, tirée du tiers postérieur et supérieur de
l'avant-bras, doit partager de même la face latérale externe du genou en deux parties égales.

Le genou trop petit, trop arrondi, est un défaut

qui accompagne souvent l'avant-bras trop grêle, et rend le cheval peu solide.

Il n'est aucune autre partie du membre antérieur qui soit aussi susceptible de pécher par une direction vicieuse que le genou : ces défectuosités peuvent provenir de mauvaise conformation, ou être la suite de l'usure.

Si le genou, au lieu d'être sur la même ligne que l'avant-bras, est fléchi en avant, et qu'il laisse en arrière la verticale qui doit partager sa face latérale externe, le cheval est dit *arqué* ; c'est une indication non équivoque de faiblesse, du peu de sûreté des membres, et presque toujours d'usure.

Il est cependant quelques chevaux arqués qui sont assez solides, et ne buttent pas plus que d'autres ; mais c'est une très-rare exception, dont le vendeur cherche toujours à se prévaloir, et à laquelle on ne doit ajouter de confiance qu'après plusieurs essais prolongés assez de temps pour être assuré que l'animal conserve sa solidité, quoique fatigué.

D'autres chevaux sont arqués naturellement, ou en suite des entraves que l'on met aux poulains dans les pâturages ; on les appelle *brassicourts*. Ce vice de conformation, dont on ne peut préjuger d'ailleurs que par le très-jeune âge de l'animal, diminue toujours sa valeur ; ce manque d'aplomb, qui ne peut être compensé par aucune autre beauté, doit raisonnablement porter à présumer, et l'expérience le prouve, qu'un tel cheval sera plus promptement ruiné.

La direction oppposée, ou le genou porté trop

en arrière, est appelée *genou creux*, *effacé*, *enfoncé*, ou encore *genou de mouton*. Cette direction n'est pas un défaut grave quand elle n'est pas portée à l'excès, que l'extrémité est bien conformée, que l'allure est solide, franche et n'en est pas raccourcie, parce que le travail et l'âge produisent en général dans les muscles fléchisseurs de l'extrémité une rétraction, une raideur qui disposent la plus grande partie des chevaux à devenir arqués. Cet inconvénient aura lieu plus tard, si le genou est légèrement en arrière; cependant s'il y a excès, la perpendiculaire de l'avant-bras se trouve intervertie et deviendra oblique de devant en arrière. Dès lors le défaut sera le même que quand l'animal est sous lui : nous en avons indiqué les fâcheuses conséquences à l'article des *aplombs*.

Les genoux portés trop en dedans sont dits *genoux de bœufs*; ils rendent le cheval panard : quand ils sont trop écartés, les parties inférieures de l'extrémité, et particulièrement le pied, sont alors rapprochées d'autant, et l'animal est dit *cagneux* : il serait superflu d'en répéter ici les inconvénients.

Nous devons néanmoins faire remarquer qu'il se rencontre quelquefois des chevaux d'assez bon service dans ceux qui ont des genoux de bœuf, et que l'expérience a démontré que ceux dont les genoux sont trop écartés valaient bien moins.

En suite de chutes ou de heurts que l'animal impétueux se donne contre la mangeoire en grattant du pied, la face antérieure du genou est plus ou moins entamée : de cette plaie résulte une cicatrice, sur laquelle le poil ne revient pas toujours,

ou repousse plus long, plus épais, d'une couleur
autre que celle des parties environnantes, et quelquefois blanc; on dit alors que le cheval a été *couronné* : c'est une tare majeure, qui indique le peu
de solidité de l'animal, et lui ôte beaucoup de son
prix. Il peut cependant arriver qu'un très-bon
cheval soit couronné pour n'être tombé qu'une
seule fois, ou encore parce qu'on s'en est servi
trop jeune, avant que ses forces fussent entièrement
développées : la bonne conformation des membres
leur aplomb, la franchise des allures et la jeunesse peuvent être des présomptions favorables
pour un tel cheval; mais on ne doit se déterminer à
l'acheter qu'après l'avoir essayé bien à fond sur
des terrains difficiles, et s'être bien convaincu
qu'il n'est taré qu'accidentellement.

On appelle *osselet* une exostose ou tumeur osseuse
qui se développe autour de l'articulation du genou,
ordinairement à sa partie inférieure, plus fréquemment en dedans qu'en dehors, quelquefois sur le
devant: l'osselet est assez dangereux; il est difficile d'en obtenir la résolution même par le feu;
il gêne beaucoup les mouvemens de l'articulation
rend le cheval peu solide, et cause souvent, quand
l'animal a été fatigué, des claudications prolongées
ou interminables.

Des tumeurs synoviales peuvent encore affecter
cette articulation; on les nomme, de même qu'au
jarret, *vessigons* : le genou y est moins sujet que
ce dernier; elles l'entourent quelquefois entièrement, acquièrent un volume considérable, souvent sans faire boiter le cheval; mais elles le dépré-

cient totalement, gênent les mouvemens de la jointure et déterminent une raideur qui ne peut que
nuire à la solidité du membre.

On nomme *malandres* des crevasses ou gerçures
de même nature que les eaux aux jambes : elles
viennent au pli du genou, sont quelquefois
profondes, et laissent suinter une humeur corrosive, qui se fixe, se dessèche sur les parties environnantes et fait étendre le mal ; d'autres fois
elles sont sèches, forment des écailles grisâtres,
pulvérulentes, se renouvelant sans cesse. Dans
l'un et l'autre cas, les malandres occasionnent la
chute des poils, font hérisser ceux qui restent,
et produisent des espèces de cicatrices désagréables : elles font souvent boiter les chevaux ou
nuisent à la flexion du genou. La guérison complète n'en est pas toujours facile ; on en rencontre
qui résistent aux traitemens les mieux appropriés.
Ce même mal vient pareillement au pli du jarret :
on le désigne sous le nom de *solandre*.

Du Canon et du Tendon.

L'os du canon, ou *grand métacarpien*, forme la
base de ce quatrième rayon de l'extrémité antérieure. Nous avons vu, dans le *Squelette*, qu'en arrière de cet os principal il s'en trouvait deux autres,
beaucoup plus minces, styloïdes, se terminant par
un bouton plus ou moins détaché, vers les deux
tiers inférieurs du canon ; que ces deux os se nomment *péronés*, ou *petits métacarpiens*.

Le canon suit la direction du genou : si l'aplomb
de celui-ci se trouve juste suivant les lignes indi-

quées, l'aplomb du canon sera aussi parfait. Sa
briéveté ou sa longueur étant en raison inverse de
celles de l'avant-bras, nous en avons déduit les
conséquences en parlant de ce rayon.

Les diverses faces du canon doivent être bien
unies sans présenter aucune élévation ; la peau
doit y être fine et comme collée à l'os : dans certaines races de chevaux, notamment les limousins,
le canon est moins gros relativement aux autres
parties, et présenterait moins de force, si ce défaut
de volume n'était compensé en eux par la solidité,
l'épaisseur et la force du tendon.

Ce qu'on nomme en extérieur *le tendon* (et vulgairement *le nerf*) résulte de la portion des tendons fléchisseurs du pied à leur passage en arrière du canon, depuis le pli du genou jusqu'à
l'origine postérieure du boulet. Il est une des parties qui exigent un examen plus particulier, et ses
défectuosités, quelque légéres qu'elles soient, influent toujours plus ou moins sur le libre exercice
de l'extrémité. Pour être bien conformé, il faut
qu'il soit large, bien détaché de l'os, que les tendons qui le forment soient bien distincts au travers
de la peau ; qu'il se continue directement à partir
du pli du genou, sans former aucune dépression ;
qu'en coulant la main en dedans et en dehors le
long de cette partie (ce qu'on ne doit jamais oublier de faire), on ne sente aucune grosseur ni aucun empâtement ; enfin que la peau n'y soit pas
trop épaisse, et que les poils qui la recouvrent n'y
soient ni plus longs ni plus épais que sur les
autres parties du corps. Les chevaux communs,

ceux élevés dans les pays marécageux, se distinguent facilement par la quantité, la longueur et
la grosseur des poils qui garnissent leurs extrémités ; tandis que les chevaux fins n'ont qu'un simple
bouquet de poils, qui forme le fanon.

Si le tendon, au lieu de suivre perpendiculairement la direction de la face postérieure du genou,
présente au contraire une dépression, un enfoncement au-dessous de l'os crochu, le cheval est dit
avoir *le tendon failli* : ce défaut diminue beaucoup
la solidité du membre, et l'animal est plus dis-
posé à devenir arqué. Le défaut sera plus grand
si, comme cela est assez commun, le tendon
failli est accompagné d'un avant-bras trop grêle.
Si encore se joint à cette défectuosité déjà assez
grave le peu de volume du canon ou du tendon,
l'empâtement de ce dernier, comme il est impossible qu'une pareille conformation s'allie avec la
force, et qu'elle est cependant le partage d'une infinité de chevaux allemands et d'autres, qui ont
assez de figure et souvent trop de feu, on ne doit
pas se laisser séduire par ces apparences factices :
il faut au contraire se rappeler que *les extrémités
étant la base de tout l'édifice, aucune tare ne doit
y être indifférente* ; cette dernière sur-tout déter-
minant la ruine très-précoce de l'animal, quelque
ménagement qu'on emploie, et à bien plus forte
raison si on est obligé de le soumettre à un travail
fatigant.

On dit d'un cheval dont le canon est petit et le
tendon grêle, qu'il a des *jambes de veau.*

En suite de coups ou de toute autre cause, il

survient, sur les faces latérales du canon, des élévations ou circonscrites, ou allongées, dures, de
véritables exostoses, que l'on a nommées *suros* : ils
se rencontrent plus souvent au côté interne. On
appelle suros *simple* celui qui est circonscrit et qui
n'est que d'un côté ; suros *chevillé*, quand il y en
a sur les deux faces et qu'ils se correspondent. On
nomme *fusée* plusieurs suros continus les uns au-
dessus des autres. Si le suros est sous les tendons
ou près d'eux, il gêne leurs mouvemens, les rend
douloureux et peut faire boiter le cheval, principalement après la fatigue ; le suros qui n'avoisine
pas les tendons est peu dangereux, mais il diminue
toujours la valeur de l'animal.

On ne doit pas confondre et prendre pour un
suros le bouton du péroné, qui fait quelquefois
saillie et s'aperçoit au travers de la peau : sa situation, à-peu-près vers les deux tiers inférieurs, entre
le canon et le tendon, et la flexion qu'on peut lui
faire opérer en appuyant légèrement dessus, em-
pêcheront facilement la méprise : le suros au contraire, adhérant à l'os et faisant corps avec lui, ne
sera en aucune façon mobile.

On appelle *nerf-férure* ou *tendon ferru* une tumeur qui vient sur le tendon antérieur en suite
d'un coup que l'animal s'est donné lui-même
avec la pince du pied postérieur, quand, dans une
course, son pied de devant s'est trouvé engagé
dans un trou, et que n'ayant pu le retirer assez
vite, l'extrémité postérieure, lancée en quelque
sorte dans son mouvement, vient heurter le ten-

don avec d'autant plus de force que la course est plus rapide.

La nerf-férure est quelquefois très-douloureuse, presque toujours longue à guérir; souvent il reste une tumeur indolente, de la grosseur d'une noix, nommée improprement *ganglion*, entre la peau et le tendon, qui même dans quelques-uns y adhère, et dans tous les cas occasionne de la raideur dans les mouvemens, ou fait boiter l'animal après la moindre fatigue.

Il survient aussi dans les gaînes tendineuses des engorgemens, que l'on désigne sous la dénomination de *tendon tuméfié* ou *refoulé*; le tendon est gros, empâté, douloureux: ce mal vient en suite de fatigue, et d'après des courses forcées. Il indique toujours la faiblesse ou l'usure de l'animal; il se dissipe souvent par le repos et par quelques moyens appropriés; mais dans les chevaux qui y sont sujets, il revient quand la cause se renouvelle, et après plusieurs fois il ne se résout plus: le cheval alors n'a point de sûreté, boite à la plus légère fatigue, ou demeure boiteux le reste de sa vie.

Du Boulet.

L'articulation du canon avec le paturon, et deux petits os nommés *sésamoïdes*, placés en arrière de cette articulation, forment la base du boulet.

La jointure du boulet est une des plus mobiles de l'extrémité, et néanmoins elle est une des plus faibles comparativement aux autres: cette articulation, étant très-près du sol, reçoit en quelque sorte, la première, l'effet des réactions de celui-ci, d'un côté, et du poids du corps, de l'autre. La direction oblique du paturon, si nécessaire pour diminuer la force de ces réactions, tient constamment les ligamens postérieurs de cette partie dans une espèce d'état de tension continuelle, qui tôt ou tard doit, à quelques exceptions près, en produire la raideur et le raccourcissement. Bien encore que ces ligamens aient de puissans auxiliaires dans les tendons des muscles fléchisseurs du pied (qui finissent aussi par participer à la ruine du boulet ou qui la précèdent quelquefois), l'expérience prouve qu'elle est la plus exposée aux torsions, au support à faux de tout le corps, et à une infinité d'accidens plus qu'aucune autre ; aussi est-elle ruinée une des premières. C'est pourquoi sa bonne ou mauvaise conformation influe sensiblement sur les bonnes ou mauvaises qualités du cheval, et doit être examinée avec plus d'exactitude.

Le boulet, vu de face, doit être sur la même ligne que le canon ; ses faces latérales, légèrement arrondies, ne doivent pas présenter de dépression trop sensible à leur partie supérieure ; la partie postérieure fait continuité avec le tendon et se trouve un peu plus saillante inférieurement. C'est à cette partie postérieure que se trouve le *fanon* ou ce bouquet de, poil qui seul, dans les chevaux fins, est plus long que les autres poils qui recouvrent l'extrémité. Au bas du fanon le boulet est terminé par une production cornée, assez molle, arrondie, de peu de longueur, cachée souvent par la longueur des poils : on la nomme *l'ergot*.

La direction oblique du paturon fait paraître le boulet incliné en arrière : cet éloignement doit être de deux ou trois travers de doigt relativement à une perpendiculaire qui remonterait du milieu de la face antérieure de la couronne. Nous avons déjà vu, dans le chapitre *des Proportions*, que la largeur du boulet, prise de l'avant à l'ergot, devait être d'une seconde et demie : cette mesure est un peu forte pour les boulets antérieurs.

Si le canon, le boulet et le paturon se trouvent sur la même ligne ou à-peu-près, le cheval est dit *bouté*, *droit sur ses membres* : cette conformation, qui nuit toujours au libre exercice des mouvemens de l'extrémité, est un défaut essentiel que rien ne peut compenser, et qui indique la ruine prochaine de l'animal. On la rencontre cependant dans beaucoup de jeunes chevaux qui n'ont pas encore travaillé ; mais cette déviation précoce ou naturelle n'en produit pas moins les mêmes résultats, et on ne doit pas se laisser abuser par les propos des vendeurs, qui ont bien soin de vous faire observer que le cheval, étant né ainsi, il n'en sera pas moins de bon service. La vigueur du jeune âge, et les leçons données à grands coups de fouet, produisent en lui une espèce de liberté factice des allures, qui peuvent, jusqu'à certain point, en imposer quelquefois ; mais l'illusion sera bientôt détruite dès que l'animal aura été soumis à un exercice un peu soutenu

Un cheval est *bouleté* quand le boulet, au lieu de former son angle naturel, fait au contraire saillie en avant ; il est dit *pied-bot*, si le boulet est tellement en avant que l'angle inverse qu'il forme fasse quelquefois toucher sa face antérieure à terre : dans ce dernier cas, il y a désorganisation complète de la jointure, et l'animal n'est plus propre à aucun service.

Quand le boulet est porté trop en arrière, le cheval est dit *long-jointé*. Cette disposition dérive souvent du trop de longueur du paturon : l'animal a les réactions plus douces, mais aussi il est plus faible, peu solide, sur ses extrémités, et bientôt ruiné ; néanmoins si une bonne constitution et de la vigueur se rencontrent dans un cheval qui a ce défaut, il peut être bon pour les allures de manége ; ses airs sont plus relevés ; la difficulté qu'il éprouve pour fléchir le paturon, en raison de son trop de longueur, le fait trousser davantage ; il paraît en avoir plus de grâce, mais par ces mouvemens forcés il est promptement fatigué si on prolonge l'exercice ; ce qui doit le rendre peu propre à la course et au service de la guerre.

Si le boulet est porté plus en arrière encore, que le paturon soit en quelque sorte sur une ligne horizontale, le cheval est dit *trop long jointé* ; on en voit, dont l'ergot est absolument au niveau de la partie postérieure de la couronne (à cette défectuosité se joint souvent le *pied rampin*) : ce défaut est bien plus grave encore que l'autre, et doit être un motif absolu d'exclusion pour le service de la selle.

Le cheval peut aussi être panard ou cagneux, par la fausse direction des boulets : l'inconvénient en est le même que si ce défaut vient des articutions supérieures ; peut-être est-il plus nuisible encore.

L'épaisseur du boulet doit être en proportion avec le volume de l'extrémité : les boulets trop minces sont faibles, trop flexibles, et se ruinent facilement. Cette ruine peut survenir de différentes manières, d'abord par leur changement de direction : les chevaux deviennent bouletés, ou par des engorgemens circulaires et persistans, qui proviennent soit d'épanchemens lymphatiques ou autres, ou du relâchement des gaines tendineuses et des capsules de l'articulation, dans lesquelles s'accumule une plus grande quantité d'humeur synoviale, qui finit par se concréter plus ou moins : dans ce cas, si l'engorgement est dur, indolent, qu'il ait résisté aux moyens employés pour le combattre, la jointure a peu ou point de mouvement ; on dit alors que le cheval *a le boulet cerclé*. Des osselets, des suros surviennent encore autour de cette articulation, rendent douloureux ou gênent considérablement le mouvement des tendons et l'action des ligamens sous lesquels ils se trouvent, et donnent lieu à des claudications qui se prolongent indéfiniment.

On nomme *molette* une tumeur molle, provenant de la dilatation des capsules synoviales ou des gaines des tendons, qui se forme sur les parties latérales et un peu en arrière du boulet, et remonte plus ou moins le long du tendon. Beaucoup de jeunes chevaux dont les articulations ne sont pas encore affermies, sont sujets à avoir des molettes : si on n'abuse pas de leurs forces, qu'on attende que leur développement soit complet, les molettes se passent souvent d'elles-mêmes ou par quelques légers soins. Il n'en est pas ainsi de celles qui paraissent dans l'âge adulte ; elles persistent, souvent deviennent plus volumineuses, et peuvent occasionner des claudications ; c'est pourquoi on doit s'abstenir autant que possible d'acheter un cheval qui a des molettes, parce qu'en général cette tare diminue toujours leur valeur. On appelle molette *simple* celle qui ne paraît que d'un seul côté ; molette *chevillée*, quand il y en a d'un côté et de l'autre ; enfin molette *soufflée*, quand la molette chevillée est dure, qu'elle embrasse tout le pourtour du tendon et qu'elle remonte très-haut : cette dernière est la plus dangereuse ; on ne peut espérer aucun bon service du cheval qui en est affecté, et on doit s'attendre de le voir boiteux à la première fatigue.

Les chevaux mal établis sur leurs membres, ceux qui sont trop jeunes et n'ont pas encore toute leur force, se frappent, en marchant, la face interne du boulet avec le pied du côté opposé, y font des plaies plus ou moins larges : on dit alors que le cheval *se coupe*. Si le cheval est jeune et bien établi, ce défaut se passera quand il aura acquis son entier développement, qu'il sera fait aux divers genres de travaux qu'on exige de lui ; mais s'il est dans l'âge adulte, que la face interne du boulet soit épaisse, calleuse, on ne peut guère espérer de l'empêcher de se couper, sur-tout quand il sera fatigué. Quand les plaies sont guéries, il reste à leur place des cicatrices qui indiquent le défaut.

Si en outre le cheval manque d'aplomb, ou que ses allures soient défectueuses, on doit le rejeter absolument.

On dit qu'un cheval *s'entre-taille* quand, avec le pied opposé, il atteint plusieurs endroits de l'autre extrémité, de manière à y produire plusieurs plaies ou cicatrices ; il en est qui s'atteignent à la face interne du genou : les conséquences en sont les mêmes que s'il ne s'atteignait qu'en un seul endroit.

L'*effort de boulet*, ou *mémarchure*, ou *entorse*, est produit par une distension violente des ligamens de l'articulation, en suite d'une torsion, d'un appui à faux ou d'une chute : une forte claudication et une grande douleur au boulet, quelquefois sans qu'il y ait d'engorgement bien sensible, sont les premiers symptômes de ce mal, dont les suites sont toujours assez graves, et peuvent laisser le cheval boiteux ou faible de cette extrémité pour un temps infini.

Un cheval peut, en tombant, se couronner au boulet aussi bien qu'au genou : les conséquences en sont les mêmes.

Pendant l'hiver, les poils qui garnissent le tendon et forment le fanon des chevaux fins, sont beaucoup plus longs ; dans la belle saison, les premiers tombent quand ceux de tout le corps se renouvellent, et la jambe n'est alors entourée que de poils ras, tandis que le fanon reste constamment plus long.

Du Paturon.

Le paturon, que quelques-uns prétendent être ainsi nommé, parce que c'est en cet endroit qu'on met les entraves aux chevaux qui pâturent, a pour base l'os de ce nom, ou *premier phalangien* ; sa direction est oblique de derrière en avant; la peau doit y être très-nette, principalement à sa face postérieure, dont les poils, quoiqu'un peu plus longs, doivent être moins épais. Dans les chevaux fins, on y distingue le passage de plusieurs tendons et de quelques vaisseaux. Le paturon exécute de grands mouvemens de flexion et d'extension ; de leur franchise dépendent principalement la sûreté et la fermeté des allures.

Le cheval peut être long-jointé par trop de longueur du paturon, sans que, pour cela, le boulet soit porté trop en arrière : ce défaut rend l'animal faible sur ses extrémités, peu susceptible de fatigue, et le dispose à être promptement ruiné. On rencontre néanmoins des chevaux de certaines races (les espagnols, quelques limousins, etc.) qui le rachètent par une extrême énergie, et par la perfection des autres rayons des membres : ceux-ci peuvent être exceptés de la règle, et encore souvent ne sont-ils bons que pour les airs relevés de manége.

Quand le paturon n'a pas une longueur proportionnée, son degré d'inclinaison est souvent moindre; le cheval est dit *court-jointé* : si ses allures sont franches, libres, et pas trop près de terre, que la conformation du reste de l'extrémité ne laisse rien à désirer, il n'en sera pas moins de bon service ; ses réactions seront plus dures, quelquefois même insupportables, mais il résistera davantage à la fatigue. Il est des écuyers qui recherchent ces sortes de chevaux, parce qu'une fois qu'ils se sont accoutumés à la dureté de leurs réactions, ils leur trouvent beaucoup plus de solidité.

L'articulation de l'os du paturon avec celui de la couronne est, de même que toutes les jointures mobiles, sujette aux tiraillemens, aux efforts, aux luxations : on a remarqué généralement que ces affections y sont plus dangereuses qu'au boulet, et qu'assez souvent elles sont suivies d'osselets, de forme et même d'ankylose complètes, qui, en raison de leur gravité, gênent ou anéantissent les mouvemens, et par conséquent mettent le cheval hors de service.

Les *eaux aux jambes* sont le produit d'une affection éruptive avec suintement ou écoulement de matière sanieuse et souvent corrosive, de nature particulière, qui se manifeste aux extrémités depuis le genou, ou depuis le jarret jusqu'au sabot. Comme ce mal se montre et commence plus ordinairement dans le pli du paturon, nous avons pensé que c'était ici le lieu de présenter un aperçu de la maladie et des conséquences qu'on peut en déduire.

L'âcreté des boues et des immondices, les eaux froides avec lesquelles on lave les jambes des chevaux quand ils rentrent, les écuries malsaines et sales, la maladresse de faire le poil des extrémités trop près pendant l'hiver, sont les causes les plus ordinaires des eaux aux jambes. Les chevaux qui ont beaucoup de poils aux extrémités, la peau épaisse, les hollandais, les flamands, et généralement ceux du Nord, et ceux qui sont élevés dans

les pays marécageux, y sont plus disposés que
d'autres ; le mal est aussi plus rebelle en eux.

Cette affection est beaucoup plus fréquente à
Paris qu'ailleurs, et se déclare principalement en
hiver : elle est plus ou moins rebelle, selon la constitution des individus ; il est des chevaux qu'on
ne peut en débarrasser entièrement pendant cette
saison , et qui se guérissent seuls ou par quelques
légers soins quand vient le beau temps.

On appelle *crevasses* les eaux aux jambes qui se
déclarent par une ou plusieurs fentes transversales ,
ou des excoriations dans le pli du paturon ; il en
est qui sont légères et peu douloureuses ; mais si
elles ne sont pas soignées le mal s'aggrave, il survient de l'engorgement , qui se propage au boulet,
au canon , et jusqu'au-dessus du jarret; la douleur
est plus ou moins vive, l'animal devient boiteux :
s'il existe dans la masse des humeurs certains vices
analogues à ce genre d'affection , l'éruption alors
embrasse complétement l'extrémité ; une grande
partie des poils tombent , ceux qui restent deviennent droits , piqués ; la peau devient grisâtre , ru-
gueuse et comme chagrinée ; il en suinte une grande
quantité d'humeur , dont l'odeur infecte se répand
assez loin autour de l'animal ; enfin quand la maladie est arrivée à ce point, on ne peut guère espérer d'en triompher complétement, et dans le cas
où on parviendrait à tarir l'écoulement , l'extrémité conservera toute la vie un volume bien plus
considérable.

Il s'en faut de beaucoup que toutes les crevasses
dégénèrent ainsi; le plus souvent elles sont légères

et se guérissent facilement ; d'autres persistent plus
long-temps, mais se bornent au pli du paturon.
Quelques chevaux en sont affectés tous les hivers.

Les anciens auteurs ont donné aux crevasses
divers noms, suivant les parties qu'elles occupent ;
mais ce n'en est pas moins le même genre de mal,
et quelle que soit leur position, elles peuvent
avoir les mêmes suites. Ainsi on les a nommées
malandres au pli du genou ; *solandres*, au pli du
jarret ; *mules traversines*, quand elles sont placées
transversalement à la partie postérieure du boulet :
celles-ci sont ordinairement les plus douloureuses ;
on les nomme encore en ce même endroit *épi*, *ar-*
rête, *queue de rat* ; quand elles sont longitudinales,
elles sont appelées, autour de la couronne, *mal*
d'âne, *peigne*, *crapaudine* ; et enfin *eaux aux*
jambes quand elles intéressent une plus grande
étendue de l'extrémité.

Les eaux aux jambes laissent toujours, après
qu'elles sont guéries, des cicatrices ou des traces
dénudées de poils, qui indiquent qu'elles ont existé :
rendent l'extrémité défectueuse et doivent faire
craindre, sur-tout si le cheval est commun, empâté, ou des pays marécageux, que le mal ne se
reproduise de nouveau.

Les *poireaux* sont des excroissances rougeâtres,
quelquefois recouvertes d'une pellicule lisse, d'autres fois excoriées et sanglantes, qui surviennent
aussi au pli du paturon ; elles sont assez souvent
la suite des crevasses invétérées, ou de certains
furoncles, appelés assez improprement *javarts ten-*
dineux.

Dans leur principe, et quand ils ne sont pas compliqués d'eaux aux jambes, les poireaux ne sont pas difficiles à guérir ; ordinairement ceux qui se montrent au pli du paturon et autour du boulet sont à base large ; ils commencent par une légère élévation qu'on doit se hâter de combattre, car si on l'abandonne à elle-même, son accroissement fera continuellement des progrès : il s'en formera successivement d'autres, qui intéresseront tout le pourtour du paturon et du boulet ; l'engorgement précède ou accompagne l'intensité du mal ; presque toujours alors l'humeur des eaux aux jambes le complique, toute la partie acquiert un volume énorme ; l'extrémité présente l'aspect le plus hideux : on exprime cet état, même avant qu'il soit à ce degré, en disant que le cheval est *affecté de grappes*.

On entend par *enchevêtrure* une plaie ou une excoriation que le cheval se fait au pli du paturon lorsque, cherchant à se gratter la tête ou l'encolure avec son pied postérieur, sa longe forme une espèce d'anse dans laquelle s'engage l'extrémité ; quand l'animal veut la reporter à terre, la partie postérieure de la couronne arrête cette longe : alors le cheval se trouve pris le pied en l'air, se débat, se scie la peau du paturon et même quelquefois les tendons s'il n'est pas débarrassé à temps : on voit très-fréquemment des chevaux estropiés par accident.

Des ablutions d'eau fraîche en abondance, des compresses trempées dans moitié eau, moitié vinaigre, de l'eau fortement saturée de sel marin, sont

les moyens à employer dans les premiers instans,
si on n'a pas à sa portée un vétérinaire : ils défen-
dront la partie de la violence des accidens qui
peuvent survenir ; cependant nous devons prévenir que, passé les premières heures, ces applications pourraient devenir plutôt nuisibles qu'utiles.

De la Couronne.

La couronne a pour base l'os de ce nom ou *second phalangien*. C'est l'endroit où la peau de
l'extrémité se termine et où commence le pied.
La couronne doit suivre la conformation de la
partie supérieure du sabot sans la dépasser ; elle
doit être parfaitement unie sans aucune irrégularité ; sa largeur doit être, d'un côté à l'autre et
de devant en arrière, égale à la largeur du boulet, prise latéralement de l'avant à l'ergot : cette
mesure n'est que d'un côté à l'autre seulement
pour la couronne postérieure, parce que les pieds
de derrière sont plus allongés de devant en arrière
que ceux antérieurs.

La face antérieure de la couronne peut être
affectée de tumeurs dures ou exostoses, qui ne
paraissent que d'un seul côté, ou la ceignent entièrement : on les a nommées *formes* ; la forme est
très-dangereuse, elle intéresse souvent l'articulation de la couronne avec le paturon, et remonte
quelquefois au delà ; il est très-rare que les chevaux n'en soient pas boiteux, ou si cela n'est pas,
il y a tout à présumer qu'ils le deviendront à la
première fatigue. Ce mal, comme presque toutes
les exostoses qui surviennent autour des articula-

tions, nuit à leurs mouvemens ou les rend douloureux, et ne se guérit ordinairement pas.

Les eaux aux jambes, peignes, ou mal d'âne, qui
viennent au pourtour de la couronne, sont assez
difficiles à guérir ; souvent, elles se desséchent, soit
par les secours de l'art, ou par le beau temps ; mais
souvent aussi, quoique le mal paraisse guéri,
les poils restent hérissés ; la peau est comme chagrinée ; il s'y forme des croûtes grisâtres, pulvérulentes, qui y adhèrent fortement, ou tombent
pour être bientôt remplacées par d'autres ; quelques mois après, en hiver par exemple, le suintement reparaît de nouveau, augmente l'étendue
du mal : on le guérit, ou il se guérit encore pour
reparaître de même, et successivement jusqu'à ce
qu'il ait rendu l'extrémité défectueuse, ou occasionné tous les accidens que nous avons mentionnés en parlant des eaux aux jambes invétérées.

Les peignes restent souvent long-temps en état
d'inertie ; mais l'expérience a démontré que s'il en
reste des traces, on ne peut qu'en tirer mauvais
augure pour l'avenir : c'est pourquoi, dans les premiers temps, les marchands de chevaux ont bien
soin de tailler le poil, d'employer toutes sortes de
moyens pour l'empêcher de paraître piqué, et de
nettoyer la partie des écailles ou croûtes ; mais ils
ne peuvent rendre à la peau son état naturel, et
l'acquéreur attentif aura bientôt découvert leur
pratique, et ne s'en laissera même pas imposer par
leurs insidieux discours.

On entend par *atteinte* une contusion ou une
plaie qu'un cheval reçoit sur quelque partie de

ses extrémités, d'un autre cheval qui marche derrière ou à côté de lui, ou encore qu'il se donne
lui-même, en atteignant avec le pied d'un côté une
partie sensible d'une autre de ses extrémités : ainsi
le tendon, le boulet, le paturon reçoivent souvent
des atteintes ; mais les plus fréquentes et les plus
dangereuses sont celles de la couronne ; il peut
s'ensuivre des maux très-graves : tel est *le javart
encorné*, affection dans laquelle le cartilage latéral
de l'os du pied se trouve ulcéré, et qui nécessite
constamment une grande opération, dont la cure
est longue, quelquefois incertaine, altère toujours
la contexture du sabot, et peut laisser l'animal
faible ou boiteux pour toute sa vie.

Le javart encorné est encore produit par d'autres
causes que par l'atteinte : on le reconnaît au boursoufflement de la couronne du côté affecté, et principalement à une fistule plus ou moins étroite,
mais toujours profonde, d'où sort une suppuration
de couleur verdâtre, qui indique incontestablement
la carie du cartilage. Dans le principe du mal, il
est quelques chevaux qui ne paraissent pas en
souffrir et n'en boitent même pas ; mais nous devons prévenir que les cas où il guérit sans opération sont très-rares, et qu'il faut bien se garder de
faire l'acquisition de l'animal qui en serait atteint,
quelque apparence de bénignité que la maladie
pourrait présenter.

Quand le cheval, en croisant ses pieds, se donne
avec le crampon de son fer une atteinte sur la
partie antérieure de la couronne, il peut y survenir un ulcère connu sous le nom de *crapaudine*,

il est encore assez difficile de le bien guérir; il s'ensuit quelquefois, ou des peignes, ou le javart encorné, et le plus souvent cette division de l'ongle nommée *soie ou seime en pince*. (Nous en parlerons en traitant du pied.)

Dès qu'un cheval a reçu une atteinte, on doit employer tous les moyens possibles pour la dessécher promptement, afin d'éviter l'inflammation, la suppuration, etc., dont les suites peuvent produire des conséquences fâcheuses, surtout si elle est du genre de celles qu'on appelle *encornées*.

Une autre espèce d'atteinte, dite atteinte *sourde*, est celle qui n'est pas entamée : c'est une véritable contusion, qui se reconnaît à la douleur que l'animal témoigne quand on la touche. S'il est survenu du gonflement, elle n'est pas difficile alors à apercevoir, elle peut avoir des suites graves, selon l'importance des parties lésées ; on la regarde généralement comme plus dangereuse que les autres.

Des boursoufflemens, ou des suppurations, paraisssent aussi autour de la couronne ; elles sont ordinairement produites par les maladies du pied. Si le biseau qui unit l'ongle à la couronne est détaché par la suppuration, on dit que *la matière a soufflé au poil.* (Nous y reviendrons aussi à l'article du *pied*.)

DU PIED.

Les extrémités sont terminées chacune par cet organe compliqué, nommé *le pied* ou *le sabot*; les pieds se distinguent en antérieurs et postérieurs, et en droits et gauches.

Le pied, servant d'appui et de principal soutien à l'animal, est une des parties qu'il importe le plus de bien connaître, et qui exige l'examen le plus exact: en effet, aucun mouvement de progression ne peut s'exécuter avec liberté et franchise, si, par suite de sa mauvaise constitution ou des nombreuses altérations dont il est susceptible, l'appui est douloureux. C'est pourquoi nous devons entrer dans quelques détails relatifs à son organisation et aux principales affections qui lui surviennent si fréquemment, et qui influent d'une manière plus ou moins sensible sur les qualités et la valeur du cheval.

Considéré dans son ensemble, le pied se divise en partie contenante, qui est le sabot ou l'ongle, et en parties contenues, qui sont les os, leurs cartilages, et des parties molles.

Le *sabot*, espèce de boîte de figure ovalaire, tronquée postérieurement, formé par la corne, présente deux surfaces distinctes : une, extérieure et antérieure, qui en constitue le contour, nommée *paroi* ou *muraille*; l'autre, située au-dessous du pied, on l'appelle *surface plantaire*, ou *sole*.

Le pied comprend plusieurs régions, 1°. la pince ou la face antérieure; 2°. les mamelles, une de chaque côté de la pince, et où commence le contour du pied; 3°. les quartiers ou les parties latérales, enfin les talons ou l'extrémité postérieure, et la terminaison de même de chaque côté.

La direction de la paroi est oblique de haut en

bas, tellement que le pied est plus élargi à sa partie inférieure qu'à son origine; sa coupe supérieure
est de même oblique de devant en arrière; le quartier externe est plus évasé et plus épais que l'interne; les pieds antérieurs sont plus arrondis que
ceux postérieurs.

Les fibres cornées qui composent la paroi sont
longitudinales, et sont unies ensemble par un
gluten de même nature, lequel se durcit, devient
plus lisse à la surface externe, et forme une couche
dure, luisante, que l'on nomme *l'émail*. La face
interne de la paroi est intimement unie aux parties contenues par une infinité de feuillets cornés
longitudinaux, qui laissent entre eux des cannelures, dans lesquelles s'engrènent exactement de
pareils feuillets charnus qui garnissent le pourtour
de l'os du pied : la partie supérieure de cette muraille est moins épaisse, plus molle; son bord se
termine par un biseau tranchant taillé aux dépens
de sa face interne, ce biseau est intimement accolé
et adhère sur un bourrelet charnu circulaire, qui
ceint le pourtour de la couronne au-dessous de la
peau; elle-même s'unit aussi avec le tranchant du
biseau. Le bord inférieur de la paroi constitue la
circonférence du dessous du pied : c'est dans cette
partie, qui est toujours la plus épaisse, que l'on
implante les clous pour fixer le fer.

La *sole* ou *surface plantaire* du pied, sur laquelle
il repose, suit, par ses bords, le contour de la muraille et se divise de même, elle est concave, et
composée d'une corne de texture différente de
celle de la paroi, se renouvelant par couches, dont

les plus superficielles finissent par tomber en
écailles pulvérulentes.

Sur le centre de cette surface plantaire est un
corps molasse en forme de V, nommé *la fourchette*;
la corne qui compose ce corps pyramidal est la
plus molle de toutes ; sa substance est spongieuse ;
la pointe de la fourchette correspond à la pince,
sa base est bifurquée et se termine à la couronne
en arrière du pied.

La paroi, après avoir formé le talon, se contourne
par sa partie inférieure, fournit de chaque côté un
prolongement de même nature qu'elle, qui revient
obliquement sur la sole, aux parties latérales de
la fourchette, et se termine près de sa pointe : on
l'a nommé *l'arc-boutant*; son usage est de s'opposer au resserrement des talons.

Les variétés de contexture et de composition
de la corne constituent sa bonne ou mauvaise qualité.

La corne est une substance solide, élastique, de
nature particulière, dont l'accroissement et la régénération ont lieu de plusieurs manières, selon ses
diverses positions, et qu'on pourrait diviser en
parties vives et en parties inertes.

Les parties vives ou intérieures tiennent à la
peau et aux divers tissus charnus, auxquels elles
adhèrent et dont elles reçoivent leurs vaisseaux
nourriciers; à mesure que les couches cornées acquièrent de l'épaisseur, leur système de vitalité
devient moindre et s'anéantit entièrement pour
les couches extérieures et l'émail.

On reconnaît que la corne est de bonne nature

quand elle est noirâtre , luisante , parfaitement
unie, quand les fibres de la paroi sont parfaitement liées par le gluten, qu'elle est souple et ne
s'enlève pas par écailles. On a remarqué que les
pieds blancs avaient moins de consistance et s'al-
téraient plus ordinairement que les autres.

L'air durcit promptement la corne; si on enlève
les premières couches , celles qui sont au-dessous,
même le plus près du vif, ont bientôt acquis un
degré de dureté et de desséchement qui surpasse
souvent celui de l'émail. L'eau a la propriété de
l'amollir , d'en dissoudre en quelque sorte le gluten et l'émail ; les corps gras ou mucilagineux l'as-
souplissent.

Les chevaux des pays marécageux, élevés sur
des terrains bas ; une grande partie de ceux du
Nord, ont assez généralement la corne molle, les
pieds trop volumineux et les talons bas ; ceux élevés sur les montagnes ou sur des terrains secs et
sablonneux, ont, au contraire, le pied plus étroit :
quand cette étroitesse est portée à l'excès, elle devient un défaut essentiel , parce que le resserrement du sabot produit sur les parties vives une
impression douloureuse, qui rend l'appui pénible
et nuit aux mouvemens de progression.

Pour que le pied soit bien conformé, il ne doit
pas être trop volumineux, ni trop petit ; il doit
suivre en pince l'obliquité de la couronne ; quand
celle-ci est dans sa juste proportion, le quartier du
dehors doit être plus oblique que celui du dedans,
les talons seront bien ouverts et suffisamment élevés , la fourchette ne sera pas trop volumineuse ,

ni trop déprimée, sa consistance sera solide sans être ni trop molle ni trop sèche, la sole sera concave et les arcs-boutans bien apparens. Nous avons indiqué les proportions latérales de l'origine du pied en traitant de la couronne; sa hauteur en pince, à compter du biseau à l'appui du fer, doit être d'une seconde $\frac{1}{4}$.

Les parties contenues du pied, sont 1°, les os, dont un principal, qui a la même forme que le sabot, et un autre petit, placé en arrière sur l'articulation du premier avec l'os de la couronne : on le nomme *petit sésamoïde* ou *os naviculaire*. (Voyez pour la description, le *Traité d'hippostéologie*, pag. 35 et 36.)

2°. Le cartilage latéral du pied, un de chaque côté formant une lame assez étendue, dont le bord supérieur, tranchant, s'élève au-dessus du sabot, jusque près du paturon, et la base ou le bord inférieur, plus épais, s'attache au bord latéral supérieur de l'os du pied, et s'étend plus en arrière jusqu'à l'extrémité du tissu des talons. Ce cartilage s'ossifie quelquefois, surtout dans les vieux chevaux, et peut donner lieu aux mêmes conséquences que la forme. Le javart encorné ou cartilagineux résulte de sa carie : nous avons déjà dit que les causes les plus fréquentes de ce mal étaient les atteintes à la couronne, et qu'il nécessitait l'extirpation entière de ce corps : cette opération grave, dont le moindre inconvénient est de rendre le pied défectueux pour toujours, peut encore laisser l'animal boiteux long-temps après qu'elle est cicatrisée, ou toute sa vie.

5°. Des ligamens latéraux, au nombre de quatre, et une capsule synoviale dont la principale fonction est d'entourer la jointure de l'os de la couronne avec ceux du pied.

4°. Plusieurs tendons : un de ces tendons, provenant d'un long muscle fléchisseur du pied, se contourne sur le sésamoïde, et forme une expansion désignée sous le nom d'*aponévrose du pied*, qui recouvre et s'attache sur la surface plantaire de l'os du pied.

Les ligamens, les aponévroses du pied, de même que la capsule de l'os naviculaire, peuvent être blessés par des corps étrangers, tels que clous de rue, morceaux de verre, etc. : ces lésions compliquent toujours la plaie et en augmentent la gravité.

5°. Au-dessous de l'os du pied et sur l'aponévrose, est une masse, partie charnue, partie graisseuse, blanchâtre, se prolongeant en pointe vers la pince, constituant la base de la fourchette et lui donnant sa forme ; on l'a nommée *corps pyramidal, coussinet plantaire*, ou *fourchette de chair* : ce corps s'étend à sa base d'un talon à l'autre, les surmonte même jusque près de l'articulation du paturon avec la couronne, pour former ce qu'on entend par *tissu des talons*.

6°. La surface plantaire de l'os du pied est recouverte par une expansion charnue, peu épaisse, qui y adhère très-intimement ; on la nomme *sole de chair*, la sole de corne est fixée sur elle, s'y unit et en reçoit ses sucs nouriciers.

7°. Tout le pourtour ou la face antérieure de

l'os du pied est aussi recouvert d'une substance charnue, qui forme une infinité de feuillets longitudinaux, lesquels s'engrènent exactement dans ceux de la face interne de la paroi, et ainsi servent à unir très-solidement la partie contenante aux parties contenues : ces feuillets de chair, nommés vulgairement *chair cannelée*, s'implantent en quelque sorte dans l'épaisseur de la paroi, lui fournissent, ainsi que d'autres petits vaisseaux qui la pénètrent, la matière de nutrition nécessaire à son accroissement.

Imperfections du pied.

Le pied du cheval peut être mal conformé naturellement, ou s'altérer par suite des influences fâcheuses auxquelles la domesticité ou le climat ne l'exposent que trop fréquemment.

Il pèche quelquefois par excès : les chevaux qui ont le pied trop volumineux sont ordinairement lourds, maladroits sur le pavé ; sa trop grande surface s'oppose à la solidité de l'appui, les fait glisser souvent ; et encore le poids du pied fatigue davantage le membre, et occasionne bien plus tôt sa ruine, d'autant que ce défaut est assez généralement le partage des chevaux flamands, hollandais, et de beaucoup de ceux du Nord, qui ont communément les extrémités trop grêles.

Les pieds trop gros sont encore assez souvent plats : on nomme ainsi ceux en qui la paroi est trop inclinée et élargie, et dont la sole, au lieu d'être concave, présente une surface plane de niveau avec les bords du pied ; la fourchette en est assez ordinairement trop volumineuse, les talons sont bas, la corne est peu consistante, principalement vers les quartiers, qui laissent quelquefois un intervalle entre eux et la sole. Ces sortes de chevaux ne sont jamais susceptibles d'un service fatigant, et doivent être rejetés de celui de la selle.

On appelle pied *comble* le pied plat dont la sole est bombée, exubérante, et dépasse le niveau de la paroi. Les chevaux ne naissent jamais avec les pieds combles ; ils sont toujours en eux la suite de la fourbure ou autres cas maladifs. La mauvaise ferrure aux pieds plats ou dérobés en est encore une cause fréquente.

Les changemens que la sole de corne, et par suite la paroi, subissent dans le pied comble, ne sont que subséquens aux altérations qu'ont éprouvées les parties vives et plus souvent l'os ; c'est pourquoi il est rarement possible de remédier à ce défaut : les chevaux qui en sont affectés ont la corne très-friable, boitent fréquemment ; leur appui se fait toujours avec douleur ; il faut rencontrer des maréchaux adroits pour les ferrer, et encore ne réussissent-ils pas toujours. On ne peut donc en tirer quelque parti que pour un exercice très-modéré, et sur la terre ; pour tout autre, ils sont de nulle valeur.

Le pied trop petit est encore un grand défaut : la corne en est souvent dure, sèche, cassante ; les parties molles contenues dans le sabot se trouvant trop à l'étroit, il en résulte, lors des courses ou de la fatigue, qui font affluer nécessairement une plus

grande abondance de sang aux pieds, des engorgemens, d'où suivent des bleimes, des fourchettes
échauffées ou déprimées, un plus grand resserrement de l'ongle; le cheval éprouve continuellement de la douleur, marche comme sur des épines,
et le vulgaire, dont l'habitude est d'attribuer à des
causes éloignées ce qui même est le plus à portée
des sens, dit souvent que l'animal est pris des
épaules.

Les chevaux espagnols, les navarreins, les limousins, généralement ceux des contrées méri-
dionales, sont plus disposés à avoir le pied serré
que d'autres.

Un seul pied peut être resserré, desséché par
suite d'affections longues et douloureuses que diverses parties du membre, ou le pied lui-même
auront éprouvées; cette altération de l'ongle est
ordinairement fâcheuse, parce qu'elle persiste
long-temps après que le mal qui l'a produite est
guéri, même quelquefois toujours; alors l'animal
demeure boiteux par cette cause subséquente.

L'*encastellure* est le resserrement des talons,
de manière qu'ils sont presque rapprochés l'un de
l'autre; les pointes des talons, se contournant, s'enfoncent dans les tissus charnus; la fourchette est
entièrement déprimée, quelquefois en état de suppuration, la couronne se tuméfie; enfin, plus fréquemment encore que lorsque le cheval a le pied
trop petit, la compression des parties vives produit de la douleur, de l'hésitation dans l'appui,
et presque toujours des claudications incurables.

Quand à l'encastellure des talons se joint le resserrement des quartiers, on dit en ce cas que le pied est *encastellé* : les inconvéniens sont les mêmes pour l'un comme pour l'autre.

On appelle pied *rampin* celui dont la direction de la partie antérieure de la paroi, au lieu d'être oblique, tombe perpendiculairement de la couronne à l'extrémité de la pince : cette conformation vicieuse est quelquefois naturelle, mais plus communément elle est une suite de l'usure, qui a produit la rétraction des ligamens ou des muscles, et des tendons fléchisseurs du pied.

Le cheval dont le pied est rampin ne fait son appui que sur la pince ; cette partie est constamment plus courte, tandis que les talons prennent au contraire un plus grand accroissement, deviennent plus hauts : ce défaut, qui intervertit tout l'aplomb du membre, se rencontre plus fréquemment aux pieds postérieurs qu'à ceux antérieurs. Les mulets sont presque tous naturellement rampins.

Le pied des chevaux trop long-jointés paraît rampin par rapport à la trop grande inclinaison du paturon en arrière ; néanmoins dans ces sortes de chevaux les talons sont aussi généralement très-hauts et très-ouverts.

Dans les pieds plats et combles, l'obliquité de la paroi dépasse de beaucoup en tous sens la direction de la couronne ; cette muraille est tellement évasée dans quelques-uns, qu'elle paraît plutôt horizontale qu'oblique. Dans les pieds combles, la pince est quelquefois relevée, ou, pour mieux exprimer, retroussée ; la couronne est déprimée,

le pied est presque toujours ceint par des cercles
ou des cordons ; d'autres accidens surviennent
encore ; enfin cette désorganisation dans la structure et la configuration du sabot doit être un motif
irrévocable d'exclusion de toute espèce de service
un peu actif ou exercé sur un terrain dur.

Les *cercles* ou *cordons* sont des exubérances con-
tinues, circulaires, qui ceignent la paroi dans tout
son pourtour ; il n'en existe parfois qu'un seul,
d'autres fois plusieurs les uns au-dessus des autres ;
ils prennent naissance au biseau, suivent les progrès d'accroissement de l'ongle, et finissent par
disparaître à mesure de sa crue. Ces exubérances
sont toujours la suite d'un état fébrile que le pied
éprouve, et dont l'effet a produit un engorgement
de la couronne et du bourrelet charnu, qui ensuite a soulevé le biseau, que nous savons être
flexible. La paroi croissant de ce biseau, avec d'autant plus d'activité que l'irritation appelle un plus
grand afflux d'humeur ; il en résultera que le gonflement suivra bientôt la croissance de cette origine de l'ongle, et deviendra un cordon qui sera
suivi par d'autres, si le point d'irritation persiste.
C'est pourquoi aussi les pieds qui ont été déformés
et en quelque sorte désorganisés par la fourbure,
éprouvant une douleur presque continuelle, sont
constamment couverts de cordons.

On ne fait pas de différence entre l'expression
de *cercle* et celle de *cordon* ; cependant des enfoncemens qui ceignent le pied, de même que les
exubérances dont nous venons de parler, et qui
sont produits par les mêmes causes, pourraient

être distingués sous la dénomination de cercles, tandis qu'on réserverait le terme de cordon pour désigner les saillies circulaires qui surviennent au pourtour du sabot.

Les cordons, mais plus souvent les cercles, peuvent faire boiter le cheval, parce que l'enfoncement qui paraît au dehors de la paroi, forme à sa face interne une saillie qui comprime le vif et occasionne de la douleur.

Les jeunes chevaux élevés dans des pâturages gras ont très-fréquemment les sabots couverts de cordons, même sans avoir encore travaillé ni avoir été ferrés : ceux-ci ne sont pas dangereux ; ils descendent à l'extrémité du pied à mesure de son accroissement, et il n'en reparaît plus d'autres quand l'animal est rentré pour demeurer à l'écurie, et ferré convenablement.

On nomme pied *dérobé* celui dont la composition de la paroi étant de mauvaise nature, s'éclate soit par l'implantation des clous, soit pour peu que l'animal marche déferré ; ce sont toujours les quartiers et les mamelles qui s'éclatent ainsi. Dans ces sortes de pieds, la corne n'est point liée, et forme des espèces de couches écailleuses, pulvérulentes, qui se fendent et se rompent en brochant les clous qui doivent fixer le fer ; on ne peut les ferrer qu'avec beaucoup d'attention, et encore, malgré l'adresse de l'ouvrier, il les pique assez souvent ; la ferrure est rarement solide. On ne peut mettre en route un tel cheval avec sécurité, parce qu'on doit craindre que, s'il se déferre un peu loin d'un endroit où l'on puisse rencontrer un maréchal, il ne s'use le pied au point de ne pouvoir plus le ferrer.

Les pieds dérobés perdent leur forme primitive par suite de la chute continuelle de la paroi des quartiers, ils paraissent pointus : ce n'est ordinairement que vers les talons, et quelquefois en pince, que l'on trouve un peu de corne assez épaisse et assez consistante pour pouvoir y brocher des clous.

Maladies du Pied.

On désigne sous le nom d'*étonnement de sabot* une commotion douloureuse imprimée aux parties contenues dans l'ongle, en suite d'un heurt violent du pied contre un corps dur, ou de coups frappés trop fort sur lui dans l'action de ferrer. On reconnaît l'étonnement de sabot à la claudication, à la chaleur de l'ongle et de la couronne, qui est quelquefois sensible et engorgée ; on s'en assure mieux en frappant à petits coups sur le pourtour du pied avec une clef, un léger manche de marteau ou autre : le cheval alors témoigne de la douleur et le sabot rend un son sourd.

L'étonnement de sabot est en général un accident de peu de conséquence quand il est soigné à temps ; il peut néanmoins avoir des suites graves, causer de longues claudications, des suppurations entre la corne et le vif, et même la chute de l'ongle.

Dès qu'un cheval a heurté violemment son pied contre un corps dur et qu'il en boite, il faut se hâter de le conduire à l'eau, l'y laisser long-temps et plusieurs fois dans la journée, ou si on n'est pas à portée d'une rivière, on lui fera prendre des bains de pied dans un seau d'eau froide, qu'on aura soin de renouveler souvent ; on peut encore envelopper tout le sabot et la couronne avec un cataplasme de suie de cheminée bien détrempée dans le vinaigre froid, qu'il faudra tenir constamment humecté en l'arrosant avec ce liquide. Ces moyens bien simples, employés dans le moment même de l'accident, suffisent assez souvent pour dissiper la douleur du jour au lendemain, et mettre le cavalier à même de continuer sa route ; mais si le mal persistait, ils pourraient devenir aussi nuisibles qu'ils ont été utiles dans le principe ; en pareil cas, le vétérinaire doit être appelé pour appliquer les remèdes convenables.

Lorsque le cheval chemine déferré sur un terrain dur, la paroi s'use, s'éclate, la sole s'use aussi quelquefois jusqu'au sang : cet accident, qui fait beaucoup souffrir l'animal, a reçu le nom de *sole battue*; il peut arriver que la meurtrissure de la sole de chair produise des suppurations, qui amèneront la chute de celle de corne, ou même celle du sabot. Les chevaux dont le pied est dérobé y sont les plus exposés.

Quand un caillou ou un autre corps dur s'introduit entre le fer et la sole, il en résulte la contusion de celle de chair, le cheval devient boiteux : c'est ce qu'on appelle *sole foulée*. La foulure de la sole est encore très-souvent occasionnée par un fer qui porte trop en plein sur un pied délicat.

La sole de corne peut aussi être pénétrée par des corps aigus ou tranchans qui se rencontrent

21*

sur les routes, et qui, atteignant celle de chair ou
le corps pyramidal, causent des lésions plus ou
moins graves, selon la profondeur à laquelle ils
sont parvenus et l'importance des parties blessées.
Ces corps étrangers sont ordinairement des clous
de rue, des chicots, des morceaux de verre, des
fragmens de cailloux, etc.

Quand un cheval a été ainsi blessé, il faut faire
parer le pied à fond dans toute l'étendue de la
sole, l'amincir par-tout le plus possible, ce qu'on
appelle *parer le pied à la rosée*, pour empêcher
que la sole de corne ne comprime celle de chair,
à laquelle il peut survenir de l'inflammation : on
doit s'assurer s'il n'est rien resté dans la plaie, en
sondant légèrement sans forcer sur la sonde ; il
faut empêcher que les maréchaux n'agrandissent
l'ouverture, ou n'y versent de l'huile ou de la graisse
bouillante, ou encore n'y introduisent un clou
de gérofle : ces pratiques ne leur sont que trop ordinaires et aggravent souvent le mal plutôt que
d'y remédier. On doit faire panser à plat, sans rien
introduire dans la plaie, avec un peu d'étoupes
sèches ou imbibées d'eau-de-vie ou d'essence de
térébenthine ; on garnira le reste de l'étendue de
la sole avec quelque graisse, que l'on recouvrira
encore d'étoupes ; le tout sera ensuite maintenu
par quelques éclisses en bois ou en fer, les plus
minces possible. Par cette simple méthode, on est
parvenu maintes fois à guérir des piqûres ou des
entamures qui paraissaient les plus graves et les
plus profondes. Si cependant le mal augmentait
d'intensité, que l'animal souffrît et boitât davan-

tage, on ne devra point différer d'appeler le vétérinaire.

Si, au lieu d'implanter dans l'épaisseur de la paroi seulement les clous qui servent à fixer le fer, le maréchal en fait anticiper un ou plusieurs dans le vif, le cheval est *piqué*. On entend par *pied serré* un clou qui serre la veine, lorsque le clou approche tellement du vif qu'il le comprime et produit de la douleur. Cet accident a lieu ordinairement par un clou qui se sera ployé ou qui aura coudé dans l'intérieur du pied ; on a fait une *retraite* quand la pointe du clou s'est déviée, qu'elle a pénétré très-avant dans le pied sans paraître hors de la muraille. L'ouvrier s'aperçoit de suite que l'animal est piqué, par le mouvement qu'il fait, retire le clou, et fait souvent la sottise d'en remettre un autre, qu'il broche avec plus d'attention à la vérité ; mais cette lame, en écartant les fibres cornées de la paroi, occasionne une compression sur la piqûre et fait boiter le cheval.

Dans l'un ou l'autre de ces cas, dès qu'on s'aperçoit de la claudication, il faut de suite faire déferrer le pied devant soi, parce que souvent le maréchal, qui est intéressé à cacher sa faute, l'attribuera à tout autre cause ; on le fera sonder en le pinçant avec les tricoises pour découvrir le clou qui blesse ; on fera parer le pied à fond par-tout ; on fera faire une légère encoche à l'endroit de la piqûre, pour donner issue à la matière si elle est déjà formée ; puis, avec quelque peu d'étoupes imbibées d'eau-de-vie ou d'essence de térébenthine, on recouvrira le mal, et on fera rattacher le fer, ayant soin d'empêcher qu'on ne remette les clous voisins de celui qui a fait le mal.

Une habitude bien pernicieuse des maréchaux est, après que le fer est ajusté, suivant la tournure du pied ou à-peu-près, de le faire porter à chaud sur ce même pied, de l'y laisser assez long-temps pour qu'il y fasse son empreinte, et qu'ainsi, étant appuyé sur tous les points de la paroi, la ferrure soit plus solide : par cette pratique ils s'épargnent la peine de dresser le pied avec le boutoir, ce qu'on doit toujours faire en déferrant ; mais aussi le séjour trop prolongé de ce fer chaud fait pénétrer la chaleur jusqu'à la sole charnue, brûle une certaine étendue de sa surface, plus souvent du côté interne, cause une claudication dont la durée et la gravité sont en raison de l'intensité de la brûlure.

On connaît que la sole a été brûlée, à de petits trous ou porosités semblables à ceux d'un crible que l'on aperçoit après avoir paré la sole sur l'endroit qui a été brûlé.

L'enclouure, la sole brûlée, les coups de boutoir dans la sole, enfin tous les accidens causés par la maladresse ou le défaut d'attention du maréchal, occasionnant tous des claudications qui interrompent pour plus ou moins de temps le service de l'animal, nous devons recommander au cavalier qui est en route de veiller lui-même à la ferrure de son cheval, afin qu'on ne lui abatte pas trop de pied, qu'on ne broche pas trop haut, ni avec de trop gros clous, dans la crainte de piquer ou de serrer le vif, et sur-tout qu'on ne laisse pas séjourner le fer chaud sur le pied en le faisant porter.

La *bleime* est une extravasation de sang entre la sole de chair et celle de corne; son siége est entre le talon et l'arc-boutant : on ne peut la reconnaître qu'en enlevant le fer et après avoir paré le pied ; la corne en cet endroit est rougeâtre. On entend par bleime *simple* celle qui n'affecte pas sensiblement le vif et ne produit pas ordinairement une douleur assez forte pour faire boiter le cheval : une ferrure méthodique la fait souvent disparaître Une autre, plus conséquente, a été nommée bleime *sanguinolente*, ou *humide*. L'extravasation est plus étendue, plus profonde, se communique à l'espèce de tissu charnu feuilleté qui se trouve en ce même endroit, et fait partie de la sole charnue; le cheval en boîte souvent : il faut découvrir jusqu'à la chair pour le soulager, et même aller au-delà. Cette bleime est plus dangereuse et plus difficile à bien guérir. Si, au lieu de sang extravasé, il s'est formé de la suppuration, on l'appelle bleime *suppurée*; celle-ci désorganise quelquefois les parties vives, désunit la paroi des talons ou la fourchette, fuse à la couronne, et peut produire le javart encorné.

Les bleimes affectent plus particulièrement les pieds plats à talons bas, les pieds combles, les talons encastellés, etc.; elles sont en général occasionnées par des foulures, soit du fer, sur-tout quand il a des crampons, ou par des corps durs qui se seront introduits et auront séjourné entre lui et l'arc-boutant; la sécheresse de la corne peut aussi y donner lieu : les pieds antérieurs y sont plus exposés que les postérieurs.

L'*ognon* est une élévation qui parait sur la sole de corne, entre l'arc-boutant et le quartier, quelquefois au-dessous et près de l'extrémité de l'arc-boutant. Il est produit ou par une exostose survenue à la surface plantaire de l'os du pied, ou par le renversement du bord latéral inférieur de cet os, qui vient toujours en suite de la ferrure mal appliquée; ce renversement donne lieu à la déformation de cette surface plantaire, qui, au lieu d'être concave, devient au contraire convexe, soulève la sole de chair et celle de corne, d'où résulte l'exubérance qui nous occupe ici. L'ognon se rencontre plus ordinairement dans les pieds plats ou combles; ceux de devant sont presque les seuls qui en soient affectés. La compression que la sole charnue éprouve constamment rend l'appui pénible : les chevaux qui en sont atteints sont fréquemment boiteux; quelquefois il survient de la suppuration, qui peut produire les mêmes accidens que la bleime suppurée; enfin, un cheval dont les pieds sont affectés d'ognons n'est aucunement propre à la selle, ni pour travailler sur le pavé.

La *seime* est une division ou fente longitudinale de la paroi, soit sur les quartiers, soit en pince; elle peut commencer à la partie moyenne du pied, ou, ce qui est plus ordinaire, à la couronne: on la distingue, en raison de sa position, en seime *quarte* ou qui vient sur les quartiers, et en seime *en pince*, *soie*, ou *pied de bœuf*, dont la dénomination indique assez la place. La seime quarte est en quelque sorte particulière aux pieds antérieurs; c'est presque toujours le quartier interne qui en est affecté : la seime en pince se montre ordinairement aux pieds postérieurs.

Les seimes sont généralement produites par la mauvaise nature de la corne ; il n'est pas rare d'en voir plusieurs pieds affectés à la fois ; elles peuvent aussi provenir de plaies ou atteintes à la couronne, ou encore des peignes, de la crapaudine, enfin de tout ce qui aura divisé le biseau de la paroi de telle manière qu'une nouvelle adhérence intime n'aura pu avoir lieu. Les seimes occasionnées par des accidens sont moins difficiles à guérir que celles causées par la mauvaise constitution de la paroi, ou par des affections humorales.

Cette fente de la muraille peut être superficielle ou profonde : dans le premier cas, la division, n'arrivant pas jusqu'au vif, ne produit point de douleur, et quelques soins appropriés, tels, par exemple, que de l'effacer entièrement avec la râpe, et de maintenir constamment des corps onctueux sur la corne, afin de lui procurer la souplesse qui lui manque, arrêtent souvent ses progrès. Quand elle est profonde, au contraire, la paroi est complétement divisée ; les feuillets de chair, s'introduisant par les divers mouvemens du pied dans cette division, s'y trouvent pincés ; il en résulte de la douleur et la claudication : quelquefois le cheval n'en boite pas, lorsqu'il est reposé pendant quelques jours ; mais au premier travail les accidens se renouvellent, la seime laisse échapper du sang ou de la suppuration noirâtre, fétide, et le cheval redevient boiteux. Ce mal se guérit rarement sans être opéré ; la désorganisation des feuillets, le dé-

collement d'une partie de la paroi, le javart encorné peuvent en être la suite. Quand la seime
provient de la mauvaise nature de la corne, il arrive souvent qu'après avoir été opérée et guérie,
il en paraît bientôt une autre à côté, qui nécessite
une nouvelle opération.

Par les raisons que nous venons d'indiquer, on
doit se garder de faire l'acquisition d'un cheval
qui a une seime. Les maquignons et ceux qui veulent tromper ont bien soin de remplir cette fente
avec du cambouis, de la graisse ou de la cire noir-
cie; ils noircissent de même toute l'étendue de la
paroi, et pour mieux masquer leur fraude, sous
prétexte de propreté, ils en font autant aux autres
pieds : c'est alors qu'il faut agir avec une plus grande
défiance et procéder à un examen plus scrupuleux.

La fourbure est une affection inflammatoire
très-grave des parties molles contenues dans le
sabot; c'est, pour s'exprimer au figuré, une véritable apoplexie du pied : elle résulte d'un afflux de
sang trop considérable, qui n'étant pas repris
dans la même proportion qu'il est apporté, cause
un engorgement, d'où suit une douleur d'autant
plus vive, que le sabot étant trop compacte pour
se dilater et se gonfler comme il arrive aux engorgemens des parties recouvertes de la peau, l'effet de la
lésion se produit entièrement sur les chairs et les
nerfs très-nombreux qui se distribuent au pied.

La cause la plus fréquente de cette maladie est
un exercice prolongé au delà des facultés de l'animal; une foule d'autres causes peuvent encore y donner lieu, telles que le séjour trop prolongé dans

l'écurie, l'appui continuel d'un pied sur le sol, en suite d'une violente douleur que l'extrémité du côté opposé éprouve; une grande quantité d'avoine avalée en peu de temps, par exemple, quand un cheval se lâche la nuit et qu'il en trouve à sa portée; le vert d'écurie trop succulent ou donné au delà du terme où l'animal est refait (le vert d'orge), celui des prairies artificielles produisent cet effet plutôt que les autres; l'eau trop fraîche prise en quantité et avec avidité; l'exposition à une température froide quand l'animal est en sueur; la mauvaise ferrure, etc. Les chevaux trop ardens, étroits de boyaux, ceux trop gras y sont plus disposés que d'autres. La fourbure affecte plus ordinairement les pieds de devant que ceux de derrière; elle est plus fréquente en été qu'en hiver. Un cheval peut être fourbu d'un seul pied, de deux, ou de tous les quatre à la fois.

Les symptómes les plus apparens de la fourbure sont : la difficulté de se mettre en mouvement, la fièvre générale, la chaleur très-sensible du sabot, de la couronne et du paturon; l'épine dorsale est poussée en contre-haut, principalement quand plusieurs pieds sont affectés; un des plus caractéristiques est que l'animal, éprouvant une plus grande douleur en pince, évite machinalement de faire son appui sur elle, ne le fait que sur les talons, d'où suit une grande hésitation et une grande raideur de l'extrémité lors de la marche; la flexion est très-pénible, et l'extension, quoique moins douloureuse, n'a lieu néanmoins que par des mouvemens désordonnés. Si les pieds antérieurs sont

atteints, le cheval rapproche beaucoup ses extrémités postérieures du centre de gravité, afin de
reporter sur elles le poids que les parties souf-
frantes supportent naturellement. Le contraire a
lieu quand la fourbure siége dans les pieds postérieurs.

La fourbure exige les soins les plus prompts,
quelques heures perdues peuvent produire des accidens tellement fâcheux que l'animal s'en ressen-
tira toute sa vie : c'est pourquoi, si on se trouve
éloigné de l'artiste qui doit juger quel est le traitement à suivre, on devra, en attendant, conduire
le cheval à l'eau ou lui faire d'abondantes ablutions
d'eau fraîche sur les extrémités; on le promènera
souvent sans presser sa marche; on appliquera à
froid sur les couronnes des cataplasmes de suie
délayés dans le vinaigre; dans l'intervalle des bains
ou des ablutions, on le bouchonnera par tout le
corps fortement et souvent; si on est assuré que
la fourbure n'est pas occasionnée par une indiges-
tion, et qu'il y ait au moins quatre heures que
l'animal n'ait mangé, on pourra faire pratiquer une
saignée au cou; on le mettra à la diète, ne lui ac-
cordant que de l'eau blanche et un peu de paille
pour toute nourriture; les lavemens, soit avec
quelques décoctions de plantes émollientes, ou de
l'eau tiède simplement, sont encore très-salutaires;
on peut encore faire avaler une bouteille d'eau dans
laquelle on aura fait fondre une forte poignée de
sel de cuisine; cette espèce de breuvage a réussi
dans bien des cas à calmer les premiers accidens
de la fourbure. Tous ces moyens, qui doivent être

employés presque simultanément dès l'invasion de la maladie, sont cependant loin de suffire pour triompher d'une fourbure grave; mais au moins, dans bien des circonstances, ils s'opposeront aux progrès qu'elle aurait pu faire, si le vétérinaire se trouvait à une telle distance qu'il n'aurait pu arriver que du matin au soir, ou du jour au lendemain.

Lorsque la fourbure affecte tous les pieds à-la-fois, elle est bien plus difficile à guérir; souvent elle occasionne la mort du sujet.

Quel que soit le nombre des pieds entrepris, si la fourbure n'a pas été prise à temps, qu'elle ait été mal traitée, ou qu'elle ait résisté aux traitemens les mieux indiqués, ses suites deviendront pernicieuses; il en pourra résulter le changement de direction de l'os du pied, le croissant, la fourmilière, l'ognon, des bleimes, des cordons, etc.; presque toujours le pied se déforme, et le mieux fait devient plat, ou plus souvent comble, déprimé à son origine; la corne change de nature; enfin, dans cet état, le cheval a perdu toute sa valeur, et ne peut plus être employé qu'à un service lent et sur terre, tel que le labour.

Le *croissant* est une éminence ou un soulèvement demi-circulaire de la sole, qui se manifeste en pince en avant de la pointe de la fourchette; il est toujours une suite de la fourbure ancienne, quand elle a occasionné la déviation de l'os du pied, il en complique les accidens et ajoute encore à la difficulté de l'appui.

La *fourmilière* est encore produite généralement par la fourbure; un étonnement de sabot ou une violente inflammation du pied en suite d'autres accidens, peuvent cependant aussi y donner lieu. Elle consiste dans une désunion des feuillets de chair avec ceux de la paroi, et dans leur désorganisation, d'où suit un écartement de la sole et de la muraille, lequel forme une cavité plus ou moins étendue, qui remonte quelquefois jusqu'à la couronne : cette cavité est ordinairement remplie par une substance cornée sans aucune consistance ; dans quelques-uns, elle est vide.

Quand la fourmilière est une suite de la fourbure, ce qui se reconnaît aisément aux autres altérations du pied, on peut la considérer comme incurable ; si elle est survenue par une autre cause, que le pied ne soit pas déformé, et qu'elle soit un peu conséquente, il est encore assez difficile d'en triompher sans être obligé à de grands délabremens. La paroi est ordinairement plus élevée et comme boursoufflée à l'endroit et suivant l'étendue de la fourmilière ; ce qui peut la faire reconnaître quand les marchands de chevaux n'ont pas eu le soin de la faire râper au niveau des autres parties de la muraille ; car autrement, si le cheval n'en boîte pas, on ne peut s'en apercevoir qu'après avoir ôté le fer.

C'est ici le lieu d'entrer dans quelques détails qui feront comprendre comment le pied éprouve de si grandes altérations à la suite de la fourbure qui n'a pas été guérie.

Nous avons déjà dit que cette maladie résultait d'un afflux de sang trop considérable dans le pied, qu'il s'ensuivait un engorgement inflamma-

toire très-conséquent : cet engorgement, ne trouvant pas dans les tissus postérieurs du pied une
trop grande résistance, en raison de leur mollesse,
n'y produit à-peu-près que les mêmes phénomènes
qui ont lieu dans les tumeurs inflammatoires des
autres parties molles. Il n'en est pas ainsi pour la
face antérieure : la dureté de la paroi l'empêchant
de céder, les chairs et principalement les nerfs
se trouvent fortement comprimés entre elle et l'os :
si on ne parvient pas à vaincre promptement cet
état fluxionnaire du pied, ses principaux effets
sont de produire le désengrenage des feuillets et
leur désorganisation ; ensuite l'os du pied, dont la
surface plantaire, dans l'état naturel, est posée à
plat ou à-peu-près et dont le bord tranchant répond au bord du pourtour inférieur de la paroi ;
cet os, disons-nous, est repoussé en arrière par
sa partie inférieure, et prend une situation tellement oblique que son bord tranchant répond alors
à la pointe de la fourchette : ce qui donne lieu au
croissant et explique pourquoi l'appui sur la pince
est si douloureux, puisque la sole de chair se
trouve constamment irritée, et en quelque sorte
incisée entre ce bord tranchant et la sole de corne,
et pourquoi l'animal ne marche plus que sur les
talons. La désunion de la paroi et de l'os laisse
un intervalle, une excavation qui forment la fourmilière ; la substance cornée qui se trouve dans le
vide de celle-ci, est formée par la désorganisation
des feuillets, qui s'épaississent considérablement,
se durcissent par le contact de l'air, et affectent
diverses directions : cette espèce de fausse corne

spongieuse, pulvérulente, n'a aucune consistance. On trouve encore assez souvent au fond de ces fourmilières une sanie ou espèce de suppuration fétide noirâtre ; la paroi acquiert en pince une bien plus grande épaisseur, se prolonge en avant, paraît même comme retroussée ; il s'y forme des cercles, des cordons ; les quartiers se dépriment au contraire et n'ont plus de consistance ; enfin les talons seuls, qui ordinairement prennent plus d'accroissement, et encore ce n'est pas à beaucoup près dans tous, offrent au malheureux animal le seul point sur lequel l'appui soit moins douloureux.

La *fourchette échauffée* résulte d'un suintement de matière grisâtre ou noirâtre, de très-mauvaise odeur, dans la bifurcation de cette partie, quelquefois aussi sur ses faces latérales, à sa réunion avec la sole ; elle est ordinairement produite par l'âcreté des boues ou du fumier sur lequel on laisse séjourner l'animal, par l'humeur des eaux aux jambes : l'irritation qui suit le resserrement des talons, ou l'encastellure, y donnent presque toujours lieu.

Dans le premier cas, elle est peu dangereuse, la propreté et quelque peu d'étoupes sèches introduites pendant plusieurs jours dans la bifurcation de la fourchette, la guérissent facilement : dans les autres, les mêmes moyens peuvent aussi être avantageusement employés ; mais il faut en même temps remédier aux causes qui l'ont occasionnée.

Lorsqu'on néglige de guérir la fourchette échauffée, et s'il existe dans la composition des tissus charnus du pied une disposition de nature parti-

culière, qu'on pourrait appeler cancéreuse, la matière fuse et s'étend entre la chair et la corne, détache celle-ci, finit par la pourrir entièrement, et
par produire ce mal redoutable nommé le crapaud.

On entend par *crapaud* un ulcère malin, très-
rebelle, qui affecte principalement la fourchette,
et par suite toute la surface plantaire du pied, en
détruit la corne et pousse des racines qui pénètrent
jusqu'à l'aponévrose, aux ligamens, et s'insèrent
même dans la substance de l'os.

Le crapaud s'annonce, dans son principe, comme
une fourchette échauffée; mais au lieu de céder,
comme cette dernière affection, aux moyens appropriés, les symptômes s'aggravent, le mal s'étend,
quoique lentement; la fourchette se tuméfie, finit
par être entièrement intéressée; il en découle abondamment une matière ichoreuse, très-fétide, qui
ronge et détruit les parties environnantes; il s'é-
lève du fond de l'ulcère des paquets filandreux,
grisâtres, plus ou moins épais, qui prennent la
place des tissus charnus et cornés de la fourchette;
leurs pédicules ont, comme il vient d'être dit, leurs
racines jusqu'aux tendons, aux aponévroses et à
l'os; l'ulcération gagne ensuite la sole, y produit
les mêmes ravages; la paroi devient plus épaisse
et s'accroît plus promptement, principalement du
côté des talons; enfin, de proche en proche, ce
mal affreux finit par détériorer et déformer complétement le pied, occasionne la chute du sabot,
et toujours alors la perte de l'animal.

Le crapaud commençant, et même celui qui est
plus invétéré, ne font pas toujours boiter le che-

val; néanmoins l'appui ne se fait plus que sur la pince. On voit encore des chevaux dont la fourchette et la sole de corne paraissent à-peu-près intacts à leur superficie, ne montrer, par exemple, qu'une fourchette échauffée, tandis que les tissus de chair sont complétement infectés. L'odeur infecte et particulière qu'exhale le pied, doit en ce cas fixer l'attention, afin de ne pas être dupe d'une aussi fâcheuse méprise.

Le cheval affecté du crapaud paraît en santé, et jusqu'à ce que le mal soit parvenu à une certaine intensité, il ne paraît pas beaucoup en souffrir. Si l'ulcère n'est pas ancien, et qu'il soit produit par des causes externes, que la constitution de l'animal ne soit point viciée, il présentera plus de chances favorables de guérison. La cure de celui qui provient d'un vice particulier des humeurs sera plus douteuse, plus longue, et devra exiger un traitement plus compliqué. Un, deux ou tous les pieds peuvent en être affectés simultanément ou successivement : il n'est pas rare que, lorsqu'après beaucoup de peine, on est parvenu à guérir le crapaud à un pied, il ne s'en montre bientôt un autre au pied opposé, et ainsi de suite; souvent encore, quand l'opération, toujours très-grave, qu'on a dû pratiquer est prête à se cicatriser, il reparaît quelques nouvelles filandres qui obligent à recommencer comme si on n'avait rien fait.

Quand un accident ou un mal quelconque du pied a produit de la suppuration, que, relativement au genre de lésion, à la constitution du sujet, à la négligence ou souvent aux traitemens appliqués, la plaie, au lieu de tendre vers la cicatrisation, prend un caractère plus grave, la matière fuse sous la sole de corne, la détache, ou, ce qui est pis encore, s'insinue entre les feuillets, détruit leur adhérence, remonte jusqu'à la couronne, désunit la paroi et son biseau dans une étendue plus ou moins grande, se fait jour et sort par cette ouverture : ce qu'on exprime en disant que *la matière a soufflé au poil.*

La matière souffle plus fréquemment au poil dans les enclouures et les bleimes, que dans les autres maladies du pied ; cependant toutes peuvent la produire. Cette complication fâcheuse peut faire le tour de la couronne et occasionner la chute du sabot, ou, si elle ne paraît que sur un point, causer, suivant son lieu, le javart encorné, la crapaudine, etc. Dans tous les cas, la portion de paroi qui a été ainsi désunie ne reprend jamais ; il se forme en dessous une nouvelle corne qui doit la remplacer, et qui part de la couronne ; mais si les feuillets ont été altérés ou détruits, cette corne n'aura plus les qualités de l'autre, et ne contractera pas d'adhérence complète dans toute son étendue, ce qui pourra donner lieu à des espèces de fourmilières : c'est aussi ce qu'on entend par *faux quartier.* Le faux quartier se forme aussi en suite des javarts encornés et de toutes les causes qui ont pu détériorer l'intégrité du bourrelet charnu de la couronne et du biseau de la paroi.

On entend par *avalure* une espèce de brèche, ou quelquefois une élévation formée sur un point quelconque de la surface de la paroi, en suite soit

22*

des atteintes à la couronne ou de toute plaie qui
aura entamé le biseau, mais qui aura laissé intacte l'adhérence et l'engrènement des feuillets :
dans ce cas, la nouvelle corne repousse au-dessus
de l'autre, et ne diffère pas de celle environnante ;
la dernière descend, finit par arriver à l'extrémité
du sabot à mesure de sa croissance, et l'avalure
disparaît entièrement.

Nous terminerons cet article du pied par une
recommandation qu'il importe de bien retenir, et
dont l'oubli n'a que trop souvent donné lieu à de
très-grossières méprises : c'est que du moment
qu'on s'est aperçu qu'un cheval est boiteux, il faut
le faire déferrer avant de chercher ailleurs, à moins
qu'on ne soit assuré, par une lésion très-appa-
rente, du point qui cause la claudication ; on fera
parer la superficie de la sole dans toute son étendue, ce qu'on appelle parer à blanc ; on sondera le
pied tout autour en le serrant avec les tricoises,
dont un mors doit comprimer la sole, et l'autre
prendre son point d'appui sur la paroi ; de cette
manière on s'assurera si le cheval n'a pas été en-
cloué, s'il existe quelque bleime ou autre maladie,
si la sole n'a pas été pénétrée par un clou de rue
ou quelque autre corps étranger qui serait sorti
de lui-même, et dont on n'aperçoit ordinairement la trace qu'après que le pied a été blanchi ;
enfin on évitera la confusion que doit éprouver
celui qui, après avoir traité l'épaule, la hanche,
des molettes, un suros, etc., voit la matière suppurée souffler au poil.

DE L'EXTRÉMITÉ POSTÉRIEURE.

La Cuisse.

Le fémur forme la partie solide ou la base de ce premier rayon de l'extrémité postérieure; cet os est entouré de nombreux muscles, très-forts, très-épais, qui constituent la partie charnue de la cuisse, et lui donnent sa configuration. Dans presque tous les quadrupèdes, mais plus particulièrement dans le cheval et ceux de son espèce, la cuisse est continue par sa face externe avec la croupe et le flanc; ce qui fait qu'on nomme vulgairement *cuisse* le second rayon de l'extrémité, qui cependant est la jambe.

La face externe de la cuisse est bornée supérieurement par la partie latérale inférieure de la croupe, qu'on a nommée aussi *la fesse*, antérieurement par le flanc, en arrière par la pointe de la fesse, inférieurement par le grasset et la jambe; sa face interne commence au pli de l'aine, appelé encore *ars postérieur*.

La cuisse doit être suffisamment fournie, son épaisseur ou son peu de volume dépendent généralement de la forme de la croupe : si elle est mince, si ses muscles sont peu prononcés, le cheval est plus faible; on dit qu'*il est étroit du derrière*, qu'*il a la cuisse plate*; néanmoins quand cette conformation dépend de l'étroitesse de la croupe, et qu'elle est particulière à la race de l'animal, il peut être de très-bon service; mais alors les muscles de la face postérieure et ceux de la face interne sont plus fournis. Quand au contraire la cuisse est plate et comme amaigrie des deux côtés, on ne peut qu'en tirer mauvais augure.

La peau qui recouvre sa face interne est plus mince, les poils y sont plus fins et plus rares; au milieu de cette face et dans une direction à peu près perpendiculaire, règne la veine saphène : c'est ce vaisseau que l'on incise lorsqu'on pratique la saignée au plat de la cuisse.

En suite d'efforts ou de chutes, les muscles ou les ligamens de la cuisse éprouvent des tiraille-mens, des contusions, d'où dérive une douleur qui fait boiter plus ou moins le cheval, selon la gravité du mal; le vulgaire dit alors qu'il est *boiteux de la hanche.*

Les claudications provenantes de la cuisse sont rares, généralement longues à guérir, quelque-fois incurables.

Quoique la tête du fémur soit fermement assu-jettie dans la cavité cotyloïde par le ligament rond et par les forts ligamens qui entourent cette join-ture, que la cavité soit très-profonde, que les muscles qui entourent et meuvent ce rayon soient très-épais et forts, on a néanmoins des exemples du déboitement ou de la luxation complète de cette articulation : elle se reconnaît au raccourcisse-sement de l'extrémité, à l'impossibilité de l'appui et à un gonflement plus ou moins considérable de la cuisse. La réduction de cette luxation ne serait peut-être pas impraticable, quoiqu'elle présente-rait cependant de grandes difficultés ; mais ensuite le plus difficile serait de maintenir les parties en place, de calmer les suites de l'irritation, et surtout d'obtenir du cheval le repos et l'immobilité absolue du membre pendant le temps nécessaire à la consolidation ; c'est pourquoi la luxation de la cuisse doit être raisonnablement considérée comme incurable, et le sacrifice de l'animal comme le parti le plus avantageux.

Il peut aussi survenir à la face interne de la cuisse une petite tumeur circonscrite très-douloureuse, qui fait boiter le cheval, le rend triste, lui cause une forte fièvre : cette tumeur maligne prend un accroissement rapide, au point d'intéresser toute l'extrémité, qui bientôt acquiert un volume énorme ; son caractère est une gangrène spontanée, de nature particulière nommée *le charbon* ou *antrax*; on l'appelle encore vulgairement *trousse-galant* : si on ne parvient pas à borner promptement les progrès de ce mal, il se termine ordinairement en moins de ving-quatre heures par la mort.

Du Grasset.

Le grasset est cette légère saillie, située à l'angle de la cuisse avec la jambe ; c'est l'endroit où la face externe du membre quitte le corps, et qui répond au bas du flanc : la base du grasset est la rotule. Cet os, à-peu-près mi-sphérique, est fixé sur l'articulation du fémur avec le tibia par de forts ligamens, nommés *rotuliens*, ainsi que par les tendons des muscles extenseurs de la jambe ; la rotule est entourée d'une quantité assez considérable de graisse qui facilite ses mouvemens.

Cette articulation, très-importante et très mobile, est douée d'une très-grande sensibilité; aussi les coups et autres accidens qui lui surviennent, y produisent toujours une grande douleur; si l'aponévrose qui la recouvre ou les ligamens ont été entamés, le mal est bien plus conséquent, l'animal peut en rester boiteux toute sa vie.

Lors des violens efforts, les ligamens de la rotule sont très-exposés à être tiraillés; le déplacement ou la luxation de cet os en est souvent la suite : cette luxation a toujours lieu en dehors, parce que l'élévation plus considérable du condyle interne du fémur empêche la rotule de se porter en dedans; quelquefois cependant elle est abaissée; on la reconnaît à l'éminence contre nature qui paraît à l'endroit où la rotule a été portée, à la claudication extrême, à la raideur de l'extrémité; l'animal marche en abaissant sensiblement la hanche : ce mal est presque toujours incurable.

De la Jambe.

La jambe est le second rayon de l'extrémité antérieure; le vulgaire la confond avec la cuisse : le tibia lui sert de base; sa situation est oblique de devant en arrière; elle présente deux faces, l'une externe et l'autre interne.

La jambe doit aussi être bien fournie et musculeuse; la dépression qui est à sa partie postérieure, un peu au-dessus de la corde tendineuse du jarret, et qui correspond au bas du mollet de l'homme, doit être peu sensible et non coupée à angle aigu (ainsi qu'on le rencontre dans les chevaux dont le jarret est trop étroit); on doit y apercevoir les interstices de quelques muscles au travers de la peau. Un cheval dont la cuisse et la jambe sont bien prononcées, sur-tout cette dernière, a toujours le jarret large et plus fort : on dit vulgairement qu'*il est bien gigoté*.

Le peu de volume de la jambe indique toujours la faiblesse ; le reste de l'arrière-main tenant assez ordinairement de cette conformation , l'animal ainsi construit ne peut en général être de bon service.

Ce qui a été dit de la longueur ou de la brièveté de l'avant-bras, relativement au plus ou au moins de vitesse des allures, doit recevoir la même application à l'égard de la jambe.

Si la jambe est longue et bien fournie, qu'à cette conformation se joignent la force et la bonté des jarrets, le cheval embrassera beaucoup plus de terrain , sera vite, propre à la course ; son trot sera plus allongé , mais aussi sa croupe se trouvera plus haute , et chaque mouvement devra tendre à rejeter le cavalier sur le devant ; les réactions seront plus dures ; il aura en général peu de liant , et sera peu propre aux cadences du manége. Beaucoup de chevaux anglais participent de cette conformation.

Le cheval dont la jambe est longue et grêle pourra, de même, courir vite, mais ne résistera pas long-temps à la fatigue , et sera bientôt ruiné.

La jambe courte et musculeuse indique un cheval solide et fort, mais peu propre aux allures précipitées.

Du Jarret.

La partie inférieure du tibia et les six os tarsiens constituent sa base : nous avons démontré, dans le *Squelette*, que le premier de ces os, nommé l'*astragal*, s'articulait par sa surface articulaire supérieure, qui est en forme de poulie, avec le tibia ; le second, ou le *calcanéum*, placé en arrière, forme par l'extrémité ou la tubérosité de son apophyse, la pointe du jarret. Nous ne ferons pas d'autre mention des autres, puisque déjà ils ont été décrits.

Plusieurs muscles qui prennent leur attache à la face postérieure du fémur et au tibia, terminent bientôt leur portion charnue, chacun par un long et fort tendon : deux de ces tendons, celui du bi-fémoro-calcanien (ou les *muscles jumeaux*), et celui du péronéo-calcanien (ou l'*extenseur latéral*) s'implantent à l'extrémité supérieure du calcanéum ; un autre, très-gros, celui du fémoro-phalangien (nommé aussi *sublime*, ou *perforé*) situé au-dessous du bi-fémoro-calcanien, se contourne, passe par-dessus ce dernier, arrive sur la tubérosité du calcanéum, s'élargit, est maintenu sur cette tubérosité par deux expansions tendineuses, une de chaque côté, qui s'attachent aux parties latérales de l'os, au-dessous de sa tubérosité ; ce tendon descend ensuite le long de la face postérieure du canon, et va se terminer par une bifurcation en bas et en arrière de l'os du paturon. L'assemblage de ces trois tendons constitue principalement ce gros et fort cordon placé en arrière, depuis la terminaison de la jambe jusqu'à la pointe du jarret, nommé la *corde tendineuse du jarret.*

Le jarret est une des parties du cheval qu'il importe le plus de connaître : « Il exige (dit *Bourgelat*)
» l'attention la plus sérieuse : quelque légers en
» effet qu'en soient les défauts, ils sont toujours
» très-nuisibles ; le transport de la machine ne
» pouvant être opéré que par la progression, elle
» ne peut être mue et portée en avant qu'autant
» que les parties de l'arrière-main, chassant conti-
» nuellement celles de devant, l'y déterminent : or
» toute imperfection qui tendra à les affaiblir, et
» principalement à diminuer la force et le jeu du
» jarret, qui d'ailleurs, par sa propre structure, est
» toujours plus fortement et plus vivement occupé
» que les autres parties, ne sera jamais raisonna-
» blement envisagé comme médiocre et d'une
» petite conséquence. »

Le jarret doit être sec, large, plat, bien évidé ;
la corde tendineuse forte, nette et bien distincte ;
la largeur du jarret en constitue toute la force.
Cette largeur est déterminée par la longueur du
calcanéum et son écartement du tibia ; le volume
et la consistance des muscles qui recouvrent la
face postérieure de la jambe, produisent leur énergie et conséquemment celle de la corde tendineuse

Le mouvement des jarrets doit être franc et sans
aucune vacillation : un cheval dont les jarrets va-
cillent n'a aucune fermeté dans ses allures, et ne
peut être de bon service.

L'étroitesse des jarrets est une imperfection que
rien ne peut compenser : quand elle est accom-

pagnée d'une jambe trop peu fournie, que la corde tendineuse prend son origine à angle aigu, les muscles qui forment la base de cette corde seront plus faibles et se fatigueront par conséquent davantage pour opérer la progression ; la conséquence infaillible en sera la prompte ruine des jarrets, et par suite celle prématurée de l'animal.

Quelques chevaux paraissent avoir les jarrets larges et forts, parce que la peau qui les recouvre est très-épaisse, et qu'elle y est unie par un tissu cellulaire plus abondant : il est facile de concevoir qu'ils n'en ont pas plus de force pour cela. On les nomme *jarrets empâtés*.

Les chevaux dont les jarrets sont trop écartés l'un de l'autre sont sujets à se bercer ; il s'en rencontre cependant quelques-uns en qui la force des reins, celle des muscles de la cuisse et de la jambe, et la bonne conformation des jarrets, compensent ce défaut.

Si les pointes des jarrets sont trop rapprochées, on dit que le cheval est *clos des jarrets* ; si elles sont plus rapprochées encore, au point de presque se toucher, il est dit *jarreté, crochu* : cette difformité provient ordinairement d'une fausse direction du tibia, dont la face antérieure se trouve trop contournée en dehors ; les chevaux ainsi conformés sont panards ; leurs jarrets sont peu flexibles, souvent trop coudés ; ils n'ont aucune souplesse dans l'arrière-main ; dans les descentes, ils sont sujets à s'entre-croiser les jarrets, ce qui les expose à des chutes, des manques, etc. Quelques-uns cependant

sont d'un assez bon usage, néanmoins ils sont généralement rejetés du service de la selle et de la
cavalerie.

Si l'angle des jarrets n'est pas suffisamment prononcé, l'animal est *droit sur ses jarrets* ; la pointe
du calcanéum étant trop rapprochée du tibia, la
détente, pour opérer le transport de la masse en
avant, sera bien moindre ; cette détente du jarret
ne pourra avoir lieu que par de plus grands efforts
des muscles, dont l'action se trouvera diminuée
par l'espèce de raccourcissement que leur produira la situation du calcanéum et du tibia ; les
rayons supérieurs de l'extrémité seront obligés à
de plus grandes flexions, d'où suivra une plus
grande fatigue : d'un autre côté, les chocs violens
que les abouts articulaires et les os qui forment
l'articulation du jarret éprouveront par suite de
cette disposition rectiligne, occasionneront une
sorte de refoulement de ceux-ci, qui donnera
bientôt lieu aux divers accidens auxquels cette
jointure n'est que trop sujette : ces chevaux ont les
réactions plus dures ; chaque mouvement de l'arrière-main les forçant à trop élever la croupe, leurs
allures sont désagréables ; quelques-uns joignent à
ce défaut celui d'être long-jointés : on les exclut
ordinairement du service de la cavalerie.

L'angle des jarrets étant trop considérable, ils
sont dits *trop coudés* : il résulte de cette flexion,
leur faiblesse, leur vacillation ; la partie inférieure
de l'extrémité se trouvant trop rapprochée du
centre de gravité, le cheval est comme acculé sur
son arrière-main ; il suit encore de cette flexion

continuelle, un allongement forcé des ligamens
et des muscles, qui, dans les premiers, diminue
la solidité des articulations, et dans les seconds
leur force de contraction; en sorte que l'allure ne
peut être régulière; et en outre l'action de ces
extrémités étant plus étendue que celle des extrémités antérieures, ces dernières ne pouvant se dégager assez tôt, parce qu'encore elles éprouvent
une surcharge en raison de la faiblesse des autres,
l'animal forge, ou se donne des nerf-férures.
Les chevaux dont les jarrets sont trop coudés ne
sont nullement propres à un exercice actif ou fatigant, et encore moins à la selle; ils sont promptement ruinés.

Soit en suite de leur mauvaise conformation,
d'efforts violens, ou du rejet de la masse sur l'arrière-main par l'action désordonnée et brusque
du mors sur les barres; les jarrets sont exposés à
diverses affections ordinairement permanentes,
plus ou moins dangereuses, selon leur situation ou
leur degré d'accroissement; on les distingue généralement en *tumeurs molles* et en *tumeurs dures*.

On nomme *capelet* ou *passé-campane* une tumeur mollasse qui survient à la pointe du jarret,
sur la tubérosité ou la tête du calcanéum : cette
tumeur peut être occasionnée par des causes extérieures, telles que des coups, ou des heurts que
l'animal aura reçus, ou qu'il se sera donnés en ruant
contre des corps durs; elle est encore la suite d'efforts violens du jarret, ou des défenses que font
les chevaux, soit en se cabrant ou en ruant. Dans
le premier cas, elle consiste en un épanchement

séreux dans le tissu de la peau, ou entre elle et les tendons qui recouvrent le calcanéum : cette tumeur est mobile, peu ou point douloureuse, et se dissipe facilement par quelques soins et en éloignant les causes qui l'ont produite; ou, si elle persiste et qu'elle ne soit pas trop volumineuse, l'animal en paraît peu gêné.

Si le capelet se développe à la suite de mouvemens violens, l'épanchement a lieu ordinairement dans les gaînes des muscles, principalement du fémoro-phalangien : il est alors produit par la synovie, et plus dangereux; mais en général quand cette tumeur, quelle que soit la cause qui l'ait produite, n'est pas trop conséquente, et qu'elle n'intéresse pas la corde tendineuse, on la considère comme une des moins importantes de celles qui affectent le jarret, quoique souvent elle dure autant que la vie de l'animal.

La *varice* est produite par la dilatation de la veine saphène à son passage au côté interne du pli du jarret : dans l'état naturel, le lieu où passe cette veine est uni et même présente, dans quelques chevaux, un léger enfoncement ; quand au contraire la veine est variqueuse, elle forme une tumeur molle ovalaire, quelquefois de la grosseur d'un œuf, s'affaissant par la pression et reprenant son premier état dès qu'elle a cessé : la varice survient toujours en suite d'efforts; elle rend la face antérieure du jarret défectueuse et gêne ses mouvemens; elle est peu ou point douloureuse, et l'animal n'en boite ordinairement pas.

Le *vessigon* vient sur les faces latérales du jarret,

entre le calcanéum ou la corde tendineuse, et la partie inférieure du tibia : cette tumeur, sans douleur ni plus grande chaleur, forme une élévation molle, circonscrite, qui disparaît ordinairement quand le cheval lève l'extrémité.

Beaucoup de jeunes chevaux dont les articulations ne sont pas suffisamment affermies, sont affectés de vessigons quand on les soumet trop tôt à un exercice qui surpasse leurs moyens; souvent ils disparaissent quand l'animal a acquis toute sa force. Il n'en est pas ainsi de ceux qui surviennent dans l'âge plus avancé; ils persistent généralement, et peuvent s'accroître à un tel point qu'on en voit dont le volume est égal à celui d'une tête humaine

On nomme vessigon *simple* celui qui ne paraît que d'un seul côté; vessigon *chevillé*, quand les deux côtés en sont affectés; et vessigon *soufflé*, celui qui a son siége et remonte sur la corde tendineuse : il est plus dangereux, souvent plus dur que les autres, et ne disparaît pas quand le cheval lève l'extrémité.

Les vessigons font quelquefois boiter les chevaux; ils se montrent en général à la suite d'efforts ou de fatigue des jarrets : ceux qui sont petits et restent en cet état nuisent peu aux mouvemens; on doit cependant craindre qu'ils ne prennent un accroissement plus considérable, ou qu'ils ne s'endurcissent; il en résulterait alors une gêne, une raideur proportionnées au volume ou à la consistance de la tumeur, et même la perte totale du jeu de l'articulation.

Les tumeurs dures qui affectent le jarret sont le jardon, la courbe et l'éparvin.

Le *jardon* ou *jarde* est une tumeur osseuse qui survient à la face externe, au bas et en arrière du jarret, sur la tête du péroné externe du canon : les chevaux dont les jarrets sont mal conformés, ceux que l'on asseoit trop sur leur arrière-main, y sont plus sujets que les autres.

Le jardon, de même que toutes les tumeurs osseuses qui naissent autour des articulations, soulève ou dérange la position des capsules articulaires, des ligamens, des tendons, etc., sous lesquels il se trouve situé, occasionne la gêne des mouvemens, quelquefois des frottemens douloureux, et des claudications souvent interminables.

Quand le jardon est placé tout-à-fait en arrière du jarret, il est considéré comme plus dangereux que sur le côté, parce qu'il joint aux inconvéniens de l'autre celui de nuire au libre exercice du tendon très-étendu du muscle fémoro-phalangien : aussi les chevaux en boitent-ils plus fréquemment.

La *courbe*, autre tumeur osseuse dont le siége est à la face interne et supérieure du jarret : elle est une suite du gonflement du condyle interne et inférieur du tibia. La courbe acquiert quelquefois beaucoup de volume et d'étendue ; souvent elle fait boiter le cheval.

L'*éparvin*, dont on distingue deux espéces, occupe la face latérale interne inférieure du jarret ; sa situation est au-dessous de l'endroit où se place la courbe ; celui-ci, nommé éparvin *calleux*, est le résultat du gonflement de la face interne et supérieure du canon : cette tumeur s'étend et remonte quelquefois jusque sur les os tarsiens, qu'elle rend raboteux, et souvent contracte avec eux des adhérences qui produisent l'ankylose ou la soudure des os intéressés : ce sont ordinairement les troisième et quatrième qui subissent cette altération ; quelquefois le sixième (ou le plus petit) est entièrement confondu dans la tumeur.

On désigne sous le nom d'éparvin *de bœuf* une élévation qui occupe le même lieu que la précédente ; elle est néanmoins plus étendue ; souvent elle comprend toute la face interne du jarret : cette tumeur est molle et plus petite dans son origine ; mais si on ne parvient pas à maîtriser ses progrès, elle s'endurcit, prend la consistance du plâtre frais, et finit par devenir complétement osseuse : on peut alors la comparer à la courbe et à l'éparvin calleux, qui, par leur accroissement, se seraient réunis.

Il est quelques chevaux qui ont des éparvins même assez volumineux et n'en boitent pas ; d'autres éprouvent une grande douleur en sortant de l'écurie, et finissent par ne plus boiter après quelque temps d'exercice ; le contraire a lieu pour certains, c'est-à-dire que la douleur et la claudication ne se déclarent qu'après une certaine fatigue ; enfin il en est qui, n'en boitant pas d'abord, restent boiteux toute leur vie une fois que la claudication s'est déclarée.

Dans leur principe, toutes ces tumeurs sont moins dures ; d'abord couenneuses, elles prennent ensuite plus de consistance, et acquièrent graduellement autant de dureté que l'os ; leur surface n'est jamais unie. Elles peuvent provenir d'humeurs qui s'amassent entre les ligamens et les os, ou dans la substance même des capsules synoviales; d'un état morbide particulier, des encroûtemens qui entourent les extrémités articulaires, ou, ce qui est plus ordinaire, d'épanchement de suc osseux; elles peuvent aussi naître d'accidens extérieurs.

Quelquefois il n'y a qu'un seul jarret affecté, sur-tout si le mal a été produit par des causes externes : quand il est une suite de la mauvaise conformation des jarrets ou d'un vice de constitution, le plus souvent ils le sont tous deux.

On donne le nom d'éparvin *sec* à une affection particulière, dont le siége est indiqué par tous les auteurs être au jarret, quoique les jarrets les mieux conformés et les plus sains n'en soient pas plus exempts que d'autres, et qu'il ne paraisse aucun mal au dehors : cette affection consiste en un retroussement subit et saccadé de l'extrémité postérieure, quand le cheval est en action; ce que l'on exprime par le terme de *harper*.

Il est des chevaux qui ne harpent qu'au commencement de l'exercice, d'autres pendant toute sa durée; il en est qui troussent tellement haut qu'on dirait qu'ils vont à chaque pas se frapper le ventre; certains ne harpent que tous les cinq à six pas, ou lorsqu'ils posent leur pied à faux : plusieurs en boîtent, principalement quand il n'y a qu'une seule extrémité affectée ; le plus souvent elles le sont toutes deux, ce qui est moins défectueux, sur-tout quand le mal n'est pas porté à l'excès : quelques anciens écuyers ne les rejetaient pas pour le service du manége, et les recherchaient même pour les airs cadencés; cependant la vitesse des allures en est considérablement diminuée, l'animal se fatigue facilement : c'est pourquoi on ne doit pas l'admettre pour aucun travail qui exige de la solidité, du fond et de la vitesse.

Lorsque le jarret est affecté à la fois de plusieurs des maux que nous avons décrits, au point d'en être entièrement déformé, d'avoir perdu la plus grande partie de ses mouvemens et de son ressort, on dit que le cheval *a le jarret cerclé* : c'est toujours une indication de ruine complète, qui ôte à l'animal tous ses moyens de bon service, et diminue totalement sa valeur.

Nous avons déjà dit que les crevasses qui viennent au pli du jarret se nommaient *solandres*, elles sont quelquefois plus difficiles encore à guérir que les *malandres*.

La châtaigne, qui aux extrémités antérieures est située à la face interne de l'avant-bras, se trouve, à celles postérieures, à la face interne, au bas et en arrière du jarret.

DES ROBES.

On entend par *robe* la généralité des poils qui recouvrent la surface de la peau du cheval, cette expression est particulière pour désigner leur couleur : ainsi, en parlant de la couleur d'un cheval, on ne dit pas : *Il est de tel poil*, mais bien *Il est de telle robe*.

Les poils sont de petits filets plus ou moins longs, implantés dans la peau : leur usage est principalement de la garantir de l'impression trop vive des objets extérieurs.

On nomme *cils* ceux qui bordent les paupières, *crins* ceux de la partie supérieure de l'encolure et ceux qui garnissent la queue ; les crins surpassent de beaucoup en longueur et en grosseur la totalité des autres poils : il s'en rencontre aussi quelques-uns plus raides, dirigés horizontalement, répandus autour des paupières, de la face, des naseaux et des lèvres ; ceux-ci sont isolés et plus rares dans certains chevaux que dans d'autres : nous avons dit ailleurs que leur usage était de garantir l'animal des heurts contre les corps environnans qu'il n'aurait pas aperçus.

Les poils du cheval tombent et se renouvellent ordinairement à l'époque du printemps, ce qui fait distinguer le poil d'été, qui est plus court, plus fin, lisse et brillant ; mais quand arrive la saison des frimas, ce même poil devient plus long, plus épais, moins couché, prend une autre teinte, ordinairement plus obscure : on dit alors que le cheval *a le poil d'hiver* (1) ; certaines expositions froides

----

(1) Ce changement périodique de la teinte du poil produit souvent de la confusion dans les signalemens : le poil devenant en hiver plus foncé, plus terne, un cheval que l'on aura signalé d'une nuance pendant l'été, en aura une tout-à-fait différente dans la mauvaise saison, au point de ne pouvoir quelquefois le reconnaître en le confrontant avec le premier signalement. Le temps amène aussi des changemens dans les robes, principalement dans celles composées : elles de-

ou humides, le mauvais régime, la négligence du pansement de la main, la plupart des maladies et des souffrances auxquelles l'animal est sujet, produisent aussi le redressement du poil, qu'on exprime encore par le terme de *poil piqué*.

La castration, qui produit un si grand changement dans la constitution et l'énergie de l'animal, influe particulièrement sur la couleur, la longueur et plus encore sur le poli et le brillant du poil : ainsi un cheval entier dont le poil est presque toujours luisant et ras, change souvent de nuance quelque temps après l'opération ; mais toujours sa robe perd l'éclat qu'elle avait primitivement et ne le reprend jamais.

Les robes sont simples ou composées : les robes simples ne présentent qu'une seule teinte, celles composées sont mélangées de poils de diverses couleurs.

On doit observer que quand même les crins et les extrémités sont d'une autre couleur que le fond de la robe, cela n'empêche pas de la désigner comme simple lorsqu'elle en a le caractère.

Ainsi le noir, l'alezan, le bai et le blanc sont des robes simples.

Les variétés du noir sont le noir proprement dit, ou *noir franc*, qui ne présente aucune autre nuance ; le noir *mal teint*, qui est terne et de cou-

---

viennent ou plus claires ou plus ternes, plus ou moins mélangées ; les chevaux gris deviennent plus blancs ou entièrement blancs dans la vieillesse ; enfin les vieux chevaux ont le poil plus long, plus touffu et plus terne que dans le jeune âge.

leur de suie : presque tous les chevaux noirs deviennent mal-teints en hiver, ou par les influences
que nous avons exposées ci-dessus ; enfin le noir
jayet ou *jais*, qui est très-luisant. Cette robe, qui
réfléchit un beau noir vernissé, se rencontre plus
fréquemment sur les chevaux entiers bien soignés,
et sur quelques autres, tenus bien couverts et soumis aussi à un bon régime ; quelquefois elle est
chatoyante, c'est-à-dire que ses nuances varient
et deviennent plus brillantes en certaines parties
selon les diverses directions de la lumière qui
tombe sur elles.

Alezan se dit du poil plus ou moins roux, dont
les crins et les extrémités sont de même couleur
ou à-peu-près, que le fond de la robe : ainsi

L'alezan *pâle* ou *lavé*, qui est le moins foncé de
tous, réfléchit une couleur jaunâtre que l'on pourrait comparer à l'or mat ; cette robe est quelquefois accompagnée de *la raie de mulet* : nous dirons
plus bas ce qu'est cette marque.

L'alezan *clair* est un roux peu foncé, tirant sur le
jaune.

L'alezan *doré* est un roux orangé, vif, qui réfléchit la même couleur que l'or poli.

L'alezan *cerise* a moins d'éclat et ressemble à la
couleur de la cerise mûre.

L'alezan *foncé* ou *châtain* est plus rembruni
que l'alezan cerise et pourrait être comparé à la
couleur du vieil acajou.

L'alezan *vineux*, ainsi nommé, parce qu'il tire
sur la couleur de la lie de vin.

L'alezan *brûlé* ressemble au café torréfié, ou au

bronze noirci; l'alezan très-brûlé est plus foncé encore, presque noir : une teinte de bronze autour des naseaux, aux flancs, aux fesses, le différencie seulement ; cette teinte est plus marquée aux extrémités.

Il est des chevaux alezan brûlé qui ont les crins blancs et dont la robe est chatoyante ; cette robe est assez rare et fait un bel effet : les Espagnols, qui généralement recherchent les chevaux à robe bizarre, distinguent beaucoup celle-ci.

On appelait autrefois, et quelques-uns le font encore, les chevaux alezans dont les crins sont blanchâtres, ou plus clairs que la robe, *alezans poil de vache*. Cette dénomination est vague, ou plutôt elle est fausse, puisque les vaches qui n'ont des crins qu'à l'extrémité de la queue, les ont aussi de diverses couleurs, et dans la supposition où l'usage aurait consacré ce terme, il ne doit pas être conservé, n'étant pas assez précis : deux chevaux alezans de pareille nuance peuvent différer par cette distinction des crins, qui seront plus clairs, ou plus mélangés dans l'un que dans l'autre : si on les signale tous deux alezans poil de vache, comment alors pourra-t-on les reconnaître ? Nous pensons avec beaucoup d'autres qu'il est mieux de désigner d'abord le fond de la robe, et si les crins en diffèrent, de signaler particulièrement leur nuance : par exemple, on pourra dire alezan doré, châtain, vineux, brûlé, etc., crins roussâtres, grisâtres, enfin comme ils se trouveront.

Le *bai* diffère de l'alezan en ce que les crins et les extrémités sont noirs ; cependant le bai a une espèce de teinte particulière, peut-être un peu plus terne ; et celui qui a l'habitude de voir des chevaux pourrait facilement, sans apercevoir les crins et les extrémités, distinguer si l'animal est bai ou alezan.

Il est néanmoins des chevaux, principalement dans le Nord, dont les crins de l'encolure et de la queue sont roussâtres et qui ont les extrémités noires ; ils n'en sont pas moins bais, de même que ceux qui ont les extrémités rousses ou fauves et les crins noirs (1).

Ce point bien entendu, il ne sera pas difficile de différencier les variétés du bai ; cependant quelques-unes des plus foncées reçoivent des adjectifs particuliers, qui ne s'emploient pas pour les alezans qui leur sont analogues.

Ainsi, les bai *lavé*, bai *clair*, bai *doré*, bai *cerise*, et bai *châtain*, présentent les mêmes nuances ou à-peu-près que les alezans, auxquels ils se rapportent.

---

(1) On n'est cependant pas tout-à-fait d'accord sur ce principe, et plusieurs hippiatres signalent comme alezan un cheval roux dont la teinte des crins approche de celle de la robe, quoique les extrémités soient noires, de même que ceux qui ont les extrémités roussâtres ou jaunâtres et les crins noirs.

Nous en rapportant aux préceptes enseignés dans les écoles, et à l'opinion de ceux de nos confrères qui ont le plus signalé de chevaux, nous n'admettrons cette distinction qu'autant que la couleur des crins ou des extrémités se trouvera parfaitement identique avec celle de la robe, ce qui est très-rare ; que les crins ne seront pas roussâtres ou grisâtres, ou que les extrémités ne seront pas fauves.

Le bai *marron* ressemble à la couleur foncée du marron d'Inde.

Il est deux espèces de bais *bruns* : le premier plus foncé que le bai marron, est entièrement brun ; l'autre, plus foncé encore, serait signalé noir, si le bout du nez, les lèvres, les ars, les flancs, la face postérieure interne des fesses et des cuisses, ne réfléchissaient une couleur plus ou moins rousse.

Lorsque ces parties ou quelques-unes sont d'un roux éclatant, qui tranche sur la robe, le cheval est dit *marqué de feu*, quelle que soit la nuance du bai ; si au contraire cette couleur est affaiblie, pâle, il est dit *lavé*. On désigne dans le signalement les parties qui réfléchissent l'une ou l'autre de ces teintes.

Le *blanc* : cette robe est assez rare ; cependant on rencontre de jeunes chevaux blancs, quoique plusieurs auteurs aient avancé qu'elle n'était jamais produite que par l'âge avancé des chevaux gris.

Pour qu'un cheval soit signalé blanc, il faut qu'il n'y ait sur sa robe aucun mélange de poil d'autre teinte, et que la peau soit elle-même blanche : autrement tel blancs que soient les poils implantés sur une peau noire, le cheval doit être désigné comme gris.

On reconnaît plusieurs sortes de blancs : le blanc *de lait*, ou blanc mat, qui est terne et ressemble à de la craie ; le blanc *argenté*, qui est très-brillant ; et le blanc *de porcelaine*, légèrement bleuâtre, par comparaison avec la teinte qu'avait cette terre autrefois, et que réfléchissent encore les anciennes porcelaines de la Chine.

Des Robes composées.

On nomme *gris* le mélange de blanc et de noir, ou même d'alezan : dans quelques-unes de ces robes le blanc domine, dans d'autres c'est le poil de couleur.

Le gris *argenté* n'est composé que de poils blancs, mais implantés sur une peau noirâtre qui, se réfléchissant au travers du poil, lui donne cet éclat qui ne se rencontre pas dans le blanc proprement dit. Cette couleur noire de la peau est plus sensible aux endroits où le poil est plus fin et plus rare, tels que le tour des yeux, des naseaux, des lèvres, la face interne des cuisses et des fesses.

Les vieux chevaux gris dont la couleur n'a pas néanmoins été d'abord très-foncée, deviennent entièrement blancs, et pourraient aussi être signalés gris argenté ; mais dans le vieil âge, le poil devenant plus épais, plus long et bien plus terne, l'épithète d'*argenté* ne peut plus lui convenir : c'est pourquoi on a trouvé plus méthodique d'employer l'expression *gris blanc*.

Le gris *clair* est un gris argenté, parmi lequel sont parsemés quelques poils noirs isolés les uns des autres sans faire tache.

Le gris *sale* a plus de noir, les poils qui forment cette robe n'ont pas une teinte éclatante, et sont disposés isolément de même que dans le gris clair : on distingue le gris sale *clair* quand le blanc domine beaucoup, et le gris sale *foncé* quand au contraire c'est le noir qui l'emporte : si, dans cette robe les crins sont blancs, on le mentionne dans le signalement.

Le gris *pommelé* se reconnaît à des taches irrégulièrement circonscrites, dont la majeure partie des poils réfléchit une teinte plus claire que le fond de la robe : ces taches, rassemblées en nombre plus ou moins grand, se rencontrent plus fréquemment sur la croupe ou les côtes ; on doit noter le lieu où elles se trouvent : ainsi on dira *gris* telle ou telle nuance ; *pommelé* en telle partie. Si au contraire ces taches sont plus foncées, elles constituent le miroité : celles-ci, disposées de même que le pommelé, tranchent davantage sur la robe et sont plus brillantes.

L'une et l'autre de ces particularités peuvent encore se remarquer sur les autres robes, ajouter à leur beauté : elles sont assez fréquentes dans les chevaux entiers, dans ceux bien portans, dont le poil est luisant, mais plus ordinairement dans les beau noir jayet, les bai marron et les bruns.

Le gris *ardoisé* est un mélange de noir et de blanc, dans lequel le noir un peu mal teint domine cependant : s'il y a trop de noir pour signaler le cheval gris sale, on dit alors gris ardoisé *clair*; si le noir est en plus grande quantité, on dira gris ardoisé *foncé*.

Dans le gris *étourneau*, le noir domine entièrement, les poils blancs sont très-clair-semés ; enfin le cheval approche plutôt du noir que du gris ; néanmoins on peut encore en distinguer de clairs, de foncés et de très-foncés.

Les chevaux gris étourneau, et souvent ceux

ardoisés, ont généralement la tête et les extrémités noires ; on ajoute alors au signalement le terme de *cap de more* ou *cavessé de more*.

Le gris *moucheté* est le blanc parsemé d'une infinité de petites taches noires.

Le gris *truité* ne diffère du moucheté que par la couleur rousse des petites taches.

Le gris *sanguin* est un mélange d'alezan foncé et de blanc, dans lequel l'alezan domine ordinairement.

Le gris *vineux* est plus foncé que le gris sanguin, l'alezan foncé y domine entièrement : on en distingue, de même que dans le gris sanguin, de clair et de foncé, selon la nuance.

Des taches noires plus ou moins prolongées, irrégulières, se rencontrent souvent sur les robes grises ; elles forment le *tisonné* ou *charbonné*, par allusion aux marques que l'on pourrait faire avec un morceau de charbon.

Le gris *tigre* ou *tigré* présente de larges taches bordées, irrégulières, semblables à celles de la peau du tigre ; communément les chevaux sont tigrés de noir ; on en rencontre cependant qui sont tigrés d'alezan ou de bai : on désigne alors la nuance.

Le même cheval peut présenter diverses sortes de gris : chacune de ces différences et le lieu où elles se trouvent, doivent positivement être mentionnés, en commençant néanmoins par celle qui, ayant le plus d'étendue, formera alors le caractère principal de la robe : ainsi on dira, par exemple, *gris argenté*, *moucheté à l'encolure*, désignant le côté, s'il n'y en a qu'un ; *pommelé sur la croupe*, etc.

Le gris *souris*, qu'on aurait bien pu placer aussi parmi les robes simples , est ainsi nommé, parce qu'il ressemble à la couleur gris cendré de la souris. On reconnaît des gris souris simples , clairs ou foncés. Dans cette robe, les crins sont ordinairement noirs, et souvent aussi les extrémités ; elle est encore accompagnée quelquefois de *la raie de mulet :* on nomme ainsi une bande noire qui règne le long de l'épine, depuis le garot jusqu'à l'origine de la queue.

Le *louvet* ou *poil de loup* est une espèce de nuance cendrée, plus claire que le gris souris , dont l'extrémité de chaque poil est plus foncée et tire sur le noir mal teint; dans cette robe, les crins et les extrémités sont noirs.

Le *fauve*, ou *poil de cerf*, est un cendré jaunâtre, tirant un peu sur le roux sale ; la raie de mulet s'y rencontre quelquefois; les crins et les extrémités sont de même nuance, ou à - peu - près, que le fond de la robe.

L'*isabelle* est un jaune clair, moins foncé que l'alezan lavé. Si on examine attentivement les poils qui composent cette robe, on voit que chacun a deux nuances : l'une, blanche à l'origine du poil ; et l'autre, jaune orangé clair; dans d'autres au contraire, le blanc est à l'extrémité du poil, et le jaune à son origine; dans quelques-uns cependant, la différence n'est pas très-sensible, et l'une ou l'autre de ces teintes n'est seulement qu'affaiblie : c'est pourquoi on distingue l'isabelle *clair*, où la teinte blanchâtre domine beaucoup; quelques-uns le signalent café au lait; l'isabelle *foncé*, qui tire sur l'alezan lavé; et l'isabelle *doré*, dont le jaune est plus brillant. Les chevaux isabelles ont ordinairement les crins et les extrémités noirs ou plus foncés que la robe; la raie de mulet leur est très-commune, mais ne leur est pas essentielle, comme plusieurs le prétendent. Il serait ridicule de désigner par un autre nom une robe bien reconnue pour être isabelle, parce que la raie de mulet ne s'y rencontrerait pas : on dit alors, *isabelle sans raie de mulet*.

Le *café au lait* est un jaune très-pâle, moins foncé que l'isabelle : si la raie de mulet s'y rencontre, on peut le désigner comme isabelle *pâle*.

Le *soupe de lait* est un peu plus foncé et plus terne que le blanc de lait; on les confond souvent sous la même dénomination, parce qu'en effet leur différence n'est pas très-grande. Beaucoup de chevaux qui portent ces robes et celle café au lait, ont assez ordinairement les yeux verrons. On en rencontre encore, mais rarement, dont les crins sont noirs; la robe en est d'autant plus distinguée.

Nous devons aussi ajouter que tous ces chevaux soupe de lait, blancs de lait, café au lait, ont généralement la peau décolorée ou rougeâtre; que presque tous ont beaucoup de ladre (nous dirons ce que c'est) autour des parties dénudées de poils : tels sont le tour de yeux, des naseaux, des lèvres, le fourreau, l'anus, etc. On a cru remarquer qu'ils étaient en général moins robustes, plus mous et plus maladifs que d'autres : cette remarque, qui n'est pas néanmoins sans exception, est assez commune, et d'accord avec celles faites sur toutes les

productions vivantes de la nature, qui sont bla-
fardes et étiolées, dont l'énergie vitale a été reconnue bien moindre que dans celles dont la couleur
est très-prononcée.

Le fleur de pêcher, aubert ou *mille-fleurs*, est
un mélange de blanc et d'alezan clair, dans lequel
cependant le blanc doit dominer; il est des fleurs
de pêcher très-clairs, où il y a très-peu d'alezan,
des fleurs de pêcher foncés où l'alezan est en plus
grande quantité; si néanmoins l'alezan domine
par trop, le cheval est alors gris sanguin clair. On
distingue encore le mille-fleurs par de petites mou-
chetures alezanes parsemées sur la robe fleur de
pêcher.

Le *rouan* se compose des trois poils blanc, roux,
et noir, mélangés confusément. Si le blanc domine,
c'est le rouan *clair*; si le blanc et l'alezan sont en
plus grande quantité que le noir, le cheval est
rouan *pêcher*; lorsque la teinte est obscure, que
le noir est plus abondant, on dit rouan *vineux*:
dans l'un et l'autre de ces deux derniers, on peut
aussi en distinguer de clairs et de foncés. Souvent
les rouans, sur-tout les vineux, sont cap de more:
cela s'indique.

Le *pie* est composé de surfaces plus ou moins
étendues, soit de noir, d'alezan ou de bai, sur
un fond blanc; il faut indiquer la nuance de ces
surfaces; ainsi on dira: Pie *noir jayet* ou *mal-teint*,
pie *alezan* ou *bai, clair doré, cerise*, etc.; il y a
encore des pies rouans, fleurs de pêcher, gris ardoisé, gris souris, pies de porcelaine, etc. Si le
cheval pie est marqué en tête, on le désigne; si on

veut mieux préciser le signalement, on indique autant que possible la place, l'étendue et la configuration des surfaces qui constituent le pie.

Si la nuance foncée domine beaucoup, qu'il y ait peu de blanc, on place l'expression de *pie* la dernière, et on doit dire : *noir-pie*, *alezan-pie*, *bai-pie*, avec l'attention d'indiquer de même les différentes nuances du poil foncé.

Nous avons donné les principaux préceptes d'après lesquels on peut facilement reconnaître le caractère et les diverses modifications des robes ; néanmoins il n'est pas rare de rencontrer certaines nuances, particulièrement dans les poils composés, qu'on ne saurait précisément spécifier. La sagacité de celui qui décrit le signalement doit alors suppléer au défaut ; l'essentiel est d'exprimer clairement ce qu'on veut dire, en se rapprochant autant que possible de ce qui est connu, afin de pouvoir être compris de ceux appelés à vérifier si la désignation du cheval est exacte et précise.

Marques diverses et autres particularités qui se rencontrent sur les robes.

Rubican, se dit de quelques poils blancs isolés, seuls à seuls, parsemés sur une partie quelconque ou sur toute l'étendue d'une robe simple ou d'une seule nuance ; il se dit aussi des crins blancs qui, dans ces mêmes robes, se rencontrent parmi les autres. On désigne exactement la partie où le rubican se trouve ; on ajoute : *Peu*, *légèrement*, ou *fortement*, *rubican*, suivant le plus ou le moins de poils blancs ; si le rubican est également semé sur toute la robe, on dit : *Alezan*, *bai*, ou *noir rubican*.

Cette bande noire, ou la raie de mulet, qui règne le long de l'épine dans presque tous les isabelles et les gris souris, se remarque aussi quelquefois sur les autres robes ; on doit toujours en faire mention.

Le *zèbre* ou *zébré*, s'entend de raies noires transversales qui accompagnent quelquefois les gris souris, les isabelles, le louvet, ou autres robes : ces raies sont placées le plus ordinairement autour des avant-bras, des jambes, des jarrets ou au-dessous de ces parties ; on désigne ainsi ces marques par analogie avec la robe du zèbre ou âne rayé, qui présente cette particularité.

Le terme de *ladre* désigne des taches naturelles de la peau, de couleur blafarde, blanche ou jaunâtre, ordinairement dépourvues de poils, ou recouvertes seulement d'un léger duvet. Le ladre est très-commun aux lèvres, il se trouve aussi autour des naseaux, des yeux, de l'anus, des parties génitales ; il se rencontre sur toutes les robes ; mais en général les soupes de lait, les blancs, en sont plus abondamment marqués.

On ajoute le mot *zain* quand sur une robe simple il n'existe aucun poil blanc, pas même de taches accidentelles.

La pression exercée par la selle sur le dos et les côtes, produit dans la texture des poils de ces parties certaines altérations, qui, même sans qu'il y ait eu apparence de lésion, occasionnent leur changement de couleur et les font devenir blancs en certaines places; les tuméfactions, les cicatrices produisent cet effet encore plus immédiatement : ces poils blancs sont nommés *taches accidentelles*. On doit toujours mentionner leur lieu, leur nombre, et autant que possible leur étendue. Ces taches deviennent plus nombreuses par la suite du service. Tous les chevaux de cavalerie en sont généralement marqués, les vieux sur-tout ont quelquefois le dos tout blanc.

On nomme *pelote* ou *étoile* une marque blanche placée sur le milieu du front : si cette marque est arrondie et d'une dimension ordinaire, c'est-à-dire de la largeur d'une pièce de cinq francs ou à-peu-près, on dit seulement *en tête*, le mot pelote devant être sous-entendu : quand elle présente une configuration particulière on la désigne; si elle est plus petite, on dit *légèrement, très-légèrement en tête*; si elle est plus étendue, on dit *fortement* ou *très-fortement*; on indique encore le lieu et le côté où elle est placée, si elle n'est pas au milieu du front; enfin si elle est plus étendue d'un côté que de l'autre.

La pelote peut aussi se prolonger sur le chanfrein : on dit alors : *En tête prolongée jusque sur telle partie du chanfrein*, en exprimant de même la forme de ce prolongement.

Lisse ou *liste* (cette dernière expression, proposée par M. Huzard, serait plus technique) s'entend d'une bande blanche qui règne le long du chanfrein, et se termine entre les naseaux ou à l'extrémité de la lèvre quand la lisse fait continuité avec la pelote, ce qui est assez ordinaire;

on dit *en tête*, *lisse prolongée jusqu'à telle partie*; il est de fines lisses, de très-fines, de larges, de très-larges; elles commencent sur telles ou telles parties du chanfrein, elles sont interrompues: on dit encore, *coupées*; elles s'élargissent, sont épatées entre les naseaux, se terminent en pointe, sont enfin dirigées à droite ou à gauche. Toutes ces différences doivent être notées.

Si la lisse est très-élargie, qu'elle s'étende au-delà des faces latérales du chanfrein, le cheval est dit *belle face*: il peut n'être belle face que d'un côté.

Quand la lisse se prolonge jusqu'à l'extrémité de la lèvre, on dit *que le cheval boit dans son blanc*; si l'autre lèvre est aussi marquée de blanc, il boit dans son blanc *des deux lèvres*. Cette terminaison de la lisse a quelquefois lieu par du ladre, on dit *buvant dans son blanc par du ladre*.

Balzane, se dit d'une surface circulaire, blanche, qui entoure la partie inférieure de l'extrémité à partir de la couronne, et monte plus ou moins haut. Si la balzane n'existe qu'au pourtour de la couronne, on dit *petite balzane*; quand elle n'est marquée que d'un côté, on dit *trace interne* ou *externe*, ou encore *principe*, *quart de balzane* ou *balzane*, demi-circulaire, en indiquant toujours le côté.

Si la balzane ne remonte pas au-delà du boulet, on se sert simplement du mot *balzane*; quand elle s'étend jusqu'au milieu du canon ou à-peu-près, c'est une *balzane chaussée*; si elle remonte jusqu'au genou ou au jarret, on se sert du terme

haute-chaussée, et quand elle les dépasse, on l'exprime par *trop haute-chaussée*.

Quand la balzane se termine en pointe, ou par
un prolongement étendu d'un côté ou de l'autre,
on doit en faire mention ; de même si elle est terminée par des dentelures, on dira *balzane den-
telée*. Quand la terminaison de la balzane se trouve
également mélangée de poils de même teinte que
la robe, de manière à lui former une espèce de
bordure, on l'appelle *balzane bordée*. (Nous avons
omis à dessein, pour ne pas répéter, de parler
plus haut de cette bordure, qui rencontre aussi
quelquefois autour des pelotes, des lisses, et des
surfaces qui constituent les divers pies.)

Des taches irrégulières, un peu larges, soit noires
ou de même nuance que la robe, semées çà et là
sur une balzane, la font nommer *herminée* ; si les
taches sont plus petites et plus rapprochées, on
l'appelle *mouchetée*, ou *truitée* quand elles sont
alezanes.

On se servait autrefois du terme *balzan* pour
désigner le cheval qui portait des balzanes ; on em-
ployait encore le mot *travat* pour exprimer le cheval balzan d'un bipède latéral ; et *trastravat*, pour
celui dont les balzanes sont au bipède diagonal.

Ces expressions ne sont plus usitées aujourd'hui,
et le mot *balzane* est seul en usage : ainsi dans un
signalement on dit : *Balzanes au bipède antérieur,
postérieur, latéral, droit* ou *gauche* ; de même pour
le diagonal. Quand il y a trois balzanes, par exemple
deux antérieures et une postérieure, on peut dire :

trois balzanes, *dont une postérieure gauche*, ou *droite*.

On nomme *épi*, ou *molette*, une suite de poils rebroussés, dont la direction est opposée à ceux qui les environnent : les uns sont concentriques, et vont en tournoyant du centre à la circonférence; les autres au contraire sont nommés excentriques, parce que leur pointe se dirige de la circonférence vers le centre : dans les uns et les autres, la peau paraît toujours dans le milieu. Les épis se rencontrent plus ordinairement au milieu du front, à la gorge et au poitrail : celui qui paraît à la face supérieure de l'encolure se nomme *épée romaine*. Certaines gens à préjugés croient que les chevaux qui portent ce signe sont meilleurs que d'autres : cette erreur ne vaut pas la peine d'être réfutée; cependant comme la superstition est de tous les pays, les Arabes rejettent ou ne donnent qu'un très-bas prix de tel beau cheval que ce soit, quand il a un épi au poitrail; ils prétendent que c'est un signe de malheur.

SIGNALEMENT.

On entend par signalement la description détaillée de tous les signes et marques extérieurs qui peuvent servir à faire reconnaître un cheval et à le distinguer d'un autre.

Il est deux espèces de signalemens, le simple et le compliqué.

Pour dicter un signalement simple, on désigne d'abord le sexe de l'animal, s'il est entier ou hongre ; s'il est à tous crins, courte-queue ou anglaisé ; puis, autant que possible, la race, l'âge, la taille, soit à la potence, qui est la véritable et la plus juste, ou à la chaîne ; ensuite la robe, les marques de la tête, de l'encolure, s'il y a du rubican à la crinière, celles du corps, enfin celles des extrémités ; les marques ou tachés accidentelles, n'importe où elles soient, se mentionnent les dernières. On doit sur-tout s'attacher à noter les plus petites particularités, qui souvent peuvent empêcher de confondre un cheval avec un autre dont le signalement aurait à-peu-près la même ressemblance.

Le signalement compliqué est celui auquel on ajoute, après avoir décrit le sexe, l'âge, la taille, la robe, etc., tous les détails relatifs à la belle ou défectueuse conformation de chacune des parties du cheval, les tares qui s'y rencontrent, des considérations sur le service auquel il est propre, suivant ses formes et ses allures, enfin sur sa constitution et son caractère. Un signalement compliqué peut employer plusieurs pages.

DES ALLURES.

Le privilége de changer de lieu, de se mouvoir à volonté, est une faculté dont jouissent, à quelques exceptions près, tous les animaux ; ce transport de la masse, exécuté principalement par l'action successive ou simultanée des organes de la locomotion, est exprimé, particulièrement pour le cheval, par le terme d'*allure*.

Les allures se divisent, en raison de leurs divers modes de mouvement, en naturelles, artificielles et défectueuses.

On entend par allures naturelles celles que prend le cheval libre dans ses mouvemens, lorsqu'il est livré à lui-même : elles comprennent le pas, le trot et le galop; quelques-uns y ajoutent l'amble, parce qu'il est une race de chevaux qui marchent cette allure naturellement : nous la rangerons cependant parmi les allures défectueuses.

Les allures artificielles sont obtenues par l'art de l'écuyer; elles se composent de tous les airs de manége, soit écoutés, bas, ou relevés : les plus simples ne sont véritablement que celles naturelles, modifiées et cadencées au moyen des aides dont se sert le cavalier.

Les allures défectueuses sont généralement une suite de l'usure ou de la faiblesse de l'animal; on désigne ainsi l'amble, le traquenard ou pas relevé, et l'aubin ou amble rompu.

Nous avons vu, dans l'examen du squelette, que ces quatre colonnes qui servent de soutien à la machine, ont pour base un assemblage de pièces osseuses, articulées en diverses directions, les unes au-dessous des autres et qu'elles sont maintenues et liées ensemble par des ligamens plus ou moins forts, dont l'élasticité permet à chacune les mouvemens dont elle est susceptible. Ces mouvemens sont produits par l'action immédiate des muscles, ou de ces organes charnus doués de la faculté de

se raccourcir, de se contracter et d'attirer à eux les
parties mobiles auxquelles leurs tendons ou leurs
aponévroses vont s'implanter.

La direction oblique en divers sens qu'affectent
les deux rayons supérieurs et les phalangiens de
chaque extrémité, était absolument nécessaire,
d'une part, pour faciliter les mouvemens de progression, et de l'autre pour diminuer les réactions du sol sur ces extrémités, et par contre-
coup sur toute la masse. « Car (dit *Bourgelat*) il
» n'est pas douteux, en effet, que si les articula-
» tions eussent été dans la même ligne que la lon-
» gueur des solides qui forment le membre en-
» tier, 1°. ou les muscles parallèles aux os qu'ils
» doivent mouvoir n'auraient jamais pu vaincre
» la résistance du poids, qui dès-lors aurait été
» infinie, ou il aurait été indispensable de mul-
» tiplier et d'accroître monstrueusement les émi-
» nences, soit dans l'étendue, soit dans les ar-
» ticles de ces mêmes os, pour écarter de leur
» axe ces cordes mouvantes : or, une multitude
» d'angles à intercepter en a assuré la puissance ;
» 2°. tous ces solides aboutis n'auraient fait qu'un
» seul et même corps raide, qui aurait porté dans
» la machine tout l'effet de la réaction, lorsque
» sa chute serait arrivée dans la même direction.
» Pour obvier à cet inconvénient, la nature, en
» fixant dans l'animal les scapulums sur les faces
» latérales du thorax, les a écartés de la perpen-
» diculaire en deux sens : d'une part, en por-
» tant leur sommet contre les vertèbres dorsales,
» et de l'autre en dirigeant leurs extrémités in-

» férieures en avant ; de plus, elle a mis en sens
» opposé et en arrière l'extrémité inférieure de
» l'humérus ; elle a éloigné soigneusement le pa-
» turon, l'os de la couronne et du pied, des direc-
» tions de l'avant-bras et du canon. Ces différentes
» positions de divers solides destinés à ne faire
» ensemble qu'une seule et même colonne et
» qu'un seul et même appui, étaient absolument
» nécessaires pour que la réaction ne se transmît
» pas à l'extrémité supérieure avec une force ca-
» pable d'ébranler la machine entière, d'offenser
» les muscles qui maintiennent les scapulums, et
» sur lesquels l'animal semble être, pour ainsi
» dire, soutenu comme par des sangles ; de dé-
» truire les ligamens qui lient ces os aux vertè-
» bres dorsales, et qui, les séparant en quelque
» façon de cette même machine, la sauvent des
» secousses que, malgré toutes les autres précau-
» tions prises, elle aurait incontestablement éprou-
» vées, si ces mêmes os eussent été emboîtés dans
» les vertèbres.

» L'ordre des directions particulières et variées
» de chacune des pièces n'est pas moins digne
» d'admiration.

» Le scapulum attaché par le sommet n'aurait
» pu se mouvoir en arrière sans froisser les côtes,
» sans gêner la respiration, et sans rencontrer
» lui-même un obstacle à son jeu ; il importait
» donc qu'il se mût en avant. Par une suite néces-
» saire, le bras a dû se mouvoir en arrière, l'avant-
» bras en avant, et le canon dans le sens du bras ;
» car ces flexions successivement contraires fa-

» vorisent le mouvement progressif. Le scapulum
» étant levé, toutes les autres parties constituant
» le reste du membre forment, en effet, divers
» angles qui en abrègent la longueur, et dès-lors
» il peut être porté en avant sans aucun obstacle ;
» outre qu'au moment de sa foulée sur le sol, la
» percussion qu'il effectue tient de la direction
» différente de chacune de ces parties, qui toutes
» tendent par leur jeu de devant à l'arrière. Il est
» vrai que les articulations des autres os qui le
» terminent, ne sont point selon cette succession
» constante dans les portions supérieures, puis-
» que le sens de leur flexion est conforme au sens
» de la flexion du canon ; mais l'uniformité de
» mouvement dans ces os et dans ceux qui lui
» sont inférieurs a été spécialement ordonnée pour
» la facilité, et même la possibilité de la marche,
» qui, autrement, aurait été d'autant plus péril-
» leuse ou plus impraticable, que le pied porté
» en avant aurait infailliblement heurté sans cesse
» contre les moindres corps ; au lieu que, vu leurs
» déterminations en arrière, ces parties, en s'éle-
» vant, glissent sur tous les obstacles présentés
» et les franchissent.

» En voyant, dans la construction des colonnes
» sur lesquelles l'arrière-main est établie, le fémur
» engagé comme il l'est dans la cavité cotyloïde,
» il semblerait, au premier coup d'œil, que la na-
» ture pourrait être accusée d'avoir omis de parer
» aux inconvéniens de la réaction ; mais une mul-
» titude de routes la conduisent au même but.
» Elle a donc suppléé ici au défaut du ligament

» qui, dans l'avant-main, attache et suspend le
» scapulum, par la flexibilité des vertèbres lom-
» baires, par la longueur du lévier formé par les
» os coxaux, et par le soin qu'elle a eu de varier
» les directions.

» Ce lévier répond, en quelque façon, au sca-
» pulum, le fémur au bras, le tibia à l'avant-bras,
» le canon et les autres parties aux autres parties
» du devant ; ce qui complète l'égalité du nombre
» des pièces dans les colonnes opposées.

» L'objet des flexions de celles-ci est le même :
» le fémur fléchit néanmoins à contre-sens du bras,
» le tibia à contre-sens de l'avant-bras, le canon
» à contre-sens du canon de devant ; mais on voit
» clairement que toutes ces directions, tendantes
» ici de l'arrière en avant, tandis que les autres
» tendent de l'avant en arrière, ont été tournées
» du côté qui pouvait favoriser la progression de
» l'animal, la célérité de sa marche, et la force
» dont il avait besoin pour percuter de manière à
» chasser, à élever toute la masse, et à détacher
» de terre le devant, qui porte le fardeau plutôt
» qu'il ne le transporte.

» Quoique les articulations soient selon toutes
» les conditions requises pour l'exécution du mou-
» vement local, leur action est cependant pure-
» ment passive, les pièces osseuses ne sont mues
» que par les instrumens organiques auxquels
» elles servent d'attache (les muscles). Ainsi la
» contraction des muscles importait donc à la
» flexion et à l'extension des parties ; la flexion
» et l'extension, à leur transport et à leur appui ;

» leur appui et leur transport, au mouvement local
» qu'elles effectuent : la flexion et l'extension com-
» plète d'un seul membre n'opéreraient cependant
» pas ce mouvement. Le cheval, appuyé sur la
» colonne antérieure droite, fléchira et étendra
» vainement jusqu'au terme fixé les pièces dif-
» férentes de la colonne antérieure gauche ; si le
» derrière ne percute et ne chasse lui — même
» l'avant-main, en poussant en avant la colonne
» fléchie, la masse demeurera fixée dans le même
» lieu, et le pied élevé retombera lors de l'exten-
» sion à environ la même place qu'il occupait pré-
» cédemment à la flexion, à-peu-près comme nous
» le voyons dans l'animal qui bat du pied pour
» se délivrer des mouches qui l'incommodent. »

Quelle que soit l'allure par laquelle le cheval entame la marche, chaque mouvement de l'extrémité se compose de quatre temps ; savoir, le lever,
le soutien, le posé et l'appui : ces quatre temps
ne sont bien réellement distincts que dans les
chevaux énergiques, qui troussent haut ; pour les
autres, deux intermédiaires, c'est-à-dire le soutien
et le posé, sont imperceptibles, et ne peuvent être
saisis que dans les allures lentes ; le lever et l'appui
sont les seuls dont on puisse sensiblement apprécier la justesse.

Le *pas*, cette allure la plus douce, la plus naturelle, et celle qui exige le moins d'efforts de la
part de l'animal, a lieu par l'action simultanée,
mais non égale, d'un bipède diagonal suivi d'une
pareille action du bipède diagonal opposé, de
manière que l'appui ou la foulée du pied qui

a entamé la marche se fait entendre au moment
où l'extrémité opposée arrive sur le sol, et fait successivement entendre la sienne, en sorte que le
cheval est alternativement sur un bipède diagonal : ainsi, par exemple, si c'est l'extrémité antérieure droite qui se lève la première, pendant que
celle-ci est dans l'action du second temps ou du
soutien, l'extrémité postérieure gauche, dont les
muscles sont déjà en état de contraction, se lève,
s'engage sous le centre de gravité ; la droite de devant exécute alors son appui, et la gauche de derrière va aussi se poser à l'endroit, ou à-peu-près,
qu'occupait l'extrémité antérieure gauche, qui
déjà a quitté le sol au moment de la posée de l'antérieure droite ; l'extrémité postérieure droite suit
de même le mouvement de l'antérieure gauche, et
ainsi de suite : de telle sorte que, dans le pas, on
entend quatre battues bien marquées par des intervalles égaux.

On distingue deux espèces de pas, le pas de
campagne et le pas écouté, ou pas d'école.

Le pas de campagne est celui que marche naturellement le cheval que le cavalier laisse aller à sa
volonté, et que l'animal allonge plus ou moins
suivant ses moyens. Un cheval libre dans ses mouvemens et ne souffrant dans aucune de ses extrémités
soutient cette allure au même degré pendant long-
temps sans chercher à la ralentir ou à en prendre
une plus accélérée, et fait ainsi, sans se fatiguer,
une route beaucoup plus longue que celui qui, par
défaut de force ou par souffrance, est obligé de
changer constamment d'allure.

Le pas *écoulé* est une allure artificielle ou de manége, que l'écuyer règle comme il lui plaît; il est ordinairement plus lent et plus relevé que l'autre; il exige une plus grande action des muscles; et s'il donne plus de grâce à l'animal, cette leçon trop prolongée le fatigue davantage: on l'emploie généralement pour modérer l'ardeur d'un jeune cheval, et aussi pour lui donner plus d'assiette et le préparer aux airs plus difficiles.

Le *trot*, cette allure précipitée, diffère du pas en ce que deux extrémités diagonales exécutent ensemble leur mouvement, et se posent de même ensemble pour laisser au bipède diagonal opposé la même faculté de progression : ainsi dans le pas on entend distinctement quatre battues, tandis que dans le trot on n'en entend que deux, puisqu'il y a toujours deux pieds qui se posent à-la-fois.

Le trot diffère encore du pas en ce qu'il s'exécute par des mouvemens plus allongés, plus prompts et plus prononcés : cette allure a divers degrés de vitesse que l'on peut étendre selon l'énergie et la liberté des membres de l'animal. Dans le petit trot, deux pieds en diagonales partent à-la-fois et se posent à-la-fois; pendant cette action, les deux autres portent la masse et ne quittent le sol qu'à l'instant où les premiers levés commencent leur posé. Les mouvemens du grand trot sont plus rapides, exigent de plus grands efforts; tous les organes de la locomotion et ceux qui leur servent de point d'appui, sont en quelque sorte contractés en même temps que les extrémités qui embrassent le terrain sont jetées plus en avant. On distingue

encore, dans cette allure précipitée, un intervalle
très-court où les quatre extrémités sont en l'air à-
la-fois. Les chevaux qui troussent beaucoup sont
peu propres à cet exercice; leurs mouvemens peuvent être aussi vifs, mais ils perdent en hauteur
ce que ceux qui trottent près de terre sans cependant raser le tapis, gagnent en étendue. Ces premiers ne soutiennent que peu de temps le grand
trot, s'y fatiguent beaucoup, et bientôt se ralen-
tissent ou prennent le galop; il en est de même
des chevaux faibles, souffrans dans quelques parties de leurs extrémités, ou usés : tandis que ceux
bien constitués, énergiques, et dont les membres
bien fournis sont en parfait état d'intégrité, le
prolongent plus long-temps, éprouvent moins de
fatigue, et embrassent à chaque temps une étendue de terrain qui va quelquefois au delà de la
longueur de l'animal. Il n'est pas rare de rencontrer des chevaux qui font au trot trois à quatre
lieues à l'heure; on prétend qu'il existe en Angleterre une race qui fait jusqu'à vingt et un milles
dans le même espace de temps; ce qui fait à-peu-
près sept lieues de notre pays.

C'est dans l'action du trot qu'on examine ordinairement le cheval qu'on veut acheter. En effet
dans cette allure, les mouvemens étant plus élevés,
plus précipités et exigeant plus d'énergie, la puissance que la masse exerce par son poids sur les
extrémités sera augmentée; celles-ci frapperont le
sol avec plus de force, qui lui-même réagira dans
la même proportion qu'il aura été frappé; et pour
peu qu'il y ait de douleur ou de gêne dans quel-

que extrémité, la réaction se fera sentir plus vivement, et décelera le défaut.

On rencontre assez souvent des chevaux dont les mouvemens dans l'action du pas ne paraissent que très-peu ou point gênés, et qui, lors qu'on les fait trotter, sont boiteux tout bas.

Cependant on doit primitivement examiner l'animal au pas et en main, sans qu'il soit soutenu par le palefrenier qui le conduit; c'est dans cette allure lente qu'on doit scruter isolément les divers degrés de liberté dont jouissent chacun des rayons qui composent l'extrémité; si le cheval marche franchement, si les battues se font entendre à des intervalles égaux, et si les foulées sont également espacées. Ensuite on le fait passer au trot, qui doit, outre les conditions ci-dessus, s'exécuter légèrement, régulièrement, et suivant la ligne des aplombs, de manière que si l'animal vient directement à vous, les extrémités antérieures cachent entièrement celles de derrière; le contraire doit avoir lieu quand il s'en retourne, c'est-à-dire que les extrémités postérieures effacent celles antérieures. Les membres antérieurs doivent s'étendre avec promptitude, franchise, embrasser beaucoup de terrain sans raser le tapis, ni trousser trop haut; on ne doit apercevoir aucun mouvement d'acoup dans les élans pour se porter en avant, ni aucun bercement dans la croupe; l'extension et la flexion des jarrets doivent s'opérer avec aisance, force et sans aucune vacillation. La réunion de cet ensemble dans les mouvemens fait dire qu'*ils sont bien trides.*

Le trot, sans cesser d'être régulier, peut être plus ou moins diligent, plus ou moins relevé, embrasser plus ou moins de terrain à chaque pas ; mais sitôt que les deux pieds ne tombent et ne se relèvent plus ensemble, que chaque partie de l'oscillation des extrémités n'est plus simultanée, il est désordonné, et, s'il conserve quelque vitesse, il devient souvent plus périlleux que les allures les plus défectueuses.

Le *galop* peut se diviser aussi en galop d'école, galop de chasse ou naturel, et galop de course : l'un et l'autre peuvent encore admettre des modifications dans leur degré de vitesse, relativement aux moyens de l'animal ou à la volonté du cavalier.

Cette allure, la plus vite de toutes, et dans laquelle une grande partie des muscles, en outre de ceux qui meuvent les membres, entrent en action, doit être considérée comme une suite de sauts en avant : ainsi l'animal, pour partir au galop, raidit d'abord les muscles du dos et des lombes, par cette contraction fournit un point d'appui à l'avant-main, qui se soulève immédiatement ; l'arrière-main porte seule alors tout le corps ; ensuite, par une action plus forte des moteurs de cette arrière-main, principalement de ceux des cuisses, et plus encore de ceux des jarrets, il se produit une détente subite qui porte la masse en avant ; mais dans le moment de cette détente, les extrémités antérieures n'ayant pas encore regagné le sol, et celles postérieures l'ayant quitté par la force de contraction, il résulte que, pendant ce temps où le corps

est élancé, les quatre pieds sont ensemble au-
dessus du sol.

On concevra facilement que, dans cette allure,
les efforts de tout le train de derrière sont beaucoup plus étendus, et exigent un plus grand emploi
de moyens que ceux de l'avant-main, dont la seule
fonction est d'embrasser une plus ou moins grande
partie de l'espace à parcourir; néanmoins on n'a
pas remarqué que les chevaux dont l'exercice ordinaire est le galop, tels que ceux de chasse, de
poste, etc., s'usaient plus tôt du derrière que du
devant : le contraire a plus généralement lieu,
parce que, dans cette allure, il s'établit un contre-
balancement successif entre l'avant et l'arrière-
main, tellement que si d'abord cette dernière a
été surchargée du poids de toute la masse, les extrémités antérieures, à leur tour, sont obligées de
la supporter entièrement aussi, pour faciliter le
dégagement de celles postérieures. Or, ce poids se
trouve augmenté pour l'avant, parce qu'il a, en
plus que le derrière, à soutenir celui de l'encolure
et de la tête ; d'un autre côté, le choc violent que
ces extrémités antérieures reçoivent du sol à chaque
foulée, produit sur elles une réaction qui est d'autant plus forte que l'allure est plus relevée ou plus
précipitée. De là l'extension outre mesure des ligamens articulaires, des tendons, des gaines tendineuses, etc. : ces parties, tiraillées au-delà de
leur élasticité, ne reviennent plus à leur état primitif; il en résulte des engorgemens, des molettes
soufflées, des douleurs, et bientôt la ruine ou le
défaut de solidité des membres.

25*

Quelle que soit l'espèce de galop qu'on exige d'un cheval, il doit toujours être tel qu'un bipède latéral dépasse l'autre : par exemple, si l'allure est entamée à droite, les extrémités antérieures étant élevées, celle de droite doit être en avant de l'autre, de même que celle postérieure droite doit aussi être engagée plus en avant sous le centre de gravité ; ce sera, comme de raison, le contraire pour le galop à gauche, c'est-à-dire que le bipède latéral gauche dépassera le droit. Le galop étant ainsi dirigé, on dit qu'il est *uni* ou *juste* ; on dit au contraire qu'il est *faux* ou *désuni* quand les extrémités ne suivent pas cet ordre, tellement, par exemple, qu'un bipède est avancé et se meut en diagonale.

Les mouvemens des extrémités, dans cette allure, s'exécutent dans l'ordre suivant : quand le cheval entame de la droite de devant, le pied gauche postérieur se pose le premier et forme la première battue, l'autre pied postérieur vient ensuite se placer plus en avant pour former la seconde ; puis le pied gauche de devant forme la troisième ; enfin la dernière est formée par le pied droit, qui vient se placer plus en avant que le gauche. Ce galop, nommé *à quatre temps*, est plus raccourci et plus élevé que les autres ; on le nomme encore *petit galop*, galop *écouté*, *d'école* ou *de manége* ; il nécessite une bonne conformation, des membres sains, forts et très-libres ; c'est celui qui donne le plus de grâce à l'animal : il est tel, par exemple, qu'un écuyer instruit peut obtenir qu'un cheval bien dressé mette une demi-heure à parcourir cent toises en conservant toujours le galop.

Le galop de chasse est dit *à trois temps*, parce que, dans celui-ci, on n'entend que trois battues : ainsi l'extrémité droite entamant la marche, c'est encore le pied gauche de derrière qui exécute la première foulée ; la seconde a lieu par le pied droit de derrière et le pied gauche de devant, qui, tombant ensemble ou à-peu-près, ne font entendre qu'un seul bruit ; puis la troisième est exécutée par le pied droit de devant, qui va de même se placer en avant du gauche.

A moins d'être entièrement épuisés, tous les chevaux galopent ; mais aussi chacun, selon sa masse, sa conformation, son énergie et la liberté de ses membres, a une certaine proportion de vitesse qu'il ne peut outre-passer, et qu'on peut appeler son *grand galop*. Ce ne sera pas positivement en ce sens que nous traiterons de la course ; car il serait ridicule de nommer ainsi le galop lourd et gêné du cheval de trait ou de celui qui manque de moyens : nous entendons, au contraire, celui du cheval de selle bien constitué, aux formes sveltes quoique prononcées, qui jouit d'une bonne santé, d'une grande vigueur, et qui, par la vélocité de ses mouvemens, semble plutôt voler que poser à terre.

Cependant les mouvemens de la course ne diffèrent de ceux du galop de chasse, que parce qu'ils sont plus allongés, plus près de terre, et que l'animal emploie toute la force dont il est susceptible pour augmenter sa vitesse et s'élancer au moyen de la détente des jarrets, au point qu'on en voit communément qui, d'un seul saut, embrassent deux fois la longueur de leur corps , et d'autres jusqu'à dix-huit pieds, à partir de la foulée du pied antérieur posé plus en avant , à celle du pied postérieur posé plus en arrière. Ce galop de course est aussi nommé *à deux temps*, parce que sa rapidité est telle qu'on n'entend distinctement que deux battues.

Le cheval en état de station n'entame que très-difficilement la marche par le galop, il s'y prépare ordinairement par le trot : la raison en est que, pour galoper, tous les organes de la locomotion doivent se mouvoir presque simultanément chacun suivant ses fonctions; les uns pour élever l'avant-main, les autres pour la soutenir, et les autres pour élancer toute la masse. Or, tous les muscles extenseurs étant déjà dans une espèce de contraction pour le maintien de cette attitude de station, la machine ne peut être portée en avant que par des flexions préliminaires des parties qui doivent être mues les premières; les mouvemens qui doivent ensuite avoir lieu, ne pouvant s'exécuter sans qu'au préalable chacun des organes qui doivent les opérer, ait pris ou reçu un point d'appui d'une partie déjà en action ou prête à y entrer, il est facile de concevoir que cette multitude d'opérations ne pourra avoir lieu avec une simultanéité telle, qu'il n'en résulte du désordre, si elle est trop précipitée : aussi voit-on le cheval en liberté, qui cherche à fuir un objet qui l'épouvante, faire deux ou trois sauts désunis avant de prendre un galop réglé.

Les écuyers parviennent , non sans difficulté , à

faire partir du pas au galop les chevaux destinés
à monter les dames ; il faut pour cela que l'animal
ait de bons reins et de bons jarrets, car autrement
ils ne sauraient en venir à bout.

Le cheval lancé au galop de course ne peut de
même s'arrêter tout-à-coup, parce que la grande
force et la célérité que tous les muscles emploient,
ainsi que leur disposition prononcée pour porter
la masse en avant, ne peut être interrompue sans
que les uns et les autres n'aient changé par une
action contraire leur mode actuel de contraction ;
car il est universellement reconnu que deux mouvemens opposés ne peuvent avoir lieu par le même
organe en même temps. Cette nouvelle disposition
ne pouvant s'exécuter naturellement que par une
suite d'efforts moindres ou de ralentissement qui
donne à chaque partie le temps de se préparer à
recevoir sans secousse la portion du corps qu'elle
doit habituellement supporter, exige donc une diminution successive de la force et de la vitesse de
l'allure, qui ramène l'animal au trot, ensuite au
pas, puis enfin à l'état de station ou d'arrêt.

Si, par une manœuvre contraire à ces règles naturelles et à celles de l'équitation, on force le cheval
qui galope à un arrêt subit, il en résultera le rejet
de la masse sur des parties qui ne lui opposeront
pas une résistance suffisante, particulièrement sur
l'arrière-main : le moindre inconvénient en sera un
contre-temps, qui exposera le cavalier ou sa monture au danger d'une chute ; mais ce qui ne man-
quera pas d'arriver, c'est que l'animal ne peut s'arrêter ainsi sans que cette violente secousse ne pro-

voque des efforts, des tiraillemens des tendons, des ligamens articulaires, principalement de ceux des jarrets, des boulets et des gaînes tendineuses: de là des claudications opiniâtres, ou le développement de quelqu'une des tumeurs molles ou dures qui affectent les extrémités, et bientôt la ruine complète si cette action brusque est répétée trop souvent.

Nous ne ferons seulement ici que présenter la nomenclature des principales allures artificielles, mieux désignées par le terme d'*airs de manége*, sans entrer dans le détail de l'emploi des moyens, qui au surplus peuvent varier, soit par les manières de l'écuyer ou les divers degrés de force et d'aptitude du cheval.

On les distingue en airs bas et en airs relevés.

Les premiers sont, *le piaffer, le passage, la galopade, la volte, la passade* et *la pirouette.*

On comprend dans les seconds, *le terre-à-terre, la pesade, le mézair, la courbette, la croupade, la balottade* et *la cabriole.*

Le *saut* est une action par laquelle tout l'animal quitte à-la-fois le sol, s'élève, et se transporte par un élancement d'un point à un autre.

Le cheval peut sauter en avant, en l'air et de côté : la direction de ses membres s'oppose à ce qu'il saute à reculons.

Pour sauter en avant, l'animal rassemble ses quatre extrémités le plus près possible du centre de gravité, les fléchit un peu, fléchit de même la tête et l'encolure, vousse son épine en contre-haut; ensuite, par une action contraire, reporte le poids du corps et de l'avant-main sur l'arrière ; puis, par une détente subite et forte des extenseurs des reins, des extrémités postérieures et particulièrement des jarrets, lance en avant toute la masse, qui va retomber d'abord sur les pieds antérieurs, au-delà de l'obstacle franchi ; les pieds postérieurs viennent aussitôt se placer en arrière, mais assez près des premiers arrivés ; ceux-ci quittent au même instant leur place pour se porter plus en avant, de manière à rétablir l'équilibre que le mouvement avait interrompu.

On voit, par cet exposé, que le cheval ne peut rester de pied ferme immédiatement après le saut, parce que la secousse que l'élan a produite sur l'avant-main au moment de son appui, et la surcharge momentanée qu'il éprouve du poids de tout le corps, qui ne peut encore être soutenu par les extrémités postérieures, puisqu'elles se trouvent hors de direction, forcerait nécessairement les membres antérieurs à fléchir et occasionneraient une chute inévitable.

Le *saut en l'air*, ou saut *de la barrière*, est plus pénible : tout le corps est entièrement porté sur les jarrets, qui ne sont pas, comme dans le saut en avant, secondés par l'élan de l'avant-main : ils sont donc obligés à un effort bien plus conséquent pour élever la masse et porter son centre de gravité au delà de l'obstacle ; car ce saut ne pourrait avoir lieu si la détente des jarrets ne portait d'abord plus de la moitié du corps de l'autre côté de l'objet à franchir.

Allures défectueuses.

L'amble consiste dans le mouvement simultané d'un bipède latéral et successivement du bipède latéral opposé, de manière que l'extrémité antérieure et celle postérieure du même côté, se lèvent, se portent en avant et se posent ensemble ; ce qui occasionne une espèce de bercement, par le rejet successif du coté soulevé sur celui qui porte.

Les chevaux ambleurs font très-peu sentir leur réaction au cavalier ; ils vont très-vite, par la raison que le corps, n'étant plus soutenu par le bipède qui est soulevé, serait bientôt près de sa chute, si ce même bipède ne venait subitement rétablir le point d'appui en se posant à terre. Presque tous, par cette même raison, rasent le tapis, parce que le temps leur manque pour fléchir suffisamment leurs extrémités ; aussi sont-ils généralement peu sûrs, et le moindre faux pas souvent les fait tomber : c'est pourquoi ils ne sont bons que sur un terrain uni, car dans les lieux raboteux la fréquence de leurs manques doit causer une appréhension continuelle.

Il existe cependant une espèce de chevaux qui marchent l'amble naturellement : ils ont tous une forte corpulence et en général à-peu-près les mêmes formes, on en rencontre beaucoup en Normandie et, dit-on, en Angleterre. Tous les cultivateurs et les marchands de ces pays s'en servent et font avec eux beaucoup de chemin ; il n'est pas rare d'en rencontrer qui parcourront vingt à ving-cinq lieues par jour, et recommenceront le même trajet le lendemain : ceux-ci sont plus forts et plus sûrs que ceux qui ne marchent l'amble qu'accidentellement ; néanmoins ils sont encore bientôt ruinés, et ont, pour l'ordinaire, perdu leur solidité et une grande partie de leur vitesse vers l'âge de huit à neuf ans.

L'amble accidentel annonce toujours un cheval faible ou ruiné : les jeunes chevaux prennent cette allure quand ils sont poussés au delà de leurs moyens, principalement au trot ; elle finit par se passer pour ceux qui sont bien constitués, quand ils ont acquis tout leur accroissement et leur force ; quelques-uns cependant la conservent toujours, principalement ceux qui péchent dans l'aplomb ou la conformation de leurs membres. Ceux de certain âge qui deviennent ambleurs ne se remettent jamais au trot.

On parvient encore à faire marcher l'amble aux poulains, en leur attachant un bipède latéral par le moyen d'un lien que l'on fixe au-dessus du genou et du jarret ; quelquefois on attache ainsi les deux bipèdes latéraux : dans ceux-ci, l'allure n'est jamais aussi libre ni aussi accélérée que dans ceux en qui elle est naturelle. On entend distinctement quatre battues précipitées : c'est pourquoi on la nomme *pas relevé*, *entrepas* ou *traquenard*. Dans cette allure, le cavalier est encore plus mal à l'aise que dans l'amble naturel, quoique, dans l'une ou l'autre, à moins qu'il ne s'abandonne entièrement aux mouvemens de son cheval, il éprouve un bercement continuel, mais qui est bien plus sensible dans le pas relevé.

L'*aubin*, ou *amble rompu*, est la plus défectueuse de toutes les allures; elle est le propre des chevaux ruinés, particulièrement des vieux ambleurs: dans celle-ci, le cheval meut simultanément les extrémités antérieures et alternativement celles postérieures, de sorte qu'il galope du devant, et trotte ou va l'amble du derrière. Les vieux chevaux de poste, de chasse, et en général ceux qui sont usés, quand ils sont fatigués, aubinent, au lieu de galoper.

De l'action de reculer.

De tous les mouvemens que le cheval peut exécuter, celui qui lui est le plus pénible est de reculer: il est rare que, livré à lui-même, il emploie cette action; il lui est bien plus facile, lorsqu'il veut s'écarter de quelque objet, de le faire en se portant de côté: mais le cheval conduit recule à peu-près aussi loin que l'exige son conducteur, malgré que ce mouvement lui coûte plus qu'aucun autre, et devienne encore plus difficile si on veut qu'il le fasse sur une ligne droite de quelque étendue.

Pour reculer, le cheval se rassemble en s'affermissant d'abord sur ses extrémités, en rapprochant un peu sa tête et son encolure, et portant ainsi une partie de leur poids en arrière; le dos et les reins, en se voussant légèrement, prennent leur point d'appui sur la croupe; celle-ci s'incline un peu et s'appuie fortement sur les cuisses; les jambes et les jarrets, qui sont plus fléchis, supportent la surcharge d'une plus grande partie de la masse, et sont obligés à une plus grande force de contraction ; les parties inférieures de ces extrémités sont plus rapprochées du centre de gravité, tandis que les extrémités antérieures, plus étendues, en sont plus éloignées.

Alors commence le mouvement : d'abord les reins se raidissent pour faciliter la flexion de la première jambe qui va se mouvoir ; cette jambe quitte le sol, et les muscles, par des actions opposées à celles qui leur sont ordinaires (c'est-à-dire que plusieurs des extenseurs font l'office de fléchisseurs, et que plusieurs fléchisseurs deviennent extenseurs), portent l'extrémité en arrière. C'est assez ordinairement par une extrémité postérieure que le cheval commence à reculer ; celle de devant du côté opposé se porte de même en arrière au moment où la première levée est prête à se poser ; l'autre bipède diagonal, quoique déjà placé dans la situation qui doit favoriser son mouvement, reste fixe pour soutenir la masse, jusqu'à ce que la première extrémité levée se soit posée, et que la seconde soit prête à l'être, puis, par les mêmes actions, se porte aussi en arrière : et ainsi de suite, jusqu'au moment de l'arrêt.

Quelquefois c'est par une extrémité antérieure que le cheval entame le mouvement ; quelquefois encore le bipède diagonal est soulevé et se pose simultanément.

Le jeu de tous les muscles s'exécutant en quelque sorte par des mouvemens qui ne leur sont pas habituels, pour que l'animal recule avec sûreté il ne peut le faire que doucement, puisque chaque muscle est obligé, pour agir, de rechercher un point fixe auquel il n'est point accoutumé; c'est aussi par cette raison que si le cavalier exige trop de promptitude dans cette action, elle ne peut qu'être désordonnée, fatiguer beaucoup les jarrets, et souvent donner lieu à des chutes.

Le cheval qui recule se berce toujours un peu; celui qui n'est pas dressé à cet exercice se porte toujours de côté; on ne peut obtenir qu'avec difficulté qu'il conserve la ligne droite pendant quinze ou vingt pas, parce qu'il ne peut dégager facilement les extrémités qui se meuvent les premières, si le poids du corps n'est pas rejeté sur le côté qui porte, et que ce poids occasionne toujours une déviation dont le degré est relatif au plus ou moins d'intégrité et de force des membres.

Pour reculer directement, il faut que l'animal ait une grande force dans le dos, le rein et les jarrets; que ces parties soient parfaitement saines: plus les deux premières seront courtes, plus il aura de facilité. Les chevaux ensellés, ceux dont le rein est long ou les jarrets sont faibles, reculent plus difficilement et souvent se défendent.

DE LA FERRURE.

L'action de ferrer est d'appliquer sous l'ongle une espèce de croissant de fer aplati, contourné suivant les dimensions de la paroi, dont l'usage principal est de le garantir de l'usure, et de le maintenir pendant un temps dans une longueur proportionnée.

On remédie souvent par la ferrure aux diverses altérations, soit naturelles ou accidentelles dont le pied est susceptible, et qui peuvent rendre l'appui moins ferme, pénible, ou douloureux. On réussit encore par elle à obvier quelquefois aux inconvéniens qui peuvent résulter des manques d'aplomb ou de direction auxquels les membres ne sont que trop fréquemment disposés.

Le fer dont on doit se servir pour forger les fers, doit être liant et doux; un fer cassant ne résiste pas aux heurts violens qu'il reçoit à chaque foulée de l'animal, principalement dans les allures précipitées.

Le fer doux se reconnaît en ce qu'il ne casse pas facilement quand on frappe dessus à faux; on peut le ployer à plusieurs reprises et en différens sens sans le rompre ou le désunir; sa cassure présente des nervures noirâtres, dont les extrémités portent de petites facettes peu brillantes. Le fer aigre se casse net sans beaucoup d'efforts, sa cassure présente des facettes étendues très-brillantes et n'ayant aucune liaison entre elles.

Le morceau de fer préparé pour forger un fer à cheval, se nomme *lopin*.

La surface du fer à cheval, ou sa partie aplatie est ce qu'on appelle sa *couverture*, ses bords se nomment *les rives*.

On reconnaît la *pince*, qui répond à la pince du pied; les *mamelles*, qui en forment le contour; les *branches*, qui correspondent aux quartiers: l'extrémité de chaque branche se nomme *l'éponge*.

Les trous, ou les étampures, dans lesquels on

enchâsse les têtes des clous qui fixent le fer, ont une forme carrée, plus évasée du côté qui répond au sol ; ils diminuent de capacité à mesure qu'ils s'enfoncent dans l'épaisseur du fer, au point que la surface de celui-ci, qui repose sur le pied, n'est percée que d'un petit trou carré-long, lequel ne doit pas avoir plus d'étendue que le volume de la lame qui doit le traverser.

L'étampure divise la surface du fer en neuf parties.

Pour les fers de devant, la première en dehors doit être distante de l'éponge d'un trou et demi, les autres, compassées à distance égale, cependant de manière à ce que la distance de la dernière étampure à l'extrémité de l'éponge interne soit un peu plus éloignée qu'à la branche externe. Pour les fers de derriere, les trous sont plus rapprochés des éponges. On étampe ordinairement quatre trous sur chaque branche, et on laisse l'intervalle d'un trou et demi d'une étampure à l'autre en pince.

Les étampures doivent être placées aussi près que possible de la rive externe du fer ; néanmoins celles de la branche du dehors en sont un peu plus écartées, parce qu'on laisse toujours le fer déborder légèrement le pied en dehors, ce qu'on nomme *le faire garnir ;* tandis qu'en dedans il ne doit pas dépasser le bord de la paroi, ce qui s'exprime par le terme de *juste*.

Quand les trous ne sont pas assez près de la rive externe du fer, on dit qu'il est *étampé gras* ou *trop gras*, suivant que l'étampure se rapproche du milieu de la couverture : c'est un inconvénient qui expose le maréchal à implanter les clous dans le vif et à rendre le cheval boiteux. Si l'étampure est trop près du bord, le fer est étampé *maigre* ; c'est aussi un inconvénient pour la branche du dehors, parce que le maréchal est obligé de diriger la pointe du clou en dedans (ce qu'on nomme *puiser*), afin de pouvoir arriver à la bonne corne, et ne peut tellement maîtriser sa direction, qu'elle n'atteigne aussi quelquefois les parties vives.

L'épaisseur du fer doit être égale partout ; elle doit être proportionnée à son volume : généralement pour tous les pieds, cette semelle doit être légère, mais plus encore pour ceux qui sont dérobés ou défectueux.

Néanmoins on est dans l'habitude de laisser une plus grande épaisseur en pince aux fers de derrière, parce qu'en général les chevaux usent plus du derrière que du devant. Les éponges de ces fers sont aussi un peu plus étroites qu'à ceux destinés aux pieds antérieurs.

Les *crampons* sont des espèces de crochets retroussés carrément au bout de l'éponge du fer ; celui qu'on lève en dedans est ordinairement plus petit, plus arrondi : on l'appelle *mouche*. On crampone plus généralement les fers de derrière que ceux de devant, plutôt l'hiver que l'été ; il est des pays, particulièrement dans le Nord, où les chevaux sont cramponnés des quatre pieds en toute saison, et où pendant l'hiver on ajoute un troisième crampon soudé en pince : celui-ci se nomme *grappe*.

26

Le *pinçon* est une appendice mince que l'on tire de la rive extérieure du fer, ordinairement en pince, et qui le surmonte ; on le couche sur la surface externe de la paroi quand le fer est attaché : son usage est d'ajouter à la solidité de la ferrure, en diminuant l'effet de l'ébranlement que les chocs réitérés du pied pourraient produire sur les clous. On pratique de même, suivant les cas, un ou plusieurs pinçons dans un endroit ou l'autre du pourtour du fer.

Les clous à cheval doivent être du fer le plus doux. Leur tête forme une masse pyramidale carrée, fabriquée de manière à se mouler et à se loger parfaitement dans l'étampure ; la partie supérieure de cette tête est taillée de cinq facettes, dont quatre sont rabattues obliquement ; on la nomme *le diamant*. La lame du clou est plate, mince, proportionnée en longueur à la force de la tête : cette longueur doit pécher plutôt par excès que par défaut ; un clou trop court ne peut atteindre la bonne corne que près de sa pointe, qui est plus étroite et plus mince, et avec laquelle on ne peut faire un rivet suffisamment raide et solide.

On ne peut brocher le clou sans qu'auparavant il ait été affilé : pour cet effet, la lame étant posée sur une enclume quelconque, on frappe à petits coups tout le long, afin de la dresser et de la raidir un peu, pour qu'elle ne plie pas en pénétrant dans la corne ; on fait ensuite à la pointe un petit biseau court et solide, que l'on nomme l'*affilure* : ce biseau doit être tourné du côté interne du pied lorsqu'on implante le clou, afin d'en repousser la pointe en dehors lorsqu'elle a pénétré une certaine étendue de la paroi : une méprise à cet égard est toujours funeste ; l'affilure tournée à rebours dirige la pointe vers le vif et occasionne l'enclouure.

Pour pratiquer la ferrure, l'opérateur doit d'abord, après avoir rompu les rivets des clous, éviter autant que possible d'éclater la corne, en enlevant le vieux fer avec attention, et non brusquement comme le font une partie des maréchaux ; il introduira donc un des mors des tricoises sous une des branches, et fera ensuite une espèce de pesée pour la soulever ; puis enlevera, les uns après les autres, les clous dont les têtes seront sorties de l'étampure ; il en fera autant de l'autre côté, et successivement jusqu'à ce que le fer soit entièrement détaché.

Le pied étant déferré, on retranchera avec le rogne-pied et le boutoir la portion de corne surabondante et qui aura cru depuis la dernière ferrure, en ayant soin de n'anticiper sur la sole que le moins possible, celle-ci n'ayant jamais trop d'épaisseur pour garantir les parties vives de l'atteinte trop immédiate des corps étrangers qui se rencontrent fréquemment sur le sol, et d'ailleurs se renouvelant par couches, dont les dernières tombent d'elles-mêmes en écailles sans qu'il soit nécessaire de les enlever. On doit de même laisser à la paroi toute son épaisseur quand le pied est suffisamment abattu, sans chercher à la diminuer avec le rogne-pied ou la râpe, dans l'intention de rendre le pied moins volumineux et plus beau ; mais alors l'épaisseur de la paroi étant moindre, il restera moins de

place pour brocher les clous ; la surface extérieure de la paroi, n'étant plus recouverte de cet
émail qui en fait la principale solidité, sera éclatée,
fendue par les lames, et le pied ne tardera pas à
devenir dérobé. On ne doit pas non plus abattre
trop de pied, il vaut mieux lui laisser sa force que
d'approcher trop près du vif ; ce qui rend l'appui
douloureux, par conséquent la marche pénible,
et accélère l'usure du cheval si cette pratique est
renouvelée souvent.

La surface du pied sur laquelle doit être fixée
le fer sera parée bien droit, sans encoches ni hauts
et bas, afin que cette semelle puisse porter le plus
exactement possible sans être obligé de brûler
pour qu'elle fasse son empreinte.

Le maréchal véritablement artiste examine
avant tout les aplombs et la direction des membres, puis, par les endroits où le vieux fer est le
plus usé, la manière dont se fait l'appui ; ces premières données le conduisent à ajuster le nouveau
fer de façon à modifier, autant que possible, les
inconvéniens qui résultent de certaines défectuosités naturelles ou accidentelles des extrémités, et
à procurer au pied une plus grande étendue dans
ses points de contact avec le sol.

Le pied suffisamment abattu, toute la mauvaise
corne enlevée, l'ouvrier, qui doit toujours avoir
une certaine quantité de fers de toutes dimensions
forgés à l'avance, choisit celui qui convient au
pied, le met au feu par une éponge, puis par
l'autre, et les unit carrément sur l'enclume, ce

qui s'appelle les *refouler* ; il le chauffe ensuite en son entier pour lui donner le tour du pied et l'ajusture convenable.

Le fer ne doit jamais dépasser l'extrémité des talons : en général la ferrure courte est la meilleure ; elle conserve mieux le pied que celle qui est trop longue, dont l'inconvénient est d'écraser les talons, de produire des bleimes, d'être sujette à s'engager par les éponges dans les inégalités du sol, et par conséquent de faire déferrer souvent le cheval : d'un autre côté, cette extrémité du fer, ne portant sur rien, forme, quand l'appui se fait sur les talons, une espèce de lévier qui ébranle les clous, fatigue la corne, et finit par rendre le pied dérobé.

Ajuster un fer, c'est former à sa face sur laquelle doit poser le pied, une concavité ou voussure plus ou moins considérable, suivant les indications : il est de règle générale pour les bons pieds de ne donner de l'ajusture qu'en pince, laissant les branches et les éponges à plat ; cette manière conserve les quartiers et les talons, rend la ferrure plus solide et met le cheval plus d'aplomb.

Quelle que soit l'ajusture que l'on donne à un fer, il doit être parfaitement uni sans qu'on puisse apercevoir en aucune de ses parties l'empreinte des coups de marteau.

Quand l'ajusture est finie, on présente le fer sur le pied pour s'assurer s'il en prend bien la tournure ; le maréchal habile, qui a le coup d'œil juste, saisit ordinairement la tournure du pied du premier coup, sans être obligé de retourner deux ou trois fois à l'enclume, comme tant d'autres le font pour rectifier la tournure ou l'ajusture du fer qu'ils n'ont pas réussi à bien rencontrer d'abord.

Nous avons dit que le pied devait être paré relativement à sa forme et aux aplombs du cheval ; cependant le boutoir doit unir parfaitement la surface sur laquelle doit être placé le fer, et celui-ci ajusté comme le pied a été paré, de manière à ce qu'il porte sur cette surface, mais plus particulièrement sur la paroi sans laisser de jour entre les deux. Peu de maréchaux ont cette louable habitude, beaucoup taillent le pied sans attention plutôt qu'ils ne le parent : aussi pour s'en épargner le soin, ils apportent le fer chaud sur le pied, et lui font brûler la corne jusqu'à ce qu'il y ait fait son empreinte. S'ils n'ont pas rencontré la tournure du pied, ils renouvellent plusieurs fois leur dangereuse manœuvre, dont l'inconvénient est non-seulement de faire pénétrer la chaleur jusqu'aux parties vives qu'elle brûle, d'où suivent nécessairement tous les accidens qui peuvent résulter d'une brûlure, mais encore d'altérer la texture de la corne et par la suite la forme du sabot, et de produire des pieds dérobés.

On ne doit jamais permettre au maréchal de laisser long-temps le fer chaud sur le pied, et pour peu qu'un cheval ait la corne usée ou de mauvaise nature, il vaut mieux que l'opérateur emploie plus de temps à parer avec le boutoir pour faire porter le fer, que d'être obligé, par exemple, de s'arrêter en route par suite de la maladresse de l'ouvrier, qui aura rendu l'animal boiteux en lui brûlant la sole.

Le fer ajusté et portant bien , il ne reste plus qu'à l'attacher: pour cet effet , on choisira des clous affilés , dont les lames seront proportionnées à la force du pied et à la qualité de la corne, et dont les têtes devront de même être proportionnées à la profondeur de l'étampure, de manière qu'elles soient enchâssées dans l'épaisseur du fer, et qu'il n'y ait que la partie rabattue ou *le diamant* qui dépasse sa surface : on aura soin de placer du côté du talon les plus petits , ceux qui auront la lame la plus mince, principalement au côté interne.

L'action d'implanter les clous dans l'épaisseur de la paroi , et d'en faire ressortir la pointe à une certaine hauteur se nomme *brocher*.

Il faut faire attention en brochant que la lame ne soit point coudée dans le pied par un coup donné à faux ou par la résistance que la pointe éprouve à traverser la paroi ; ce coude, que forme le clou , comprime ou blesse quelquefois le vif et fait boiter le cheval.

On doit brocher également , c'est-à-dire que les clous doivent sortir de la paroi à la même hauteur ; néanmoins comme le quartier interne est toujours plus faible, il est bon d'y brocher un peu moins haut, sur-tout en talon.

Tous les clous étant brochés , l'ouvrier affermira les têtes des clous dans les étampures en frappant successivement sur chacune d'elles, et plaçant sa tricoise sous le fer , afin de ne pas faire ressentir trop fortement les coups sur le pied ; il coupera ensuite les pointes le plus près possible de la paroi, enlevera avec le rogne-pied la petite portion de corne qui a été éclatée par la sortie de la lame, et sur laquelle on ne pourrait faire de rivure solide ni propre. Si quelques légères portions de la paroi dépassaient le fer, il les retranchera en même temps, ayant soin de suivre la direction des fibres cornées ; puis il rivera en frappant d'une part sur la tête du clou, et en appuyant de l'autre un des mors de la tricoise sous l'extrémité coupée de la lame : les rivets étant ainsi relevés, on place successivement la tricoise sur la tête de chaque clou ; on appuie fortement pour l'empêcher de remonter, et de l'autre main qui tient le brochoir, on frappe à petits coups sur chaque rivet afin de l'enchâsser, de le noyer en quelque sorte dans l'épaisseur de la paroi. Les rivets ne doivent pas être trop longs, ils pourraient se redresser, et puis la ferrure n'a pas la même propreté ; trop courts, ils ne sont pas suffisamment solides.

La ferrure finie, on passe légèrement la râpe autour de l'extrémité inférieure de la paroi pour l'unir et effacer les coups de rogne-pied ; on ne doit pas râper sur les rivets, ce qui diminue leur force, ni sur toute l'étendue de la paroi, ce qu'on appelle *râper à blanc*. Par cette pernicieuse pratique, on enlève l'émail de la corne, les fibres qui sont au-dessous se trouvent soumises à l'impression de l'air, qui les dessèche, altère leur tissu ; et si on râpe ainsi plusieurs ferrures de suite, le pied ne tarde pas à être déformé ou à devenir dérobé.

Des Fers autres que ceux ordinaires.

Le fer à *lunette* est celui dont les éponges ont été retranchées ; il ne diffère des autres que parce qu'il est plus court : cette abréviation est relative aux cas pour lesquels ce fer est indiqué ; les extrémités de ces branches sont ordinairement amincies en biseau. Quand le talon est assez fort, on y pratique une entaille pour y loger ces extrémités, la surface inférieure du fer se trouve alors de niveau avec la superficie des talons ; on l'emploie pour les pieds dont on veut faire porter les talons à terre : les chevaux qui peuvent supporter cette ferrure glissent moins, sont plus solides sur le pavé plombé ; ils sont moins sujets à se déferrer ; elle a réussi quelquefois à faire marcher droit des chevaux dont les pieds étaient douloureux par suite de la mauvaise conformation des talons. On la met encore en usage aux pieds de devant des chevaux qui forgent.

On nomme fer *tronqué* celui dont on a retranché plus ou moins une des branches. On l'applique dans le cas où le pied aurait subi une opération sur un des quartiers ou des talons : son but le plus ordinaire est de laisser le mal à découvert pour faciliter les pansemens, et d'empêcher le pourtour de la paroi qui reste de s'éclater ou de s'user. On prolonge encore quelquefois son usage après la guérison, surtout quand le cheval marche sur la terre, afin que la nouvelle corne croisse plus vite et prenne plus de consistance.

Le fer *couvert* a plus de surface que les autres ; on l'emploie pour les pieds plats, afin d'en garantir la sole, qui est ordinairement plus mince et se trouve plus exposée à être foulée ou entamée par les corps durs qui se rencontrent sur le sol : il sert encore plus particulièrement pour les pieds combles, et pour ceux qui ont des oignons ou des croissans ; on donne alors plus d'ajusture, et on pratique, suivant les indications, des espèces de concavités correspondantes aux parties convexes du pied sur lesquelles on veut empêcher le fer de porter. On ne peut prescrire de règle positive pour ces sortes de fers, les altérations du pied doivent les déterminer ; mais en général on ne doit jamais donner que l'ajusture strictement nécessaire, sans entôller le fer dans toute son étendue, si cela n'est pas utile. Il est reconnu que l'excès d'ajusture ruine la paroi, dispose les pieds plats à devenir combles, et d'un autre côté rend l'appui du cheval moins solide, puisqu'il marche comme s'il avait une boule sous le pied.

On appelle fer *à planche* celui qui porte à ses extrémités une bande plate nommée *traverse* : elle se pratique en recourbant sur son épaisseur chaque éponge, qu'on a eu soin, en forgeant le fer, de laisser plus longue, et les soudant ensuite dans le milieu pour former cette bande, qui doit être en général un peu moins couverte et un peu moins épaisse que le reste du fer.

Cette sorte de ferrure est utilement employée pour les pieds qui ont subi des opérations, ceux qui sont douloureux, qui ont des bleimes, les talons faibles, etc. ; on en fait ordinairement porter la traverse sur la fourchette ; mais elle agit principalement quand l'on peut lui donner un point d'appui suffisant sur ou près des talons, en bornant et fixant même les mouvemens dont l'organisation de la partie postérieure du pied la rend susceptible à chaque foulée; ces mouvemens qu'on peut aisément observer à tous les pieds, sont plus conséquens dans ceux qui sont gras, trop volumineux; quand les talons sont bas ou encastellés, ils deviennent douloureux s'il existe un point d'irritation dans la partie, surtout quand le cheval marche sur un terrain inégal ou dur; et nous saisirons ici l'occasion d'énoncer qu'ils donnent lieu bien plus fréquemment qu'on ne le croit à ces claudications de causes occultes, dont une infinité d'observateurs peu attentifs recherchent souvent le siége bien loin.

On donne au fer à planche diverses formes, selon les accidens auxquels on veut remédier.

Si, par suite du défaut d'aplomb ou de faiblesse, un cheval se coupe, on le ferre *à la turque* : les fers qui portent ce nom ont aussi diverses formes; les plus ordinaires ont six étampures sur la branche du dehors, et deux seulement sur la mamelle du dedans; la branche de ce côté doit être plus mince et un peu plus courte que l'autre, on en arrondit toujours la rive extérieure; cette branche, à partir de la pince, doit être droite et rentrée le plus possible, afin de pouvoir retrancher autant qu'on le pourra la paroi du quartier interne, et tâcher de la rapprocher de la perpendiculaire de la couronne, parce qu'il ne suffit pas que le fer soit rentré de manière à ce que sa branche soit enchâssée dans

le quartier, puisque l'expérience démontre tous
les jours qu'une infinité de chevaux, quoique ferrés
à la turque, se coupent encore avec la corne si
le quartier n'a pas été suffisamment réformé.

Notre méthode particulière est de laisser le moins
de longueur possible à la branche interne du fer
à la turque ordinaire, parce que si cette branche,
qui n'est point assujettie et ne porte pas sur la
paroi, avait autant de longueur que l'autre, il doit
de toute nécessité s'ensuivre une espèce de lévier,
qui, agissant sur l'autre branche, ébranlera les
clous et fera bientôt détacher le fer, comme cela
arrive fréquemment. Nous avons reconnu, et d'autres avant nous, que le cheval n'était pas plus mal
à l'aise avec cette ferrure; qu'elle était plus solide,
et que le talon qui n'était pas couvert, au lieu de
s'user comme on serait porté à le croire, acquérait
au contraire plus de force et de hauteur.

On modifie les fers à la turque suivant les indications : si le cheval se coupe de la mamelle, on
rentre autant qu'on le peut celle du fer, on n'y
étampe point de trous; on en pratique alors deux
ou trois à l'extrémité de la branche, qui, en ce
cas, doit se prolonger jusqu'à l'extrémité du talon;
celui-ci est dit *à la demi-turque*.

On ne réussit pas toujours, par ces deux premiers
fers, à empêcher les chevaux de se couper, sur-
tout ceux qui manquent d'aplomb, dont les jarrets
sont clos, etc. C'est pour cela qu'on met en usage
des fers à la turque, dont la branche interne, quoique très-étroite, est en même temps très-épaisse,
afin de porter le pied en dehors et de chercher à

corriger le défaut de l'extrémité ; c'est encore dans la même intention qu'on forge le *fer à bosse* : il ne diffère de l'autre que parce que la masse de fer forme une élévation sur le milieu de la branche, qui, dans ses autres parties, n'a qu'une épaisseur ordinaire : souvent les fers à bosse sont étampés à la demi-turque.

On nomme assez improprement fer *à caractère* celui dont les étampures, au lieu d'être espacées comme dans le fer ordinaire, se trouvent au contraire placées en certain nombre sur les parties qui correspondent aux endroits où la paroi offre assez de consistance et d'épaisseur pour y brocher solidement et sans danger.

Ce fer est usité pour les pieds dérobés ; il peut être couvert ou à planche, etc., selon les indications. Dans ceux ordinaires, on étampe deux trous en pince, et trois à l'extrémité de chaque branche, parce que le talon est toujours en général la partie la plus solide du pied, celle qui s'éclate le moins, principalement aux pieds postérieurs ; la pince étant aussi un peu plus consistante que les mamelles et les quartiers, on y trouve souvent encore assez de paroi pour y brocher deux clous. D'autres fois, le fer à caractère porte quatre trous en pince et deux sur chaque talon : celui-ci est plus généralement en usage pour les pieds de devant, parce qu'ici la pince étant plus arrondie, la paroi présente une surface plus étendue pour loger un plus grand nombre de lames, tandis que presque toujours les talons sont faibles, minces ou renversés, et qu'on ne peut y implanter des clous qu'avec une extrême circonspection. Au surplus, le but principal qu'on doit se proposer pour ferrer un pied dérobé, est d'assujettir le fer solidement, afin d'améliorer autant que possible la paroi sans avoir égard à la régularité des étampures, qui ne doivent être pratiquées que dans les endroits où se rencontrera la bonne corne.

Les fers *à l'anglaise* diffèrent peu des nôtres quant à la forme ; mais, au lieu d'étampures, ils portent sur toute l'étendue du bord externe de leur surface inférieure, une rainure profonde, dans laquelle se trouvent percés de distance en distance des trous qui donnent passage aux clous, dont les têtes, au lieu de présenter une masse pyramidale, sont petites, peu élevées et aplaties dans le sens de la partie plate de la lame, de manière à se loger dans la rainure du fer.

Nous terminerons cet article de la ferrure par la description des fers *à tous pieds* : il en est de plusieurs sortes, ils doivent être combinés de manière à s'ajuster au plus grand nombre de pieds possible ; on ne s'en sert ordinairement que lorsqu'un cheval se déferre sur une route : on l'attache alors du mieux qu'on peut, afin de pouvoir arriver au premier endroit où se trouvera un maréchal sans que le pied soit abîmé.

Le fer *simple* à tous pieds se compose de deux branches réunies en pince par une charnière, en sorte qu'on peut l'ouvrir ou le fermer selon la dimension du pied auquel on veut l'adapter ; toute l'étendue de chaque branche est semée d'autant de trous qu'on peut en placer, de manière que si le pied est dérobé, il se trouve toujours quelque étampure à l'endroit de la bonne corne.

Le fer à tous pieds *à double brisure* diffère de l'autre, en ce qu'il est divisé en trois par une charnière sur chaque mamelle.

Il est encore de ces sortes de fers sans étampures : ceux-ci, comme les autres, sont brisés en pinces par une charnière ; chaque branche porte sur toute la circonférence de sa rive externe un large pinçon, continu, dentelé ; les éponges, plus épaisses, sont percées chacune d'un trou transversal, dans lequel passe un boulon à tête aplatie d'un côté et à vis et à écrou à l'autre extrémité. Pour mettre ce fer en usage, on l'ouvre d'abord suivant la capacité du pied, puis on serre ensuite l'écrou du boulon jusqu'à ce que le pinçon circulaire embrasse aussi étroitement que possible le pourtour de la paroi ; on frappe encore à petits coups sur ce pinçon pour le serrer et le rapprocher davantage : car c'est de lui seul que dépend toute la solidité de cette espèce de ferrure, qui maintenant est presque tombée, avec juste raison, dans l'oubli.

Un autre fer à tous pieds bien plus commode que ceux-ci, mais qui ne peut s'appliquer à plusieurs chevaux qu'autant qu'ils ont les pieds à-peu-près de même dimension, est celui dit *à la maréchal de Saxe*, ou mieux *à soulier*.

Il se compose d'un fer à planche rivé sur une forte semelle de cuir qui dépasse un peu le fer ; sur le bord de cette semelle est cousue une empeigne en cuir de vache, taillée de manière à ce qu'elle présente la même forme que le sabot et remonte jusqu'à la couronne; la partie postérieure de cette empeigne est ouverte, afin de pouvoir y introduire le pied ; en arrière et à l'endroit qui répond au milieu de la traverse du fer, est cousu à la semelle un autre cuir de deux pouces ou environ de largeur, doublé en forme de passant, et devant aussi remonter jusque dans le paturon sans néanmoins être trop élevé : ce passant, au-dessous duquel doit encore être un feutre de cuir plus mince, est destiné à recevoir deux courroies fixées, une de chaque côté sur les parties latérales et au milieu de la hauteur de l'empeigne; ces courroies introduites dans le passant s'y croisent, font presque le tour du sabot pour aller se boucler, du côté opposé, à une boucle située obliquement en avant et au-dessus de leur point de départ.

On concevra aisément que l'emploi de ce soulier est plus facile que celui de tous les autres fers à tous pieds, qui se fixent par des clous, que beaucoup de gens ne savent pas ou hésitent de brocher, dans la crainte de piquer le cheval : ce dernier ne présente aucun de ces inconvéniens, et peut être mis en usage par tout le monde, puisqu'il ne s'agit pour le faire tenir que de boucler deux courroies.

En Espagne, on se sert aussi d'un soulier à-peuprès de même forme que celui-ci, mais il est fabriqué en tissu de grosse et forte ficelle; il n'y a point de fer en dessous; il se serre dans le paturon, en tirant sur des cordons de la même manière que pour fermer une bourse. Il n'est pas besoin de dire que le nôtre l'emporte de beaucoup sur celui-ci, en ce qu'il dure bien plus long-temps, et qu'on peut le fixer plus solidement, parce que les courroies n'embrassant que le sabot, on ne doit pas craindre de les serrer : tandis que si on serrait trop les liens de l'autre, on courrait risque d'intercepter la circulation dans le pied.

Nous omettrons à dessein de parler des fers *à la florentine*, *à pantoufle*, *à la bâtière*, *etc.*, et d'une infinité d'autres ; ceux à la florentine, dont il est de plusieurs sortes, n'étant guéres en usage que pour des pieds défectueux, qui rendent le cheval impropre à la selle, sont cependant généralement employés pour les mulets, mais sous une forme différente. Quant aux autres, il sont employés modifiés, ou peuvent être inventés par l'artiste selon les indications.

MANIÈRE

De procéder à l'examen d'un cheval qu'on veut acheter.

On doit, en entrant dans l'écurie, examiner l'attitude du cheval : c'est déjà un commencement d'indication favorable, s'il est bien placé, surtout si le vendeur n'a pas éveillé son attention, soit par un appel de langue, un claquement de fouet, ou un coup ; sa physionomie, son regard doivent aussi être remarqués ; on le fait ensuite sortir de sa place (1) ; on l'arrête à quelques pas de

---

(1) Les marchands de chevaux de Paris, et généralement ceux des grandes villes, sont dans l'usage de faire essuyer,

la porte pour examiner les yeux , en procédant comme nous l'avons indiqué en traitant de ces organes; on s'assure si l'auge est nette en y passant la main ; on écarte les ailes de l'une et l'autre narine, pour visiter attentivement la membrane nasale ; après on ouvre la bouche pour connaître d'abord l'âge, puis si la langue n'a pas été entamée ou coupée, si la conformation des barres est en concordance avec elle, enfin si celles-ci ne sont tellement défectueuses ou altérées qu'on ne puisse y ajouter convenablement un mors avec lequel on pourrait conduire l'animal sans craindre qu'il se refuse à la volonté de son conducteur.

Cette première opération achevée, faites sortir tout-à-fait le cheval ; faites-le placer dans le milieu d'une espace sur une surface plane plutôt que contre un mur ; ne permettez - pas que le marchand l'assaillisse de coups, sous le prétexte de vous montrer sa vigueur : son but est de soustraire ses dé-

---

éponger, peigner le cheval avant de le sortir de sa place pour le présenter ; mais en même temps que leurs garçons tournent autour de lui pour s'acquitter de ce soin, ils introduisent adroitement, dans l'instant où ils paraissent peigner la queue, un morceau de gingembre ou du poivre dans l'anus : le but apparent de cette pratique est de faire paraître que l'animal porte bien sa queue ; mais l'irritation que ces substances produisent dans le rectum occasionne de plus une espèce d'inquiétude qui montre le cheval plus éveillé, lui donne une vigueur factice, qui cesse quand la drogue ne produit plus d'effet. Cette manœuvre frauduleuse ne peut qu'en imposer : il faut surveiller les marchands de très-près pour qu'ils ne la mettent pas en usage.

fauts à vos remarques ; mettez-vous à quelque distance, examinez d'abord l'ensemble de son profil,
comment il est placé : les bons chevaux se placent
naturellement et restent dans cette position assez
de temps ; il faut au contraire beaucoup de peine
pour parvenir à mettre sur leurs quatre pieds
ceux qui sont ruinés, souffrans, ou faibles ; obser-
vez ses membres, ses aplombs ; voyez comme il
porte sa tête, si le palefrenier qui le tient n'emploie
pas des efforts ou la ruse pour la lui faire relever.
On s'approche ensuite, on palpe l'encolure en la
prenant avec les doigts sur la crinière pour s'assurer si les chairs sont fermes ; coulez la main le
long de l'épine, pincez le rein pour juger de sa
souplesse ; n'oubliez pas de remarquer la gouttière
de la jugulaire : il y existe quelquefois une cicatrice
peu apparente et recouverte par le poil, elle est généralement la suite d'un thrombus qui aura détruit
le vaisseau ; quand bien même on n'apercevrait
pas de cicatrice, il est encore très-important de
faire onduler et gonfler la veine, afin de reconnaître si elle est intacte ; scrutez les mouvemens du
flanc ; passez ensuite à l'examen partiel de chaque
extrémité. On doit se souvenir que la moindre
tare qui ne serait qu'un léger défaut ailleurs, peut
être ou devenir très-nuisible soit à la liberté des
allures, ou à la fermeté de l'appui ; c'est pourquoi
on ne saurait y apporter trop d'attention. On glis-
sera la main le long du tendon et des faces latérales du canon en les prenant entre les doigts : **on**
devra les sentir nets, bien détachés, exempts de
suros et de tuméfactions ; on continuera à couler

sa main dans le paturon pour découvrir si le poil
ne cache pas quelques crevasses ou quelques cicatrices, qui pourraient indiquer que le cheval y est
sujet pendant l'hiver. On fera ensuite lever le pied
pour s'assurer d'abord si l'animal le donne volontiers et n'est pas difficile à ferrer, et en même
temps pour explorer avec attention toutes ses parties. On passe ensuite à l'examen de l'arrière-main;
les jarrets sur-tout doivent être visités avec soin,
aucune tare ne peut y être indifférente; on connaît les conséquences des éparvins courbes, jar-
dons etc.; on sait que sa largeur indique sa force,
néanmoins cette largeur peut résulter d'une plus
grande épaisseur de la peau; en ce cas l'organe ne
sera pas plus fort que s'il était moins large avec
une peau plus mince. On procédera pour le reste
de l'extrémité comme à celle antérieure (1).

Cet examen de pied ferme terminé, il faut après
juger des mouvemens du cheval et de ses allures :
faites-le partir d'abord au pas, sur une ligne directe; soyez sur-tout très-attentif au moment du
départ : il doit être prompt, aisé; l'animal doit se
mouvoir en même temps que celui qui le conduit
commence son mouvement, et sans avoir besoin
d'être sollicité par des coups de fouet; placez-vous
derrière, laissez-lui faire ainsi trente ou quarante
pas; faites le revenir de même : l'instant où il pi-
vote pour retourner ne doit pas échapper; si le
cheval éprouve de la douleur ou de la gêne, c'est

____

(1) Il n'est pas besoin de dire que la même opération doit
être répétée pour l'autre face.

alors que le bipède sur lequel il tourne se trouvant plus chargé, il fléchira plus tôt : ensuite laissez-le passer devant vous. Pendant cette action, on doit décomposer en quelque sorte les mouvemens de chacun des rayons des membres ; se rappeler de ce que nous avons dit aux articles *trides droits*, etc. ; puis on lui fait recommencer le même trajet au trot, ayant attention que le palefrenier ne le tienne pas de trop près de manière à ce qu'on appelle *le soutenir*, pour dissimuler ses défauts (1). Il faut au contraire exiger qu'il lui laisse au moins un pied de longe, empêcher que personne ne le suive pour le stimuler, et veiller encore que le garçon n'ait pas lui-même un fouet ou un bâton dans l'autre main, dont il se sert adroitement pour frapper son cheval par derrière. Nous avons indiqué au chapitre des *allures* la manière d'examiner le cheval au trot ; nous devons cependant encore rappeler que ces exercices doivent avoir lieu sur le pavé, ou sur un terrain rocailleux, parce que tel cheval qui paraît droit sur la terre peut souvent être boiteux ou sensible sur le pavé.

Après ces opérations, il faut encore essayer l'animal aux exercices auxquels on le destine : cet

---

(1) On voit des garçons marchands tellement adroits à soutenir les chevaux, qu'ils empêchent souvent d'apercevoir qu'un cheval éprouve de la douleur dans son appui, d'autant que leur maître a bien soin de tourmenter l'animal par derrière avec son fouet, lui fait exécuter une multitude de sauts désordonnés, afin de masquer ce qu'on pourrait reconnaître si l'allure était régulière.

essai ne doit pas se borner à quelques pas, ni être fait sur un terrain que le cheval est accoutumé à parcourir ; néanmoins il doit être proportionné à la force de l'animal relativement à son âge : car tels sont très-mous, par exemple, à quatre ans, et peuvent devenir très-robustes et avoir beaucoup de fond quand leur développement sera achevé ; mais ici le connaisseur juge par les moyens actuels de ce que seront ceux à venir On n'usera pas de la même indulgence pour les chevaux faits, ceux-ci seront menés dans les lieux les plus fréquentés et où il se fait du bruit, pour s'assurer s'ils ne sont pas ombrageux ; ils doivent être essayés à fond et à toutes les allures, sur les terrains les plus difficiles, sans oublier de les faire reculer. On s'exposerait à être souvent trompé si on écoutait les propos des vendeurs qui recommandent toujours de ménager l'essai ; car nous avons vu maintes fois le cheval très-bien fournir une première course, puis après se faire couper de coups de fouet ou d'éperons si on en recommençait une seconde, ou si la première était prolongée au-delà de ses faibles moyens.

Quant à la convenance des allures et aux qualités de la bouche, c'est à celui qui doit se servir du cheval à en juger, et tout le monde sait que celui qui ne convient pas à tel ou tel cavalier peut être trouvé parfait par un autre.

Après que tous les exercices ont été suffisamment prolongés, qu'on est assuré de la docilité et de la souplesse du cheval, on remarque de nouveau son flanc, si les mouvemens en sont égaux ;

s'il n'est pas plus agité que ne le comporte le travail auquel il vient d'être soumis. On le fait ensuite rentrer à l'écurie pour lui donner aussitôt un peu d'avoine : par-là on s'assure si le cheval est bon mangeur, car il en est une infinité qui ne mangent pas quand ils sont fatigués, ou ne mangent souvent que deux ou trois heures après leur course; ce qui n'est pas un léger inconvénient si on est en route, ou pour un cheval de guerre. Enfin, pour plus de sûreté, on tâche d'obtenir du vendeur qu'il laisse pendant quelque temps l'animal dans votre écurie (vingt-quatre heures par exemple), afin qu'ainsi éloigné des influences et des ruses du marchand, on puisse l'examiner avec plus de loisir et à froid. Quand les marchans sont sûrs de leurs chevaux, il en est peu qui se refusent à cette condition.

FIN.

TABLE.

PREMIÈRE PARTIE.

SECONDE PARTIE. — DE L'EXTÉRIEUR.

Du Corps.

Des Extrémités.

De l'Extrémité postérieure.

Fin de la Table.